神经血管疾病影像学
——基于病例的研究

[美] 瓦利德·布林吉克　　[加] 蒂莫·克林斯　　编著
Waleed Brinjikji　　　　　Timo Krings

李志清　主译　　　　蔡　恒　副主译

Imaging in
Neurovascular Disease
A Case-Based Approach

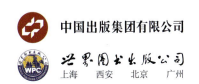

中国出版集团有限公司

世界图书出版公司
上海　西安　北京　广州

图书在版编目（CIP）数据

神经血管疾病影像学：基于病例的研究 /（美）瓦
利德·布林吉克，（加）蒂莫·克林斯编著；李志清译
. —上海：上海世界图书出版公司，2023.7
　　ISBN 978-7-5232-0449-8

　　Ⅰ．①神…　Ⅱ．①瓦…②蒂…③李…　Ⅲ．①神经系
统疾病-影像诊断②脑血管疾病-影像诊断　Ⅳ．
①R741.04②R743.04

中国国家版本馆 CIP 数据核字（2023）第 094866 号

书　　名	神经血管疾病影像学——基于病例的研究	
	Shenjing Xueguan Jibing Yingxiangxue —— Jiyu Bingli de Yanjiu	
编　　著	（美）瓦利德·布林吉克　（加）蒂莫·克林斯	
主　　译	李志清	
责任编辑	李　晶	
装帧设计	南京展望文化发展有限公司	
出版发行	上海世界图书出版公司	
地　　址	上海市广中路 88 号 9-10 楼	
邮　　编	200083	
网　　址	http://www.wpcsh.com	
经　　销	新华书店	
印　　刷	苏州彩易达包装制品有限公司	
开　　本	889 mm × 1194 mm　1/16	
印　　张	16.5	
字　　数	465 千字	
印　　数	1700 册	
版　　次	2023 年 7 月第 1 版　　2023 年 7 月第 1 次印刷	
版权登记	图字 09-2020-797 号	
书　　号	ISBN 978-7-5232-0449-8/R·670	
定　　价	260.00 元	

主审简介

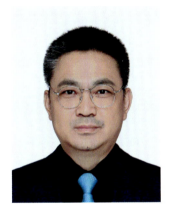

滕伟禹　教授、主任医师、博士研究生导师，中国医科大学附属第一医院副院长、工会主席、神经病学教研室主任、卒中中心负责人。

学术任职：中国卒中专科联盟常务委员；中国卒中中心管理指导委员会督察专家；中国卒中学会脑静脉病变分会副主任委员；中国老年医学会脑血管病分会常务委员；中国老龄健康促进工程专家委员会委员；辽宁省医师协会神经内科分会会长；辽宁省神经内科质控中心主任；辽宁省脑血管病专科联盟会长；辽宁省医学会神经病学分会副主任委员；辽宁省基层卫生协会副会长，脑血管病分会主任委员；辽宁省康复医学会第三届神经康复专业委员会主任委员；辽宁省预防医学会卒中预防与控制专业委员会副主任委员；辽宁省卒中学会副会长；国家自然科学基金青年及面目项目通讯评审专家。中国卒中学会理事、高危因素控制分会常务委员。

共参与科研项目 13 项，其中主持 12 项，尤其在脑血管病临床及基础方面有深入的研究；获得 6 项科技奖励，累计发表科技论文 100 余篇，第一或通讯发表 SCI 20 篇，参与编写指南及著作 8 部，指导博士、硕士研究生 50 余名。荣获全国脑卒中防治模范院长、全国脑卒中防治杰出担当奖、中国卒中学会优秀科技工作者等荣誉称号。

主译简介

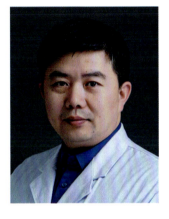

　　李志清　医学博士，博士后，副教授，副主任医师，硕士研究生导师，中国医科大学附属一院卒中中心副主任、浑南卒中病房主任。

　　深耕于脑血管病介入和外科治疗二十余年，专注于降低脑血管病治疗的并发症和改善远期疗效，致力于推动神经介入的规范化发展和合理的个性化治疗，对颅内动脉瘤、动静脉畸形、颈动脉及颅内动脉狭窄、颈内动脉海绵窦瘘、硬脑膜动静脉瘘等外科治疗具有较深的造诣。

　　获得军队及省部级科技进步奖 6 项，主持国家自然科学基金面上项目 1 项，辽宁省自然科学基金 3 项，沈阳市重点研发项目 1 项。参与十一五支撑项目子项目 1 项，辽宁省社会发展计划项目 1 项。发表 SCI 及核心期刊论文 80 余篇。

学术兼职

任国家卫计委缺血性卒中委员会委员

中国生物医学工程学会介入医学工程分会神经介入学组委员

中国卒中学会复合介入神经外科分会委员

辽宁省卒中学会委员

辽宁省医学信息与健康工程学会副理事长

译者名单

主　审

滕伟禹

主　译

李志清

副主译

蔡　恒

译　者

许友松　大连医科大学附属第一医院

冷基勇　大连市中心医院

佟　旭　首都医科大学天坛医院

张昌伟　四川大学华西医院

李敬伟　中国医科大学附属第一医院

李宇罡　中国医科大学附属第一医院

付开磊　中国医科大学附属第一医院

刘　畅　中国医科大学附属第一医院

蔡　恒　中国医科大学附属盛京医院

唐　伟　中国医科大学附属盛京医院

陈亮宇　中国医科大学附属盛京医院

黄清海　海军军医大学长海医院

译者序

非常荣幸能亲手将瓦利德·布林吉克（Waleed Brinjikji）和蒂莫·克林斯（Timo Krings）教授合著的 *Imaging in Neurovascular Disease* 这本书翻译成中文并与全国的同行分享。随着人口老龄化的进程，脑血管病的发病率逐年上升，已经成为我国第一位的疾病致死致残原因。临床需求催生了脑血管病诊疗的技术进步，近年来，神经介入技术得到了快速的发展和普及，已经成为临床热门学科，从事神经介入工作的医师数量也迅速增加，随着材料学的进步、设备的更新和医者经验的丰富，手术也变得越来越安全和有效。

同时，我们必须认识到，神经介入领域仍然处于婴儿期，从业医师的专业背景也各不相同，而脑血管病的病理生理机制非常复杂，对许多疾病需要进一步深入认识和更新理念，以避免在临床中出现误诊误治的情况。现代医学影像技术的进步，特别是在诊断性神经成像方面取得的重大进展，为指导现代神经介入治疗决策提供了更好、更全面的信息。

本书的翻译过程，也是译者对脑血管病影像诊断再认识的一个过程，尤其是基于病例的介入神经放射学和介入神经放射学中的神经血管解剖，让我们对脑血管病的诊断水平有了进一步提高，加深了对疾病的认识。我们真诚地希望，我们的工作能对同行有所帮助，在诊疗过程中做出适当的治疗决策，避免可预防的不良后果。

感谢主审滕伟禹教授在选题策划和翻译过程中提供的学术指导，也感谢国内同道对译者的积极响应和支持。本书是目前国内本领域知名中青年学者在繁忙的临床工作之余，付出辛勤汗水的结晶。同时，也要感谢世界图书出版公司给予的大力支持和悉心指导，使得本书的整个翻译和出版都较为规范和流畅。

由于译者文字能力和英语水平的局限，术中翻译不当之处在所难免，恳请广大同仁不吝指正。

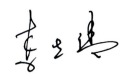

作者简介

瓦利德·布林吉克，MD
放射学和神经外科
副教授
梅奥诊所基金会
罗切斯特，明尼苏达州

Waleed Brinjikji, MD
Associate Professor
Radiology and Neurosurgery
Mayo Clinic Foundation
Rochester, Minnesota

蒂莫·克林斯 MD，PHD，FRCP (C)
放射学和外科教授
诊断和介入神经放射学
部门负责人
大学健康网络医学影像联合科系

放射科主任
多伦多西部医院
介入神经放射学主任
多伦多大学
安大略省，加拿大

Timo Krings, MD, PhD, FRCP (C)
Professor of Radiology and Surgery
Head of the Division
Diagnostic and Interventional Neuroradiology
Joint Department of Medical Imaging of the
　　University Health Network

Chief of Radiology
Toronto Western Hospital
Chair of Interventional Neuroradiology
University of Toronto
Ontario, Canada

前　言

　　《神经血管疾病影像学——基于病例的研究》由克林斯博士和布林古克博士撰写，是蒂莫·克林斯博士主编的一系列教科书，包括《基于病例的介入神经放射学》和《介入神经放射学中的神经血管解剖学》的最新成果。两位作者都对神经血管学文献做出了广泛的贡献。他们在多伦多西部医院和罗切斯特梅奥诊所的神经影像学和介入技术方面的经验，使他们在突出现代影像学在神经血管疾病管理中的作用方面做出了杰出贡献。

　　过去几年来一直明显存在一个问题，即越来越多的神经介入治疗师不再具有神经放射诊断学的背景训练，而仅仅接受神经外科和神经内科的基本训练就进入该领域成为血管内治疗神经外科医生。本书满足了对解决这个问题的需求。

　　国内和国际专业组织已经接受并推广了这样的概念：神经介入手术可由经不同神经科学培训路径的专家进行。这种培训路径指南已经公布。

　　同时，无创和有创影像学技术与10年前或20年前相比已经变得更加先进，尤其是在神经影像诊断方面取得了重大进展，为指导现代神经介入治疗决策和步骤提供了更进一步的信息。事实上，目前可获得的影像学信息往往是做出正确治疗决策的关键，不熟悉这些现代影像学技术的神经血管医师可能会做出错误决定，导致（可预防的）不良结果。

　　作者以精心设计的格式和高质量的最新图像处理了这个非常重要的问题。对影像学表现的描述做得很好，清晰易懂。在每一章的最后都从临床角度对关键的影像学表现做了强调，并提供了近期的文献资料以便于进一步阅读和理解。

　　本书是对神经血管内治疗领域非常重要和有益的贡献，所有神经血管治疗师，特别是有神经外科和神经内科背景的人都会非常喜欢。

卡雷尔·特·布鲁日医学博士，皇家内科医师学会会员教授

（Karel ter Brugge, MD, FRCP）

放射与外科部

多伦多大学

多伦多，加拿大

序 言

　　横断面成像已成为脑血管和脊髓血管病患者诊断和管理的重要组成部分。过去几十年来，许多早期只能用传统血管造影技术诊断的血管疾病，现在已经用 CTA 和 MRA 等广泛的横断面成像技术进行评估。而血管造影则被保留下来用于解决问题、疑难病例或治疗目的。随着 MRI 和"较新"的成像序列，如灌注成像、磁敏感加权成像、动态四维成像等的应用越来越多，我们现在能够更好地从动态角度和功能角度来表征许多脑血管病，从而为患者和医生提供更好的视角以了解许多疾病过程的病理生理进程。

　　本书的目的是帮助读者，无论是放射科医生、外科医生还是神经内科医生，释放横断面成像的潜力，从而① 做出更准确的诊断；② 更好地表征疾病进程，以指导治疗决策；③ 更好地理解呈现在 MRI 或 CT 上的病理生理变化。

　　两位作者都曾接受过诊断和介入神经放射学培训，目前正从事这些工作。因此，在神经血管疾病的治疗及影像学方面都有非常扎实的背景。因此，本书除对神经血管疾病的影像学表现进行相对详细的解释外，其独特的优势在于还提供疾病进程的病理生理学背景资料以及各种治疗方案的回顾，并强调影像学表现如何指导治疗决策。我们希望大量的临床案例能够为读者提供足够的背景参考，让读者了解各种影像学表现的意义。

　　本书所介绍的绝大部分病例是标准神经血管临床或神经放射学实践中遇到的常规诊断。然而，我们也必要介绍一些奇特、离奇和特殊的病例，只为强调某些教学要点。本书中讨论的一些实体病例性质上比较少见，可能只有在超专业的实践中才会遇到（如 Galen 静脉畸形、软脑膜动静脉瘘、脊髓动静脉畸形等）。

　　我们相信本书将填补神经放射诊断领域的一个独特的空白，因为它提供了关于疾病所涉及病理机制的大量信息，要求我们去成像并详细描述其影像学表现及其意义。希望您和您的患者都能从中受益！

瓦利德·布林吉克博士

（Waleed Brinjikji, MD）

目　录

1 · 急性缺血性脑卒中

2 · 颈部血管疾病

3 · 颅内狭窄-闭塞疾病

4 · 颅内动脉瘤

5 · 脑动静脉畸形（AVMs）与硬膜动静脉瘘（dAVFs）

6 · 儿童神经血管疾病

7 · 静脉闭塞疾病

8 · 血管造影隐匿性血管病变

9 · 小血管疾病

10 · 颅内出血

11 · 脊椎血管病

缩略语

ABRA	Amyloid-beta related angiitis	淀粉样脑血管病
ACA	Anterior cerebral artery	大脑前动脉
ADC	Apparent Diffusion Coefficient	表面弥散系数
ADEM	Acute disseminated encephalomyelitis	急性播散性脑脊髓炎
aSAH	Aneurysmal subarachnoid hemorrhage	动脉瘤性蛛网膜下隙出血
ASITN/SIR	American Society of Interventional and Therapeutic Neuroradiology/Society of Interventional Radiology	美国介入和治疗神经放射学学会 / 介入放射学学会
ASL	Arterial spin labeling	动脉自旋标记
ASPECTS	Alberta stroke program early CT score	Alberta 卒中项目早期 CT 评分
AVMs	Arteriovenous Malformations	动静脉畸形
BCVI	Blunt cerebrovascular injury	钝性脑血管损伤
BOLD	Blood oxygen level dependent	血氧水平依赖
CAA	Cerebral amyloid angiopathy	脑淀粉样血管病
CAA-RI	CAA-related inflammation	脑淀粉样血管病相关炎症
CAMS	Cerebral arterial metameric syndrome	脑动脉分生组织综合征
CAS	Carotid artery stenting	颈动脉支架
CBF	Cerebral Blood Flow	脑血流
CBV	Cerebral blood volume	脑血容量
CCA	Common carotid artery	颈总动脉
CCF	Carotico-cavernous fistula	颈内动脉海绵窦瘘
CEA	Carotid endarterectomy	颈动脉内膜剥脱术
CE-MRA	Contrast enhanced MR angiography	磁共振增强血管造影
CEUS	Contrast enhanced ultrasound	超声造影
CISS	Constructive interference steady state	结构干扰稳态
CJD	Cruetzfeld Jacob disease	克罗伊茨费尔特雅各布病

CM-AVM	Capillary malformation-arteriovenous malformation	毛细血管畸形-动静脉畸形
CNS	Central nervous system	中枢神经系统
CoW	Circle of willis	willis 环
CTA	CT angiography	CT 血管造影
CTP	CT Perfusion	CT 灌注成像
CTV	CT venogram	CT 静脉造影
CVR	Cerebral vascular reserve	脑血管储备
CVT	Cortical vein thrombosis	皮质静脉血栓形成
DAVFs	Dural Arteriovenous Fistulas	硬脑膜动静脉瘘
DAWN	DWI or CTP Assessment with Clinical Mismatch in the Triage of Wake-Up and Late Presenting Strokes Undergoing Neurointervention with Trevo Trial	对 Trevo 支架神经介入治疗后迟发性卒中和唤醒的临床误判后 DWI 或 CTP 评估
DCI	Delayed Cerebral Ischemia	迟发性脑缺血
DEFUSE	Endovascular therapy following imaging evaluation for ischemic stroke trial	缺血性脑卒中影像评估后血管内治疗
DSA	Digital subtraction angiography	数字减影血管造影
DSC	Dynamic susceptibility contrast	动态磁敏感对比
DSVT	Dural sinus venous thrombosis	硬脑膜静脉窦血栓形成
DWI	Diffusion weighted imaging	弥散加权成像
ECA	External carotid artery	颈外动脉
ELAPSS	Earlier subarachnoid hemorrhage, location, age, population, size, and shape	早期蛛网膜下隙出血部位、年龄、人群、大小和形态
ESR	Erythrocyte sedimentation rate	红细胞沉降率
EVD	External ventricular drain	脑室外引流
FIESTA	Fast imaging employing steady-state acquisition	稳态采集快速成像
FLAIR	Fluid attenuation inversion recovery	流动衰减反转恢复
FMD	Fibromuscular dysplasia	纤维肌性发育不良
GCA	Giant Cell Arteritis	巨细胞动脉炎
GCS	Glasgow coma scale	格拉斯哥昏迷量表
GRE	Gradient recall echo	梯度回波
HTT	hereditary hemorrhagic telangiectasia	遗传性出血性毛细血管扩张症
IAD	Intracranial arterial dissection	颅内动脉夹层
ICH	Intracerebral hemorrhage	脑出血
ICP	Intracranial pressure	颅内压
IPH	Intraplaque hemorrhage	斑块内出血
IVH	Intraventricular haemorrhage	脑室内出血
LRNC	Lipid-rich necrotic core	富脂质坏死核
MCA	Middle cerebral artery	大脑中动脉

MELAS	Mitochondrial encephalomyopathy, lactic acidosis, and stroke-like episodes	线粒体性脑肌病、乳酸酸中毒与卒中样发作
MIP	Maximum intensity projection	最大密度投影
MIPs	Maximum intensity projections	最大密度投影
MMA	Middle meningeal artery	脑膜中动脉
MPR	Multiplanar reformat	多平面重建
MPRAGE	Magnetization prepared rapid gradient echo	预磁化快速梯度回波
MRV	MR venogram	磁共振静脉造影
MS	Multiple sclerosis	多发性硬化
MTT	Mean transit time	平均通过时间
NASCET	North American symptomatic carotidendarterectomy trial	北美症状性颈动脉狭窄内膜剥脱术试验
NCCT	Non-contrast CT	CT 平扫
NPV	Negative Predictive Value	阴性预测值
PACNS	Primary angiitis of the central nervous system	中枢神经系统原发脉管炎
PCA	Posterior cerebral artery	大脑后动脉
pc-ASPECTS	Posterior circulation ASPECTS	后循环 Alberta 卒中项目早期 CT 评分
PCR	Polymerase chain reaction	多聚酶链反应
PHASES	Population, hypertension, age, size, earlier subarachnoid hemorrhage, site	人群、高血压、年龄、大小、早期蛛网膜下隙出血、部位
PICA	Posterior inferior cerebellar artery	大脑后下动脉
PPV	Positive Predictive Value	阳性预测值
PRES	Posterior reversible encephalopathy syndrome	脑后部可逆性脑病综合征
pSAH	Perimesencephalic Subarachnoid Hemorrhage	中脑周围蛛网膜下隙出血
RCVS	Reversible Cerebral Vasoconstriction Syndrome	可逆性脑血管收缩综合征
SAH	Subarachnoid hemorrhage	蛛网膜下隙出血
SAMS	Spinal arterial metameric syndrome	脊椎动脉脊髓节段综合征
SDAF	Spinal Dural Arteriovenous Fistula	硬脊膜动静脉瘘
SEDAVFs	Spinal epidural AVFs	硬脊膜外动静脉瘘
SOV	Superior ophthalmic vein	眼上静脉
SPACE	Single slab 3D TSE sequence with slab selective, variable excitation pulse	带板选择性可变激励脉冲的单板 3D TSE 序列
sSAH	Sulcal Subarachnoid Hemorrhage	脑沟蛛网膜下隙出血
SSS	Subclavian steal syndrome	锁骨下动脉盗血综合征
STA	Superficial temporal artery	颞浅动脉
SWI	Susceptibility weighted imaging	磁敏感加权成像
T1CE	T1 contrast enhanced	T1 增强
TA	Takayasu arteritis	takayasu 动脉炎

TCA	Transverse cervical artery	颈横动脉
TCD	Transcranial Doppler	经颅多普勒
TIA	Transient ischemic attack	一过性脑缺血发作
TICI	Thrombolysis in cerebral infarction	脑梗死溶栓治疗
TOF	Time of flight	飞行时间
TTD	Time to drain	排空时间
TTP	Time to peak	达峰时间
VNC	Virtual non-contrast	虚拟平扫
VOGM	Vein of GALEN malformation	GALEN 畸形静脉
VWI	Vessel wall imaging	血管壁成像
VZV	Varicella zoster virus	水痘-带状疱疹病毒

急性缺血性脑卒中

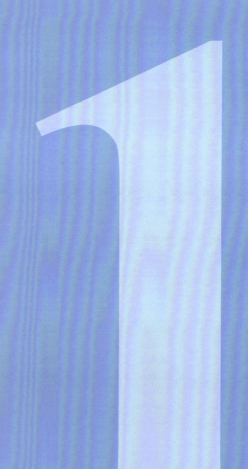

1.1 高密度血管征

1.1.1 临床案例

一例 23 岁女性患者，心脏手术清醒后出现失语并伴右侧肢体轻度偏瘫（图 1.1）。

1.1.2 影像表现描述与诊断

诊断

左侧大脑中动脉 M1 段闭塞伴高密度血管征。

1.1.3 背景资料

在绝大多数医疗中心，急性缺血性脑卒中的影像学检查首选 CT 平扫。因此，对放射医生、神经科医生及其他神经血管专家来说，理解急性缺血性脑卒中的 CT 成像特征至关重要。因为大血管闭塞引起的急性卒中在急性缺血性脑卒中中是最危重的一种类型，因此迅速识别大血管闭塞的影像学特征也非常必要。高密度动脉征是一种良好描述大血管闭塞的影像学指标。在一些医疗中心，如果在临床上具有严重卒中风险的患者即使没有完成 CT 血管成像和 CT 灌注成像检查，但如果发现血管高密度征并且 Alberta 卒中项目早期 CT 评分（ASPECTS）

较好，也会提示应该行血管内介入治疗。

1.1.4 影像表现

用 CT 平扫来评估是否存在血管高密度征，强烈推荐使用薄层（< 2.5 mm）CT 扫描。许多医疗中心对所有脑卒中患者已经使用 1 mm 层厚的 CT，因为它可以很好地描绘出脑血管结构。现已证明它对于识别高密度血管征敏感度和特异性更高。应用厚层 CT（如 3 mm 或更厚）扫描会导致大脑中动脉水平段显示不清，因为这些血管直径一般低于 3 mm（图 1.2）。薄层 CT 还可以帮助对栓子密度、栓塞部位以及栓塞长度等变量做更精细地评估。而这些变量已被证明与机械取栓术的手术效果密切相关。薄层 CT 对识别大脑中动脉远端闭塞特别有用，尤其对那些经过岛叶的血管分支（图 1.3）。

检测 CT 平扫与凝块成分关联性的研究所得出的结论与下列表述相符，即凝块中红细胞比例与凝块密度密切相关。同时，含纤维蛋白丰富的血凝块在 CT 平扫上的密度很低。因为大约 70%～80% 的血凝块富含红细胞，所以 70%～80% 的大血管闭塞病例会存在动脉高密度征。需要指出的是，未见动脉高密度征并不意味着不存在栓子或者大血管闭塞（图 1.4）。

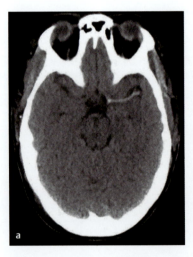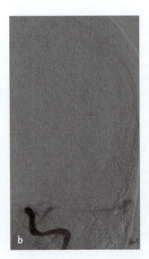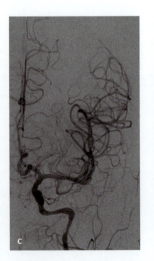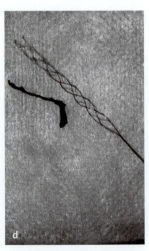

图 1.1 一例 23 岁女性患者，心脏手术清醒后失语并伴右侧肢体轻度偏瘫。（a）CT 平扫显示左侧大脑中动脉高密度影。仅仅根据高密度血管影及临床症状，该患者被直接送入导管室。（b）左侧颈内动脉脑血管造影显示左颈内动脉末端闭塞。（c）使用 solitaire 支架单次取栓后，患者获得 TICI3 级血流再通。（d）对血凝块组织病理学分析显示该栓子富含红细胞而纤维蛋白含量很低。

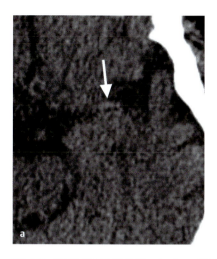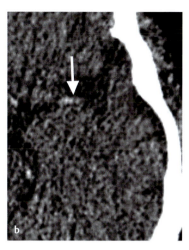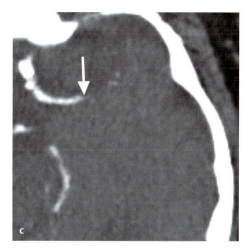

图 1.2　薄层 CT 平扫价值。（a）一例 78 岁女性患者突发失语，右侧肢体无力。3 mm 层厚 CT 平扫显示无灰白质改变，无高密度血管（箭头处）。（b）但是，0.5 mm 薄层 CT 原始图像显示左侧 M1 远端存在高密度栓子（箭头处）。（c）CT 血管造影确认闭塞（箭头）。

图 1.3　薄层 CT 对识别 M2 远端闭塞的价值。（a）一例 64 岁男性患者左侧肢体轻偏瘫和忽视症状，5 mm 层厚 CT 平扫未发现任何高密度动脉影，右岛叶微弱密度减低。（b）0.5 mm 薄层 CT 显示右侧大脑中动脉脑岛支高密度影（箭头处）。（c）这促使进行 CTA 检查，但是，请注意 CTA 识别闭塞血管非常困难。（d）该患者被送入导管室。确定了闭塞血管并获得了再通。

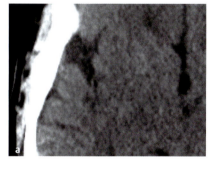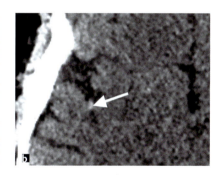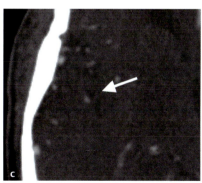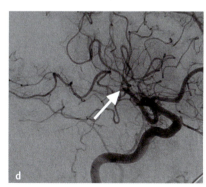

　　采用动脉高密度征作为大血管闭塞的成像标志也存在一定缺陷。首先，血管内的血液密度与血细胞比容高度相关。这解释了为什么富含红细胞的血凝块比富含纤维蛋白的血凝块有更高的密度。但是，高血细胞比容的患者存在弥散性的高密度动脉影。因此，在受累的和未受累的大脑半球之间观察血管衰减的对称性非常重要。如果使用厚层 CT，血管钙化产生的影像也会表现动脉高密度征。这种现象在使

用薄层 CT 可以克服。动脉高密度征对近期接受造影剂注射的患者也不可靠（如心脏支架术后卒中）。最后，需要再一次指出的是，富含纤维蛋白的血凝块在 CT 上不显影。这些病变在导致大血管闭塞的血凝块中大约占 20%。

　　薄层 CTA 对血凝块成像非常有用。识别血凝块近端和远端的对比差异有助于评估血凝块长度并进而帮助选择器械，尤其是判断取栓支架的长度。延

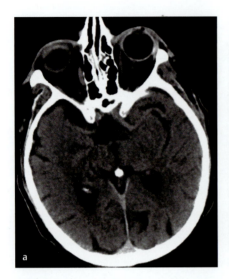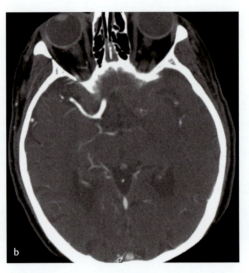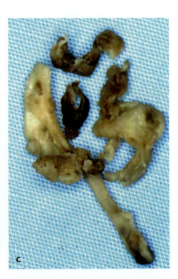

图 1.4 动脉高密度征不存在提示栓子富含纤维蛋白。(a) CT 平扫显示左侧基底节和岛叶存在缺血的早期征象。注意双侧 MCA 密度对称。不存在高密度动脉影。(b) CTA 显示左侧颈内动脉末端和 M1 段闭塞。(c) 使用支架取栓 4 次后，血管获得再通。该例患者血栓富含纤维蛋白，而红细胞含量很少。

迟期 CTA 对评估血凝块负荷和栓子长度特别有用，因为对比剂需要足够的时间渗透到血凝块远端。由于血栓在 CTA 上渐增的密度 / 增强已被证明与血管再通效果相关，评估血栓对碘化对比剂的透过性 / 渗透性越来越受关注。

1.1.5 临床医生须知

- 动脉高密度征是否存在
- 栓子的位置与预估长度

1.1.6 重点内容

- 动脉高密度征是急性缺血性脑卒中大血管闭塞的特异性敏感性标志。
- 误导为动脉高密度征的原因包括高血细胞比容、近期使用造影剂和钙化血管部分容积效应。
- 具有延迟相位成像薄层 CTA 成像是显示血栓位置和负荷量特征的重要工具。

参考文献

[1] Ahn SH, Choo IS, Hong R, et al. Hyperdense arterial sign reflects the proportion of red blood cells in the thromboemboli of acute stroke patients. Cerebrovasc Dis. 2012; 33: 236.

[2] Riedel CH, Zoubie J, Ulmer S, Gierthmuehlen J, Jansen O. Thin-slice reconstructions of nonenhanced CT images allow for detection of thrombus in acute stroke. Stroke. 2012; 43(9): 2319–2323.

[3] Borst J, Berkhemer OA, Santos EMM, et al. MR CLEAN investigators. Value of thrombus ct characteristics in patients with acute ischemic stroke. AJNR Am J Neuroradiol. 2017; 38(9): 1758–1764.

1.2 早期缺血的 ASPECTS 评分与 CT 征象

1.2.1 临床案例

一例 83 岁男性患者，急性起病的右上肢无力、右侧面瘫与失语。

1.2.2 影像表现描述与诊断

诊断

左侧 M1 节段闭塞伴动脉高密度征。ASPECTS 评分 7 分，梗死累及左岛叶、豆状核和尾状核。

1.2.3 背景资料

如前述，CT 平扫是用于急性卒中成像的主要检查手段。如果患者表现出卒中症状，放射科医师必须完成的三项最重要任务是：（1）排除颅内出血或其他溶栓禁忌的影像表现。（2）用 ASPECTS 评分描述梗死范围的特点。（3）识别是否存在动脉高密度征。

在评估累及颈内动脉和大脑中动脉区域（绝大多数大血管闭塞部位）的急性缺血性脑卒中的梗死范围时，ASPECTS 评分已经被证明是一种可重复性很强的可靠工具。需要着重指出的是，它还未用于后循环或者大脑前动脉区域的评估。近期发表的针对急性缺血性脑卒中机械取栓术的随机对照实验均使用 ASPECTS 评分 ≥ 6 分作为纳入标准的一部分。一般来说，无论介入治疗干预成功与否，ASPECTS 评分 ≤ 5 的患者均预后不良。但这种观点到目前为止尚存争论。不过，ASPECTS 评分愈高，血管成功再通后获得有意义的神经康复的机会越大，这个结论已非常明确。

图 1.5 一例 78 岁女性患者突发失语伴右侧肢体无力。（a）CT 平扫显示左侧岛叶消失，左侧额叶岛盖部灰白质交界模糊（a 和 b）。成功取栓后 24 小时 CT 成像（c 和 d）显示左侧岛叶、前豆状核和左额叶岛盖部梗死。

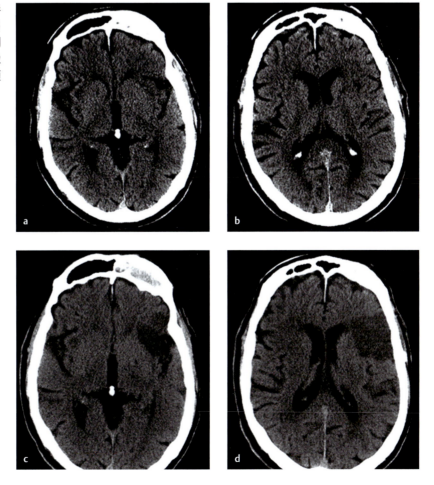

人们对开发评估后循环梗死程度的可靠、可重复的工具，并将其与患者预后相联系的兴趣越来越大。到目前为止尚无任何一种工具被广泛接受。一种较为合理的影像评估量表是后循环 ASPECTS（pc–ASPECTS）评分，它能够利用 CT 血管造影的原始图像评估梗死范围。基于 CTA 原始图像的 pc–ASPECTS 评分小于 8 分已被证明与不良功能预后密切相关。

1.2.4　影像表现

ASPECTS 评分是用于识别累及 ICA 和 MCA 区域的急性缺血性脑卒中梗死范围的一个 10 分值量表。ASPECTS 评分的区域见图 1.6，包括豆状核、尾状核的头 / 体 / 尾、内囊和岛叶。在基底节水平为 M1—M3 区，包含对应于额叶岛盖部的 MCA 皮质前部（M1）、对应于前颞叶的岛叶侧方的 MCA 皮质（M2）和对应于后颞叶的 MCA 皮质后部（M3）。

在紧邻基底上方脑室水平为 M4～M6 区，包含紧挨 M1 上方的 MCA 区域前部（M4）、紧挨 M2 上方的 MCA 区域侧方（M5）和紧挨 M3 上方的 MCA 区域后部（M6）。对上述 10 个区域中的每一个，若区域内灰白质界限模糊则减掉一个分值。因此 ASPECTS 评分为 10（受影响的区域数量）。

当进行 ASPECTS 评分时，将窗宽和窗位缩窄到所谓的“卒中窗口”非常重要。理想的窗宽和窗位因不同研究和医疗中心而异，但许多神经放射医生倾向于以窗宽（WW）50 和窗位（WL）30 的标准来评估急性脑卒中 CT 成像结果。最终目的就是选取合适的窗宽和窗位来最大化地区分灰质与白质以便于更容易地识别梗死的脑组织（图 1.7）。

进行 ASPECTS 评分也存在缺陷。患者移动可能严重影响 ASPECTS 表现，尤其是在 MCA 皮质区域。陈旧性梗死灶和白质疏松不应纳入 ASPECTS 评分计数。但是它们可能挑战医生区分灰白质的能

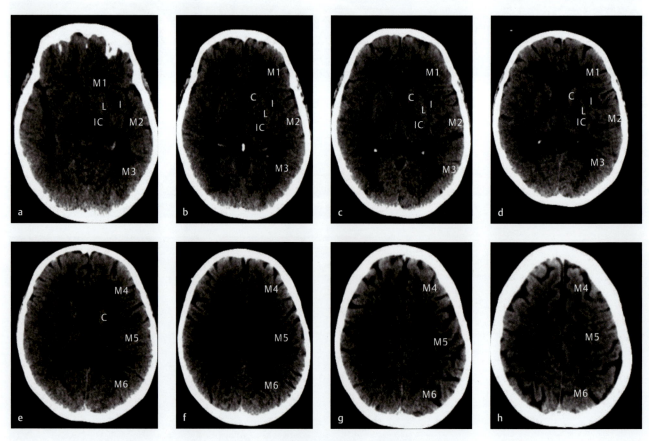

图 1.6　8 层 CT 平扫图像显示 ASPECTS 评分区域。

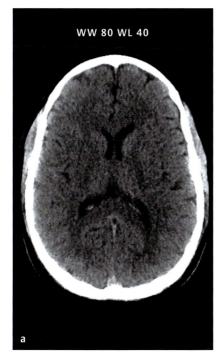
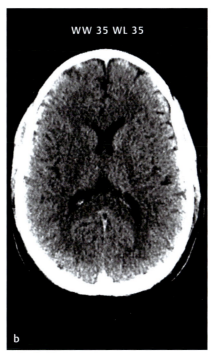
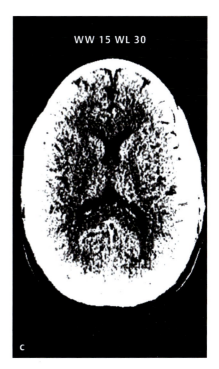

图 1.7 不同窗宽和窗位下显示的右侧豆状核与岛叶梗死。注意！梗死区域随着窗宽和窗位变窄变得更明显。

力。在这些病例中，在 CTA 原始图像上评估是否存在脑实质增强很有帮助。

放射科医生或其他神经血管专家应该敏锐地意识到很多基本的脑卒中成像特征。急性缺血性脑卒中患者通常由于存在前额叶眼动区的损伤而使视线向卒中侧凝视（图 1.8）。因此，右侧 MCA 卒中的患者视线经常偏向右侧。岛带消失（岛带征）是另外一个常见的早期表现并在 ASPECTS 评分中也被包含进来。如前面章节（1.1）所讨论，出现动脉高密度或钙化栓子也是卒中的重要影像表现。

CT 平扫因存在放射伪影对后循环的可信度不高。后循环结构包括丘脑、小脑半球、大脑后动脉供区（枕叶和颞叶中下部）、中脑和脑桥。在 pcASPECTS 评分中，中脑和脑桥每项有 2 个分值，其他所有结构都只赋予 1 个分值。CT 平扫因为存在人为因素而帮助有限，因此在评估基底动脉闭塞的缺血范围时，推荐对 CTA 图像上受影响区域是否存在对比增强 / 减弱进行评估。

1.2.5 临床医生须知

- ASPECTS 评分包括所有受缺血影响的区域部位。
- 动脉高密度征的存在。
- 急性脑卒中的其他影像特征包括凝视。
- 是否存在颅内出血。

1.2.6 重点内容

- ASPECTS 评分是 MCA 供区缺血性损伤 CT 评估的金标准。
- 缺陷包括运动伪影、陈旧梗死及慢性白质缺血改变。在这些病例中，应用 CTA 原始图像有助于评估缺血范围。
- 由于颅底结构存在放射状伪影，评估后循环区域缺血范围很困难。
- 窄窗宽和窗位（50/30）可以改善 ASPECTS 分值评定。

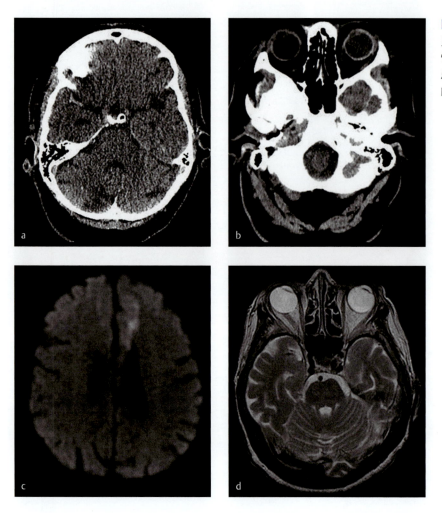

图 1.8 脑卒中凝视现象。（a）一例 86 岁女性患者右侧 MCA 闭塞伴有视线持续性向右凝视（b）。（c）一例 74 岁男性患者孤立性左额叶前额眼区梗死伴视线向左凝视。

参考文献

[1] Barber PA, Demchuk AM, Zhang J, Buchan AM. Validity and reliability of a quantitative computed tomography score in predicting outcome of hyperacute stroke before thrombolytic therapy. ASPECTS Study Group. Alberta Stroke Programme Early CT Score. Lancet. 2000; 355(9216): 1670–1674.

[2] Pexman JH, Barber PA, Hill MD, et al. Use of the Alberta Stroke Program Early CT Score (ASPECTS) for assessing CT scans in patients with acute stroke. AJNR Am J Neuroradiol. 2001; 22(8): 1534–1542.

1.3 急性脑卒中 CT 血管造影，含侧支代偿成像特征

1.3.1 临床案例

一例 56 岁男性患者急性发作的左侧肢体无力以及构音障碍（图 1.9）。

1.3.2 影像表现描述与诊断

诊断

右侧岛叶右 M2 分支闭塞伴动脉高密度征。ASPECTS 评分 9 分。梗死累及右岛叶。分支闭塞在冠面 MPR 重建上展现最佳。侧支循环代偿良好。

1.3.3 背景资料

CT 血管造影是急诊情况下颅内和颅外血管成像的主要诊断手段。CT 血管成像对急性缺血性脑卒中至关重要。因为它可用于评估颈部和颅内血管的通畅性、主动脉弓解剖以及侧支循环是否建立。

近年来，人们对急性缺血性脑卒中侧支代偿的影像学研究一直很重视。存在 2 种类型的侧支循环：初级侧支和次级侧支。初级侧支供应包含一些大血管，如前交通动脉、后交通动脉。次级侧支供应主要是软脑膜侧支循环。软脑膜侧支就是软脑膜吻合支。它与主要脑动脉（如大脑中动脉、前动脉和后动脉）皮质支末端在大脑表面相连接。这些血管在正常情况下处于休眠状态，而在慢性或急性闭塞时被动员起来。大约 80% 的患者可见某种程度的软脑膜侧支循环。这些侧支循环的持久性和发达程度有限。不同患者中这些侧支循环的分布、大小和数量也有巨大差异。一个人侧支循环的发达程度性与其临床转归密切相关。

1.3.4 影像表现

CTA 对急性缺血性脑卒中极具价值。CTA 对急性缺血性脑卒中能够提供的最重要的信息-是否存在血管闭塞。它被识别为动脉内局部充盈缺损。现在有许多技术和工具来最大限度地提升发现这种闭

塞的能力，尤其是当这些闭塞位于 M1 节段以远时。

解读 CTA 时，同时阅读原始图像（薄切片）和 MIP 图像很重要。多平面重建是由最大强度投影图像构成。每张投影图像层厚 6.5 mm，间隔 2.5 mm。原始图像厚度一般为 0.5～0.75 mm。多数情况下轴向 MIP 图像足以识别大血管闭塞。但是，评估薄层扫描切图像可以大大提升发现近端和远端分支闭塞的敏感性和特异性。事实上，如果仅阅读 MIP 图像，发现血管异常的敏感性和特异性相应分别为 70% 和 50%。如果原始图像的轴向重建也纳入评估，敏感性和特异性分别相应提升至 90% 和 80%。冠状平面多平面重建对识别 M2 分支闭塞和岛支畅通性非常实用。矢状平面多平面重建有助于识别 M2/M3 远端分支的畅通性，因为它们沿岛叶走行。如果闭塞不明显，则有必要仔细地审阅矢状面和冠状面重建的图像。解读 CTA 的最优窗口设置为：WW 600，WL 200（图 1.9）。

评估急性缺血性脑卒中 CTA 时，很多其他的重要表现也需要报告。报告存在牛型主动脉弓、左椎动脉直接起自主动脉弓或者复杂 3 型主动脉弓很有帮助，因为它能够影响神经介入医生的选择或入路。主动脉弓严重粥样硬化性疾病或者主动脉夹层可以作为卒中起因的线索（图 1.10）。颈部血管的通畅性和扭曲度也应该评估。巨大狭窄型粥样硬化斑块或缺血区同侧的夹层能够改变血管内治疗策略并提供卒中起源信息。颈部动脉严重迂曲的也能改变治疗策略。

利用 CT 灌注成像、单相 CTA 和多相 CTA 评估脑血流均已被推荐作为评估侧支循环的工具，从而用于急性缺血性脑卒中治疗患者的筛选。图 1.11 显示了侧支循环完美建立和建立不完善的患者实例。单相和多相 CTA 分级评分一般来说比较主观，对侧支循环的评估仅是对受累血管区域所占比例的粗略估计。这些侧支循环分级评分最初仅被用于研究目的，但熟悉它们的一般规则对筛选行机械取栓的卒中患者非常重要。Christoforidis-Miteff 侧支评分使用单相 CTA，而 ASPECTS 评分和改良美国介入治疗神经放射学会/介入放射学会评分（ASITN/SIR）使用多相 CTA（表 1.1）。在多时相 CTA 中，图像

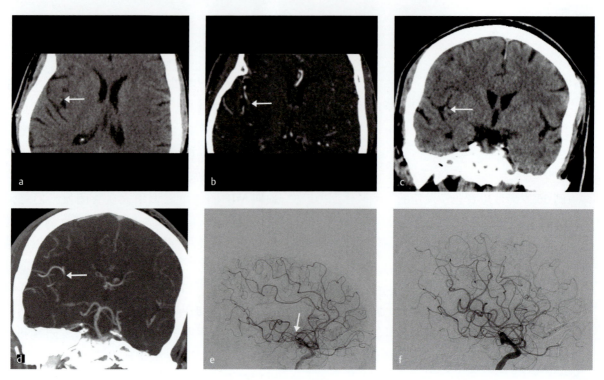

图 1.9　一例 56 岁男性患者右侧 M2 分支闭塞。（a）CT 平扫显示右外侧裂区动脉高密度（箭头处）。也存在右岛带消失。（b）轴向 CTA 显示闭塞（箭头处）；但是如果没有 a 图中的动脉高密度征和 d 图中的冠面多平面重建则很难识别。（c）CT 平扫的冠状 MPR 显示右岛叶高密度动脉影。（d）CTA 冠状 MPR 显示在 M2 分支远端就在其分叉前存在明显截断（箭头处）。偶然发现基底动脉中段的开窗现象（e）脑血管造影侧投影显示 M2 远端闭塞（箭头处）。（f）一次支架取栓后，M2 血管成功再通。

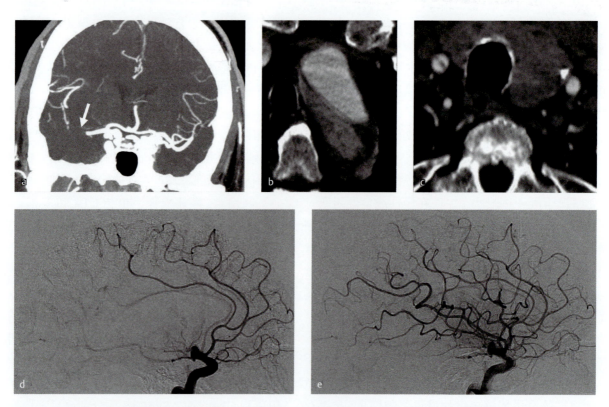

图 1.10　主动脉弓夹层患者 M1 节段闭塞。（a）冠状 MPR CTA 显示右侧 M1 节段远端闭塞（箭头处）。（b）主动脉弓顶端轴向 CTA 成像显示巨大主动脉夹层。假腔造影剂染色很差，而真腔浓密的造影剂充盈。（c）颈部层面轴向 CTA 显示夹层延伸至右侧颈总动脉。此表现必然会使取栓手术操作更复杂。（d）侧位右 ICA 血管造影发现右 MCA 供血区血管完全消失。（e）取栓后，患者血管成功再通。

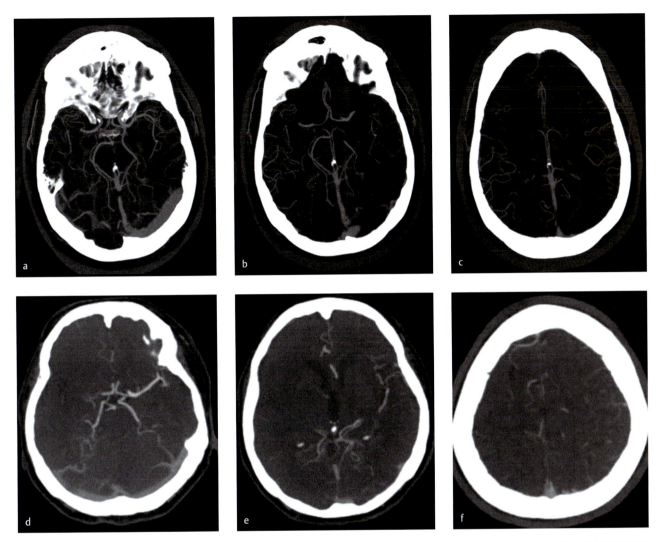

图 1.11　侧支循环的 2 种极端情况。(a-c) 显示右侧 MCA 闭塞患者侧支循环完美建立。请注意！ MCA 软脑膜支显影数量与未闭塞的左侧完全对称。另外，右侧大脑半球上覆盖的血管实际上比左侧略微清晰，因为梗死 MCA 中造影剂滞留出现延迟。(d-f) 显示了相反情况。该患者右侧 M1 段闭塞而右 MCA 供区未显示出肉眼可见的血管染色。该患者呈现恶性的侧支循环模式。

采集于动脉峰值期、静脉峰值期和静脉晚期阶段采集图像。通过在 3 个不同时间点获取图像信息，多相 CTA 可用于动态评估软脑膜侧支充盈情况。已经证明多相 CTA 可以很可靠地预测急性缺血性脑卒中患者的临床转归。延迟相也可用于精确评估栓子长度。多相 CTA 的另一个优点是它不像 CT 灌注成像一样需要数学算法和复杂的后处理工具。

使用单相和多相 CTA 也有很多缺陷。对单相 CTA 来说，一个常见缺陷是所谓的假性闭塞（图 1.12）。在 ICA 末端闭塞中，颈部 ICA 顺向血流较差，所以颈部 ICA 经常不显影或者显影很差。这就导致了颈部 ICA 闭塞的表象。延迟成像有助于发现是否存在假性闭塞，因为它有足够时间允许造影剂到达颈部 ICA 的中部或甚至远端。如果出现能够限制血流的近端狭窄，则对单相和多相 CTA 上的造影剂显影都会造成影响，心输出量低也会造成影响。

1.3.5　临床医生须知

- 颅内血管闭塞的部位和范围。
- 侧支循环代偿分级。

表 1.1　侧支循环分级评分

评分系统与分值	影 像 表 现
ASPECTS 多相 CTA	
0	与无症状的对侧半球相比，闭塞血管供区任何时相均无肉眼可见血管
1	与无症状的对侧半球相比，闭塞血管供区任何时相都只有少量血管
2	与无症状的对侧半球相比，有两相周围血管充盈延迟并伴有显著性和范围的下降，或者单相延迟并伴有闭塞区域的某些部分的某些区域无血管
3	与无症状的对侧半球相比，有两相周围血管充盈延迟但是显著性和范围相同；或者单相延迟并伴有较细血管显著性降低/闭塞区域的某些部分的血管数量减少
4	与无症状的对侧半球相比，单相周围血管充盈延迟但显著性和范围相同
5	与无症状的对侧半球相比没有延迟，并且周围血管显著性相同或增加/症状半球闭塞动脉区域内范围正常
Miteff 侧支评分	
1	造影剂显影仅在远端浅表支可见
2	大脑外侧裂可见血管
3	闭塞处远端血管重构
Christoforidis 侧支评分	
1	侧支血管重构闭塞血管节段远端部分（比如：若 M1 节段闭塞，M1 节段的闭塞远端重构）
2	侧支血管重构与接近闭塞血管毗邻的节段的部分（比如：若 M1 节段闭塞，M2 节段血管近端重构）
3	侧支血管重构与闭塞血管毗邻节段的远端部分（比如：若 M1 节段闭塞，M2 节段血管远端重构）
4	侧支血管重构离距离闭塞血管两个节段以远的血管（比如：若 M1 接管闭塞，重构直达 M3 节段分支）
5	闭塞血管区域很少或没有明显的血管重构
ASITN/SIR 动态 CTA 侧支评分改良版本	
0	在缺血部位任何时间点软脑膜侧支循环不存在或几乎不可见
1	直到静脉晚期相仅缺血部位局部有侧支循环建立
2	静脉相之前缺血部位局部侧支循环建立
3	静脉晚期相缺血部位完全侧支循环建立
4	静脉相之前缺血部位完全侧支循环建立

缩写：ASPECTS，Alberta 卒中计划早期 CT 评分；ASITN/SIR，美国介入治疗神经放射学会/介入放射学会；CTA，CT 血管造影。

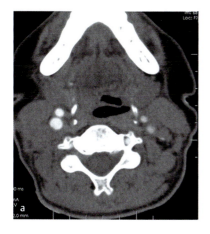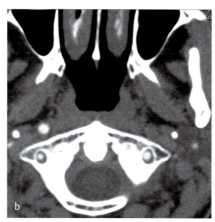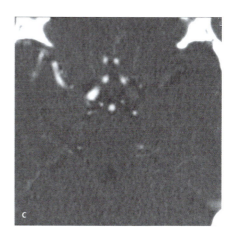

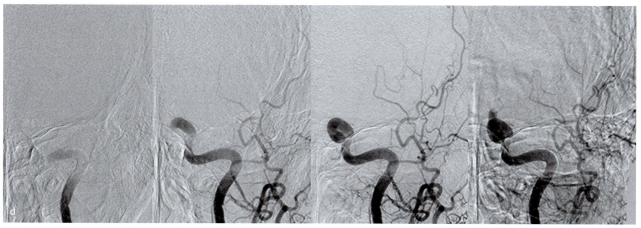

图 1.12 左侧颈内动脉假性闭塞。(a)颈动脉分叉处轴向 CTA 显示右 ICA 近端造影剂显影差,但未见明显斑块。(b)C1 水平右 ICA 完全未显影。(c)颅内床突上段 ICA 或 MCA 未显影。这在非侵入性成像上称为继发于颈动脉夹层的 ICA/MCA 闭塞。(d)4 帧诊断性脑血管造影图像显示造影剂缓慢到达床突上 ICA 水平。实际上该患者没有夹层或颈动脉颈段闭塞,而是由于 ICA 床突上段大量血栓负荷造成假性闭塞。

- 入路的挑战(血管迂曲、颈部血管闭塞、困难主动脉弓)。

1.3.6 重点内容

- 基于薄切扫描和多平面 MIP 影像的评估提升了对大血管闭塞检查的敏感性和特异性。

- 多时相 CTA 对评估侧支分级和改进血管内治疗的患者筛选都非常有用。
- 颈部 ICA 假性闭塞可见于 ICA 终末闭塞,可以采用延迟成像的方式减少其发生。
- 解读 CTA 片的最优窗设置为:WW 600,WL 200。

参考文献

[1] Menon BK, d'Esterre CD, Qazi EM, et al. Multiphase CT Angiography: A New Tool for the Imaging Triage of Patients with Acute Ischemic Stroke. Radiology. 2015; 275(2): 510–520.

[2] García-Tornel A, Carvalho V, Boned S, et al. Improving the Evaluation of Collateral Circulation by Multiphase Computed Tomography Angiography in Acute Stroke Patients Treated with Endovascular Reperfusion Therapies. Intervent Neurol. 2016; 5(3–4): 209–217.

[3] de Lucas EM, Sánchez E, Gutiérrez A, et al. CT protocol for acute stroke: tips and tricks for general radiologists. Radiographics. 2008; 28(6): 1673–1687.

1.4 急性脑卒中 CT 灌注成像

1.4.1 临床案例

一位 56 岁的男性患者，急性发作左侧肢体无力伴构音障碍（图 1.13）。

1.4.2 影像表现描述与诊断

诊断

右侧 M1 段闭塞伴动脉高密度征；ASPECTS 评分 10 分；侧支循环完美建立；大灌注错配。

1.4.3 背景资料

过去 10 年，CT 灌注成像成为急性脑卒中成像的主要手段。这种成像形式在很多研究机械取栓术的随机对照实验中被用于筛选患者。尽管对急性缺血性脑卒中出现 6 小时内是否需要做 CT 灌注成像目前尚存争论，但根据 DWI（扩散加权成像）或 CTP 评估采用 Trevo 取栓的醒后和迟发卒中临床错配试验（DAWN）和影像评估缺血性卒中后血管内

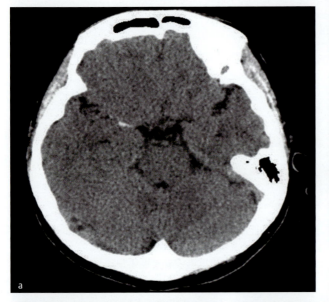
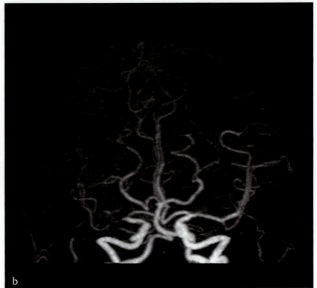

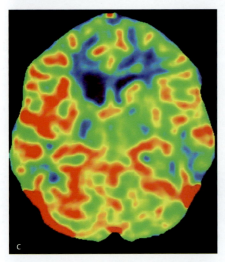
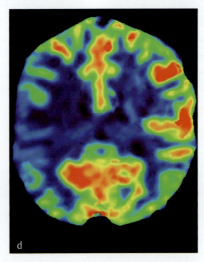
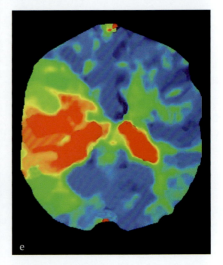

图 1.13 CT 灌注成像显示小梗死灶和较大错配。（a）CT 平扫显示右侧 M1 段高密度但 CT 未发现梗死。（b）4D-CTA 显示右侧 M1 段闭塞，右侧大脑半球表面软脑膜侧支代偿。（c）脑血容图显示右大脑半球由于软脑膜侧支血管代偿而灌注增加。这称为过度灌注。（d）整个右大脑半球血流 CBF 显著减少。（e）平均通过时间（MTT）显著增加。

治疗（DEFUSE3）试验结果，卒中发作 6～24 小时的患者仍然强烈建议做 CT 灌注成像。

了解 CT 灌注的基本核心概念是正确解释 CTP 结果的关键。在 CT 灌注研究中，造影剂以高速（4～7 mL/s）注入。在一个给定的时间段内获得多个（几十次）扫描，可直观地观察到脑实质的衰减的随时间变化。一般来说，脑血容量（CBV）、脑血流量（CBF）、平均通过时间（MTT）、达峰时间（TTP）、排空时间（TTD）等参数都自动获取。定义 CTP 参数非常重要。定义如下：

- CBV：脑实质中的血液量（mL/100 g）
- CBF：流入脑实质的血流速度（mL/100 g/s）
- MTT：血液通过毛细管网络的所有传输时间的平均值（s）
- TTP：从造影剂推注到脑实质最大衰减的时间（s）
- TTD：从最大对比度衰减到最小对比度衰减的时间（s）

1.4.4　影像表现

对于缺血性脑卒中，需弄清遭受不可逆损害的脑组织（核心梗死区）的数量和处于危险之中的脑组织量（缺血半暗带）。核心区是已经梗死的大脑，即使血管再通其功能也不能得到恢复。处于风险的组织是那些虽然还没有梗死，但除非血管再通，否则可能会发展成梗死的缺血区域。在不同的 CT 灌注软件包中，核心和处于风险脑组织的确切定义差异很大。因此，熟悉自己机构可用的软件包很重要。一种常见的技术是使用降低的 CBV 来测量梗死的核心，而建议用 CBF、MTT、TTP 和 TTD 检测有梗死风险的脑组织；另一种常见的技术是确定 CBF 降低的区域（＜正常值 30%～34%）来确定核心梗死区，用 Tmax 来确定有风险的组织。这是一个有点争议的话题，所以本章将介绍这 2 种方法的研究实例。

在大动脉闭塞引起的急性缺血性脑卒中情况下，由于存在近端阻塞，CBF 通常会延长。TTP 总是被延长，因为血液需要比正常大脑更长的时间以便到达受累区域。因此，TTP 在检测脑缺血时更敏感。MTT 和 TTD 在检测脑缺血时也比较敏感。而 CBV 则没有那么直观。一般情况下，完全梗死的脑实质区 CBV 和 CBF 都比较低（图 1.14）。

许多医疗中心已经开始使用不同的软件包自动计算核心梗死体积和缺血半暗带体积。这些软件包都使用了不同的算法和阈值来确定梗死核心和缺血半暗带的体积，因此确保所使用的软件包经过验证是非常重要的。计算 CTP 图的方法有无数种，包括中心容积理论、解卷、单值分解、逆滤波、箱式调制传递函数和最大斜率等，在此不做过多赘述。不同厂商的软件对 CBV 的计算结果稳定一致，而在不同厂商的软件上处理相同的源数据计算 CBF、MTT 和 TTP 时，都会出现差异。

由于通过 CT 血流灌注研究自动处理的结果差异性较大，因此，在决定患者是否适合血管内介入治疗时，强烈建议放射科医生对 CTP 研究进行直接视觉评估。此外，放射科医生应了解确切的临床症状表现情况，以确定临床是否与 CTP 的检查结果相符。彩色 CBV 和 CBF 图应进行检查，以确定与梗死核心相对应的低 CBV 或 CBF 区域。应同步研究 CBF、MTT、CTP 和 CTD 图，以确定脑缺血的范围。梗死核心和缺血脑组织之间错配的部分有时被称为"缺血半暗带"。然而，许多放射科医生在报告中对这一术语避而不提。最好将缺失描述为匹配的缺失或不匹配缺失，因为不匹配缺失并不总是表明半暗带的存在（图 1.15）。然而，一般情况下，匹配缺失的患者没有可抢救性脑组织，也不可能从血管再通中获益。除了确定是否存在不匹配，放射科医生还应该指出哪些功能区有风险。

在解释 CTP 时，有一些重要的误区需要注意。首先，审查时间密度曲线很重要，因为时间密度曲线是用来重建 CTP 图的，以确保其与图 1.16 中的曲线相似。如果曲线与图 1.16 不一样，则可能是在确定动脉输入功能和静脉流出功能时出现了错误。CTP 对较小的梗死的检测并不敏感。微血管缺血的区域（如深部白质的脑白质疏松症）可有 CBF 或 CBV 降低，因此，建议在 NCCT 上仔细检查这些区

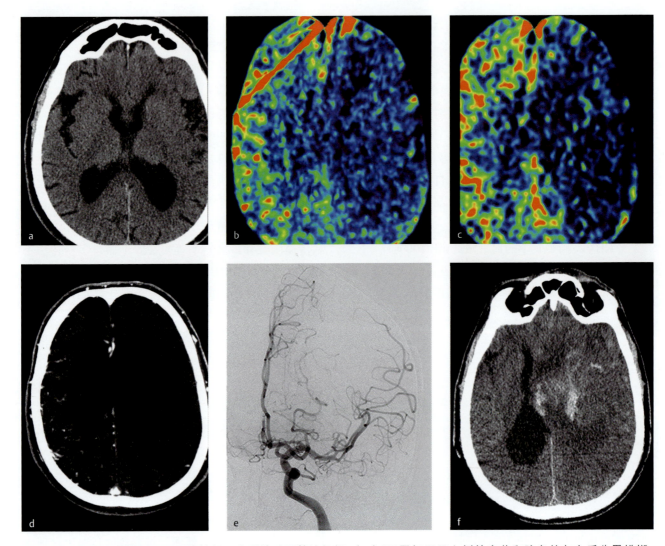

图 1.14 CT 灌注成像显示匹配的缺损，表明缺乏可救治组织。（a）CT 平扫显示左侧基底节和脑岛的灰白质分界模糊。（b）该患者 CBV 图有 ICA 终末闭塞，显示整个左脑半球 CBV 显著下降，这与（c）中的 CBF 图匹配。（d）该患者 CTA 显示侧支循环差，左脑半球上软脑膜侧支循环完全缺失。（e）该患者血管迅速再通（f）然而，该患者左脑半球大面积脑梗死并伴有出血性改变，其分布与（b）和（c）中的灌注缺损相匹配。

域。颅内或颅外狭窄严重限流的患者，会出现血流灌注减少，即使没有实质性的大血管闭塞，有时也会造成整个半球的 CBF 下降造成大灌注缺损的表象（图 1.17）。有一些假性卒中也会导致 CTP 参数的改变（图 1.18）。表 1.2 中提供了这些假性卒中的典型表现。

1.4.5 临床医生须知

- 梗死核心的大小和部位
- 半暗带的大小和部位

表 1.2　常见假性卒中的成像表现

疾病进展	CBV	CBF
疱疹性脑炎	↑	↑↑↑
PRES	↓	↓
发作期内癫痫	↑↑↑	↑↑↑
发作期后癫痫	↓	↓
Todd 麻痹	↓	↓
低级别胶质瘤	↑	↑↑
多发性胶质母细胞瘤	↑↑	↑↑↑

缩写：CBV，脑血容量；CBF，脑血流量；PRES，后部可逆性脑病综合征。

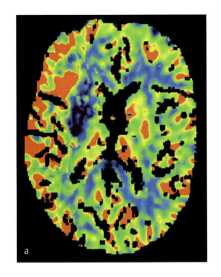
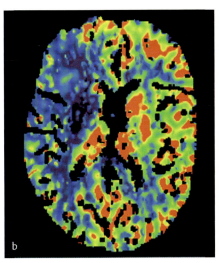
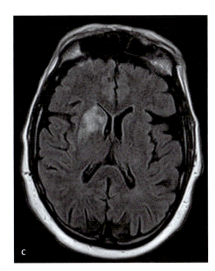

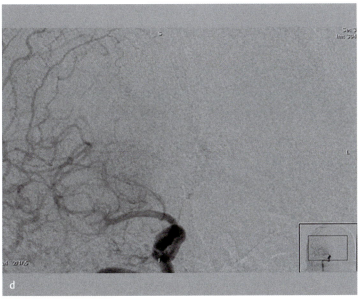
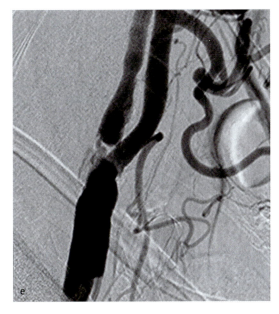

图 1.15　CT 灌注成像显示为什么错配并不是半暗带。一位 80 岁的男性患者。NIHSS 评分 3 分，显著表现为左面瘫和构音障碍，尽管他也有轻度左上肢远端无力。(a) CBV 图显示右侧基底节 CBV 降低。(b) CBF 图显示整个右侧 MCA 区域的 CBF 下降。CTA（未展示）显示右 M1 中的接近闭塞性血栓。有明显的严重错配。如果错位与半暗带相同，那么，如果患者没有重新开通，错配的区域将继续梗死。在这种情况下，团队选择了保守治疗，因为他的 NIHSS 很低。(c) 第二天，T2/FLAIR（液体衰减翻转恢复）MRI 显示右基底节梗死，但其他地方没有。(d) 也许有人认为最简单的解释是患者血管再通，但第二天的右 ICA 血管造影显示右 MCA 血栓持续存在。(e) 该患者右侧 ICA 严重狭窄。很可能是严重的 ICA 狭窄和接近闭塞性的血栓导致了明显的灌注缺损。本病例强调了将灌注成像发现与临床检查相联系的重要性。

1.4.6　重点内容

- CBV 和 CBF 图一般是梗死核心的可靠指标，而 MTT、TTP、CBF 和 TTD 图可用于识别缺血脑组织。脑梗死和脑缺血之间的错配称为缺血半暗带。

- CBV 值在不同供应商和软件包之间一般是一致的。而 MTT、TTP、CBF 和 TTD 在不同厂商之间可能有很大的差异。

- 在解释 CTP 时，需要对输入曲线进行仔细审查，以确保灌注图的准确性。

- 有一些重要的假性卒中可导致 CTP 图的改变。

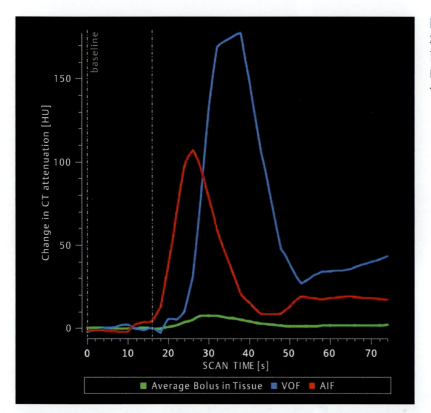

图 1.16　正常的时间密度曲线上，动脉衰减（红色）的增加先于组织衰减（绿色）。而后者又先于静脉流出衰减（蓝色）。衰减的变化 VOF 是最高的，组织平均剂量是最低的。

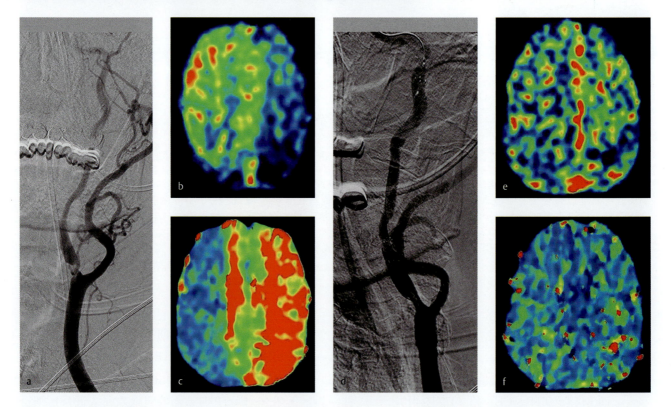

图 1.17　CT 灌注成像显示严重症状性颈动脉狭窄存在灌注异常。（a）左 CCA 颈部血管造影显示左颈动脉窦严重狭窄。（b）CBF 图显示整个左脑半球的 CBF 下降。（c）Tmax 图显示整个大脑半球的 Tmax 增加。这看起来像一个匹配缺失。（d）颈动脉支架置入后，复查 CBF（e）显示 CBF 的正常化，而（f）复查 Tmax 图显示 Tmax 正常化。

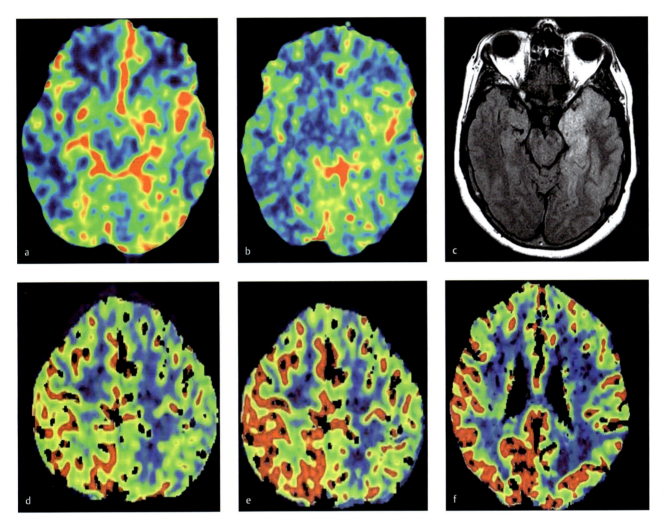

图 1.18　常见假性卒中的 CT 灌注成像所见。（a-c）为疱疹性脑炎，（d-f）为 Todd 麻痹。（a）CBV 图显示左侧颞枕叶中的 CBV 增加。（b）CBF 也增加。（c）液体衰减反转恢复（FLAIR）显示整个颞叶灰质的信号增加，以中叶最明显。CSF 确诊为疱疹性脑炎。（d）Todd 麻痹患者的 CBV 图显示右半球 CBV 增加。（e-f）CBF 也增加。

参考文献

[1] Lui YW, Tang ER, Allmendinger AM, Spektor V. Evaluation of CT perfusion inthe setting of cerebral ischemia: patterns and pitfalls. AJNR Am J Neuroradiol.2010; 31(9): 1552–1563.

[2] Allmendinger AM, Tang ER, Lui YW, Spektor V. Imaging of stroke: Part 1,Perfusion CT–overview of imaging technique, interpretation pearls, and com-mon pitfalls. AJR Am J Roentgenol. 2012; 198(1): 52–62.

[3] de Lucas EM, Sánchez E, Gutiérrez A, et al. CT protocol for acute stroke: tipsand tricks for general radiologists. Radiographics. 2008; 28(6): 1673–1687.

1.5 急性缺血性脑卒中 MRI 表现

1.5.1 临床案例

56 岁男性，急性发作左侧肢体无力伴忽视症。

1.5.2 影像表现描述与诊断

诊断

右脑岛 M3 分支晕状伪影。弥散成像显示深部白质中轻度弥散受限。动脉自旋标记（ASL）灌注图显示深部白质和 Rolandic 皮质灌注减少。

1.5.3 背景资料

CT 通常是大多数机构急性脑卒中患者的首选影像学方法，这是因为 CT 的应用范围较广，可进行更快速的影像学评估，且禁忌证较少。然而，有些机构更喜欢在急性缺血性卒中患者中使用 MRI。一般来说，这类中心可以随时使用 MRI，而且在某些情况下，MRI 扫描仪就在急诊室内，并有既定的快速筛查 MR 禁忌证的方案。在倾向于 CT 的医疗中心，在某些情况下 MRI 更可取，如患者有造影剂过敏，后循环卒中的病例，或有急性缺血性卒中症状的儿童患者需避免辐射。限制 MRI 广泛使用的情况

包括：（1）无法确定患者体内是否有不符合核磁共振成像的设备或金属；（2）缺乏全天候的 MRI 扫描仪；（3）成像时间较长。

1.5.4 影像表现

对于那些对急性缺血性脑卒中患者进行的常规 MRI 检查，全面的方案可能包括矢状 T1 FSE、轴向 T2 FSE、轴向 T2 FLAIR、轴向 DWI［B = 0、B = 1 000 和 ADC（表观扩散系数）]、SWI、TOF MRA 和钆造影剂团注增强 MRI 灌注。这些序列中的每个序列都应审查以下结果：

- 矢状 T1 FSE。提供解剖学评估，可将出血/皮质片状坏死识别为 T1 高密度。
- 轴向 T2 FSE。6～12 小时后，梗死组织出现高信号。在最初的几天内可出现脑沟变浅和占位效应。在大血管闭塞的情况下，T2FSE 图像可显示大动脉中的流出信号消失。
- 轴向 T2/FLAIR。6～12 小时后，梗死组织变得高信号。在最初的几天内可出现脑沟变浅和占位效应（图 1.20）。常春藤征可以确定是否存在远端血流变缓（图 1.21）。
- 轴向 SWI/T2*。对出血（晕状伪影）的检测灵敏度高。此外，富含 RBC 的血栓可在 MRI

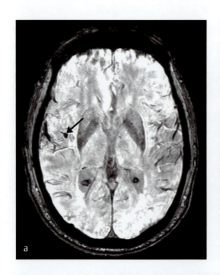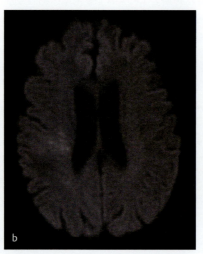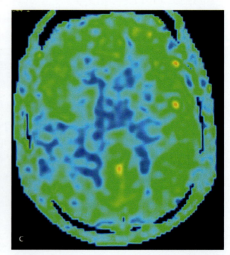

图 1.19　56 岁男性患者急性发作左侧肢体无力伴忽视的 MRI 弥散灌注成像。（a）轴向 SWI 显示在右脑岛的 M3 分支晕状伪影（箭头处）。（b）轴向 DWI 显示右额顶区深部白质内有微弱的弥散受限。（c）轴向 ASL 灌注图显示包括皮质和深层白质区域在内灌注减少，符合灌注-弥散不匹配。

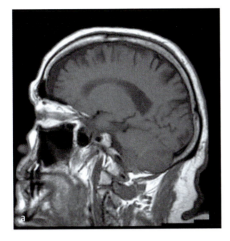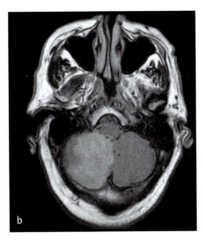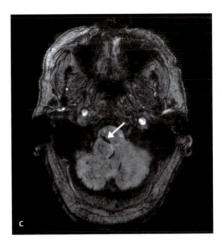

图 1.20　头晕 30 小时的患者小脑右后下动脉（PICA）梗死血栓的晕状伪影。（a）矢状 T1 加权成像显示整个下右小脑半球低信号。（b）轴向 FLAIR 显示右下小脑半球的 FLAIR 高信号。（c）轴向 SWI 显示右 PICA 与血栓块相符的晕状伪影（箭头）。在右小脑半球也存在斑片状皮质下出血。

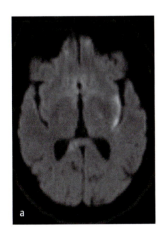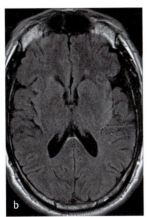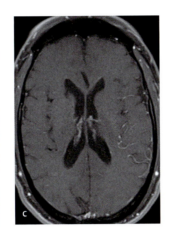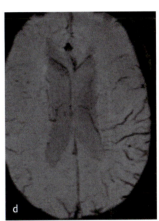

图 1.21　SWI 显示在急性缺血性脑卒中存在血流缓慢。（a）轴向 DWI 显示左侧岛叶梗死。（b）轴向 FLAIR 显示了相应的左脑岛 FLAIR 高信号以及缓流导致的血管内高信号。（c）轴向 GAD 增强 T1 加权成像显示出左脑半球软脑膜侧支扩张及对比度增强。（d）轴向 SWI 显示由于血流缓慢和脱氧血红蛋白增加造成覆盖左脑半球的软脑膜血管 T2* 伪影增强。这些发现提示这些半暗带仍然围绕在脑梗死的周围边缘地带。

上"反光"类似于动脉高密度征。由于血流缓慢和脱氧血红蛋白的作用，可在软脑膜血管中出现晕状伪影（图 1.22）。

- 轴向 DWI。缺血性脑卒中 / 梗死核心的早期鉴别是在缺血几分钟内出现扩散受限。
- 3D TOF MRA。识别大血管闭塞。
- MR 灌注成像评估受损的脑血流和相关的脑灌注-弥散不匹配。

DWI：FLAIR 不匹配作为急性缺血性脑卒中患者确定梗死时间的一种手段，已经引起了越来越多的关注（图 1.22）。由于许多脑卒中患者症状开始的时间不明确，无法接受溶栓治疗，因此用于鉴别 4.5 小时时间窗内发病的患者的影像学生物标志物尤为重要。

许多研究表明，用 DWI 检测到，但 FLAIR 检测不到的缺血性病变患者很可能处于溶栓治疗安全有效的时间窗内。目前研究表明，扩散加权成像（DWI）：FLAIR 不匹配的确是安全和有效溶栓的生物标志物。

急性缺血性脑卒中的 MR 灌注成像一般采用动态磁敏感对比成像技术（DSC）进行。在这种技术

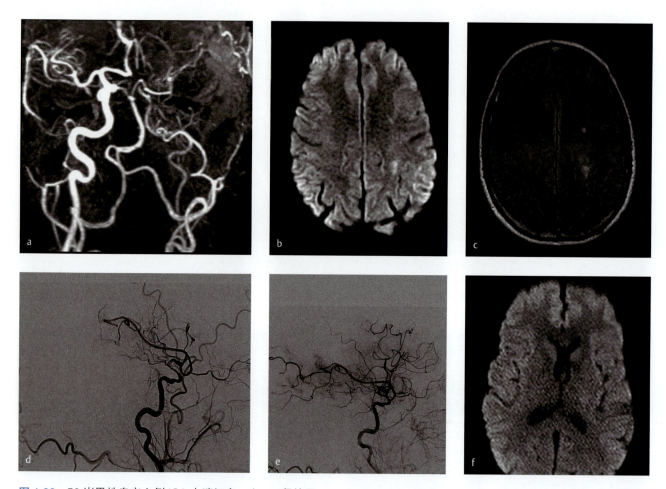

图 1.22 56 岁男性患者左侧 ICA 末端闭塞，左 M1 段栓子，DWI：FLAIR 不匹配。（a）MRA 显示左脑半球缺乏血流相关信号。（b）DWI 图像显示皮质在左额顶叶区域以及深部白质中弥散受限。（c）FLAIR 显示深部白质梗死的 T2 高信号，但皮质弥散受限区没有 FLAIR 信号。这表明 DWI-FLAIR 不匹配。（d）侧位左 ICA 造影显示左侧 MCA 区域内无血流。（e）血管再通后血管造影显示左 MCA 区域内大部分血流恢复。（f）术后 DWI 显示无弥散受限。

中，在钆造影剂通过脑部时，动态地获取磁化率敏感的回波平面成像图像。当钆通过正常的脑实质时会导致 T2* 伪影增加，脑实质会变得更暗。这与在 CT 灌注中随着时间推移脑实质变亮恰恰相反。另一种越来越流行的 MR 灌注成像技术是 ASL 技术（图 1.19）。这种技术不需要造影剂，而是使用内源性质子自旋作为示踪剂。使用短射频脉冲对上游流动的动脉血进行标记，并通过减去自旋标记图像中的对照、非标记的自旋图像获得灌注参数。目前，这种技术的主要缺点是获取这些图像的需要很长时间。

利用 ASL 和 DSC，可以得到标准化曲线，使我们可以计算出与 CT 灌注成像相同的参数，包括 CBV、CBF、MTT 和 Tmax。然而，与 CTP 不同的

是，评估梗死核心不需要 CBV 图，因为弥散受限区域构成了核心。许多中心通常采用 TTP 和 MTT 作为缺血高危组织的标志物。

1.5.5　临床医生须知

- 梗死核心大小与部位
- 半暗带大小与部位
- 在 T2* 加权成像上看到的出血情况
- 血管内晕状伪影（即血栓位置）

1.5.6　重点内容

- DWI：FLAIR 不匹配可用于确定梗死时间。在 DWI 上显示而在 FLAIR 上不显示的病变

一般在 tPA 治疗窗口内。

- DWI 和 MR 灌注成像可分别用于评估梗死核

心和缺血高危组织。DSC 灌注是首选的成像方法。

参考文献

[1] Allen LM, Hasso AN, Handwerker J, Farid H. Sequence-specific MR imagingfindings that are useful in dating ischemic stroke. Radiographics. 2012; 32(5): 1285–1297, discussion 1297–1299.

[2] Srinivasan A, Goyal M, Al Azri F, Lum C. State-of-the-art imaging of acutestroke. Radiographics. 2006; 26 Suppl 1: S75–S95.

[3] Wolman DN, Iv M, Wintermark M, et al. Can diffusion- and perfusion-weighted imaging alone accurately triage anterior circulation acute ischemicstroke patients to endovascular therapy? J Neurointerv Surg. 2018; 10(12): 1132–1136.

1.6 脑卒中后 CT 显像

1.6.1 临床案例

74 岁女性患者。右 ICA 末端闭塞血管内再通后状态。患者感觉迟钝（图 1.23 ）。

1.6.2 影像表现描述与诊断

诊断

右半球大面积梗死伴右额叶内的螺旋状高密度影。对螺旋状高密度影鉴别诊断发现其中包括斑片样出血（层状坏死）或造影剂外渗。进行了双能 CT 检查。减掉碘后，诊断为造影剂外渗。

1.6.3 背景资料

急性缺血性脑卒中患者的标准治疗是在发病后 24 小时内对患者进行神经影像学检查，目的是判断梗死是否有出血性转化，并评估最终梗死的面积。出血的存在和大小往往会决定神经内科团队使用抗凝和抗聚治疗的积极性。在许多中心，双能 CT 已成为评估血管内再通患者的首选影像学方式，因为双能 CT 可以区分急性出血和碘化造影剂外渗，两者在 CT 上都是亮的，而且两者的衰减值都是重叠的。

使用双能量 CT，患者可同时使用 2 种不同的 X 线能量成像（通常是 80 kVP 和 140 kVP）。在 140 kVP 时，碘和出血的密度相似。然而在 80 kVP 时，碘更接近于其 k-边缘并且衰减相对于出血更强。通过使用 DECT，可以从 140 kVP 图中减去 80 kVP 图，从而计算出 VNC 图和碘图，从而可以区分造影剂和出血。

对梗死组织区域的病理进展有一个概念性的理解对于理解我们在 CT 和 MR 图像上看到的东西同样重要。缺血性脑卒中在不同时间点的组织病理学表现如下：

- 超急性期早期：梗死组织中的血量减少。早期神经元损伤伴有影响神经元的细胞毒性水肿。
- 急性期：早期的神经元损伤导致的神经元坏死和脑实质严重肿胀。病理上，灰白交界处有模糊不清的现象。
- 亚急性期：大块坏死组织触感柔软，通常为苍白色。但是，如果由于过度灌注或出血而导致血液渗透到组织内，则可出现充血。梗死组织开始出现巨噬细胞，毛细血管新生。水肿减退。
- 慢性期：瘢痕形成。瘢痕区萎缩，脑室“补空性”扩张。瘢痕组织建立良好。神经元消失。大量巨噬细胞。神经胶质变性增生。

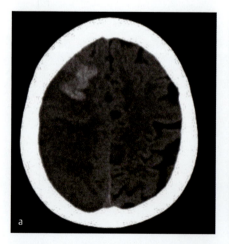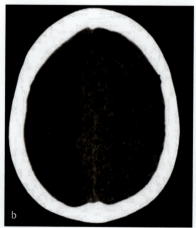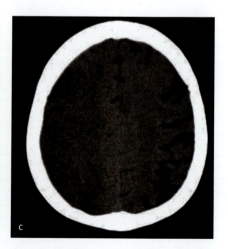

图 1.23　74 岁女性患者。右 ICA 末端闭塞血管再通后状态。双能 CT。（a）在 140 kVP 下进行的轴向 CT 平扫显示右脑半球大面积梗死，右额叶内局部区域螺旋状高密度影。（b）碘图显示该螺旋状高密度影区域实际为造影剂（红色）。（c）减掉碘造影剂后的虚拟非增强（VNC）图显示没有出血。

1.6.4　影像表现

在 24 小时 CT 或 MRI 扫描中需要报告的最重要的影像学结论包括梗死程度、水肿 / 占位效应程度、颅内出血的存在。当进行取栓术后影像检查时，强烈建议双能 CT 来区分碘造影剂外渗和出血。判读碘图和虚拟非对比 CT 将使这种区分非常简单，因为所有的碘造影剂都将在 VNC 上减去。如果有出血，放射科医生必须区分点状出血、梗死组织内的实质血肿、有占位效应的血肿和脑室内出血、蛛网膜下隙出血（SAH）和 SDH。

梗死在 CT 平扫上有一个相当标准的演变模式，概述如下。

- 超急性期早期：灰白质区别消失，伴有皮质低密度、轻度实质肿胀和脑沟变浅。
- 急性期：低衰减和肿胀进展，脑沟变浅加重，可出现占位效应。
- 亚急性期：肿胀开始消退。皮质内出现瘀点性出血，导致皮质衰减增加（CT 雾化现象）（图 1.24）。
- 慢性期：脑胶质变性，低密度组织。脑室系统的"补空性"扩张。可发生皮质钙化，但少见。

梗死在 MRI 上也有一个相当标准的演变模式。概述如下：

- 超急性期早期：DWI 上的信号增加，ADC 值降低。
- 超急性期晚期：弥散受限。FLAIR T2 信号和 FSE T1 信号升高。16 小时时 T1 低信号。
- 急性期：DWI 高信号。ADC 值开始增加。梗死在 FLAIR 和 T2 上呈高信号。一些皮质坏死引起的皮质固有的 T1 高信号。皮质在 5 天时表现出增强效应。
- 亚急性期：10～15 天内 ADC 伪正常化。DWI 上 T2 穿透效应。T2/FLAIR 信号较高。T2 雾化可发生在第 2 周左右发生。皮质坏死所致的皮质 T1 高信号。梗死区增强。慢性期：T1 低信号，T2 高信号。2～4 个月皮质增强表现。ADC 高。

1.6.5　临床医生须知

- 是否存在出血，出血程度和出血类型。
- 梗死后水肿引起的占位效应。脑疝综合征。
- 如果不清楚发病时间或发病日期，估计梗死时间。

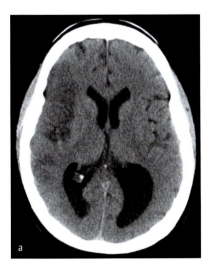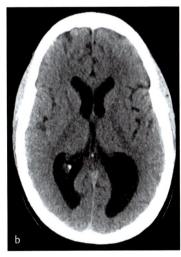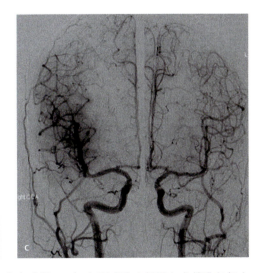

图 1.24　初发梗死后 8 天的 CT 雾化效应。（a）发病后 2 天的 CT 平扫显示右岛叶梗死。（b）颈动脉支架置入术前准备复查 CT 平扫，显示灰白分化恢复正常。然而，这是雾化效应的结果，因为梗死区域存在过度灌注。（c）第 9 天脑血管造影显示右脑岛区域有明显的实质充盈。这是产生雾化效应的原因。提供左 ICA 造影正常的图像作为参考。请注意左侧 ICA 造影没有密集的实质充盈。

1.6.6　重点内容

皮质点状出血是急性缺血性卒中的亚急性阶段的一个相对常见的现象。这与出血性转化不同，因为它不会导致占位效应。

脑卒中后 1 周左右由于过度灌注和轻微点状出血可出现 CT 雾化现象。

在进行了血管内再通手术的情况下，应着重考虑使用双能 CT 减去碘造影剂影。

脑梗死在 MRI 上有刻板的分期表现。

参考文献

[1] Robbins SL, Kumar V, Abbas AK, et al. Robbins and Cotran Pathologic Basis of Disease. W.B. Saunders Company; 2010.

[2] Nakano S, Iseda T, Kawano H, Yoneyama T, Ikeda T, Wakisaka S. Correlation of early CT signs in the deep middle cerebral artery territories with angiographically confirmed site of arterial occlusion. AJNR Am J Neuroradiol. 2001; 22(4): 654–659.

[3] Postma AA, Das M, Stadler AAR, Wildberger JE. Dual-Energy CT: What the Neuroradiologist Should Know. Curr Radiol Rep. 2015; 3(5): 16.

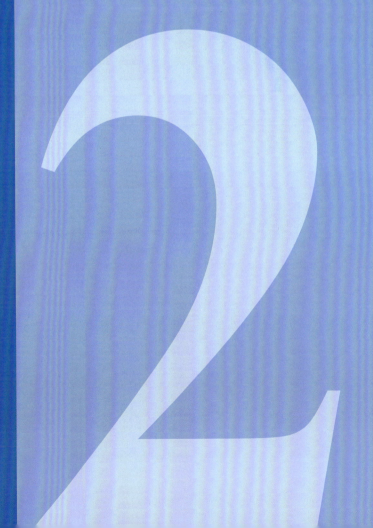

颈部血管疾病

2.1 颈动脉粥样硬化：CTA 与超声

2.1.1 临床案例

56 岁男性患者左上肢无力反复发作，10 分钟后症状自行缓解（图 2.1）。

2.1.2 影像表现描述与诊断

诊断

CT 上呈低密度的低回声颈动脉斑块。在超声上，斑块表面有活动血栓。按北美症状性颈动脉内膜切除术试验（NASCET）标准，狭窄程度为 45%。

2.1.3 背景资料

颈动脉狭窄是一种公认的缺血性脑卒中危险因素，可导致高达 10%～20% 的脑卒中或一过性缺血发作。过去 20 年中许多临床试验都将颈动脉狭窄的测量作为对患者进行风险分层的手段。然而，随着 CTA、MRA、超声和 PET/CT 等血管造影技术的改进，我们现在不仅可以根据颈动脉狭窄的程度对患者进行风险分层，还可以对诸如斑块组成等生物学

现象进行分层，来确定斑块的易破裂程度，从而确定缺血性卒中的风险。这些成像技术带来了一种新兴的模式转变，可以根据影像学特征的存在 [例如斑块内出血（IPH）、斑块溃疡、斑块新生血管、纤维帽厚度和富脂质坏死核心（LRNC）等] 进行风险分层。

对于神经血管专科医生来说，了解这些新影像学技术是非常重要的，因为它们能够改善患者的风险和预后分层。例如，轻度狭窄但伴有溃疡性斑块的患者，与 70% 稳定狭窄伴厚纤维帽的无症状患者相比，可能更获益于血管再通手术或积极的医学治疗。本章将讨论用于评估颈动脉粥样硬化性疾病的 CTA 和超声技术（表 2.1）。

2.1.4 影像表现

之前针对不稳定斑块成分特点的研究表明，CT Hounsfield 密度值可以用来区分 LRNC、结缔组织、IPH 和钙化。钙化很容易通过其高密度（平均 HU～250）来识别。然而，LRNC（平均 HU～30～50）、结缔组织（平均 HU～45）和 IPH（平均 HU～20～30）的 CT 密度之间有相当大的重叠。宏观上的变化，如斑块内出血、大的低密度脂质核心等，在

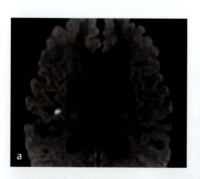
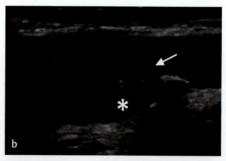
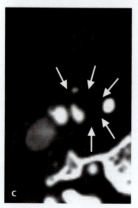
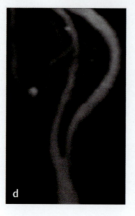
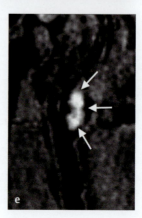

图 2.1 腔内血栓的低回声和低密度斑块。（a）DWI（弥散加权成像）MRI 显示右脑岛内局灶性梗死。(b）超显示右侧颈动脉球部有一低回声斑块（＊）。在斑块表面也有一块腔内血栓（箭头）。患者后来又经历一次一过性缺血发作（TIA）。（c）复查 CTA 显示无管腔内血栓，但有一个大的正性重塑斑块（箭头）。该斑块密度为 33HU。由于是低密度、低回声斑块，所以表明存在斑块出血或富含脂质的坏死核心（LRNC）。（d）MRA 显示仅 45% 狭窄。（e）冠状磁化准备的快速梯度回波（MPRAGE）黑血影像显示大 IPH，T1 高信号（箭头）。本病例表明非狭窄性斑块也可能是有症状的。

表 2.1　斑块 CT 和超声成像特点

斑块特点	MDCTA	B 超	* 对比增强超声
IPH	平均 HU～20～30	无回声	无回声
LRNC	平均 HU～30～50	无回声	无回声
新血管生成	斑块增强	不可探测	斑块增强
炎症	斑块增强	不可探测	斑块增强
溃疡	多平面成像斑块表面不规则	表面不规则	表面不规则
钙化	平均 HU～250	高回声，后方声影	高回声，后方声影

缩写：MDCTA，多探测器计算机断层血管造影；CEUS，对比增强超声；IPH，斑块内出血；LRNC，富含脂质的坏死核心。

MDCT 上很容易识别，且在观察者间高度一致。一般来说，斑块的密度越低就越脆弱。MDCT 在检测斑块溃疡方面也非常有效。斑块溃疡是指斑块内最小 2 mm × 2 mm 的裂隙。

使用 B 超检查颈动脉斑块的超声特征和组织病理学特征之间有很强的相关性。颈动脉 B 超在鉴别斑块表面的溃疡时具有较高的特异性，但灵敏度中等。大面积的斑块溃疡表现为斑块内有明显的火山口样改变，并伴有血流倒流或滞留，很容易诊断。判断中度狭窄患者是否存在溃疡是很重要的，因为它有可能改变治疗方法。传统的标准要求凹陷的大小大于 2 × 2 mm，且凹陷内有彩色多普勒血流信号，才可称为溃疡（图 2.2）。

斑块回声是斑块脆弱性的另一个强有力的标志。这相当于 LRNC 的声像图。在最近有症状的斑块中，出现斑块透声的可能性在近期有症状的斑块中

高达 50%，而在无症状斑块中不足 5%。此外，无论狭窄程度如何，透声斑块患者的卒中风险都很高。此外，颈动脉斑块游离低回声区域的大小与脑卒中风险密切相关。

颈动脉疾病的常规影像学检查中的一个重要表现是检查斑块表面是否存在活动性血栓。活动性血栓是急性缺血性脑卒中的直接危险因素。在超声上可以很容易地识别为延伸到管腔内的斑块或血块"随风飘荡"。在 CTA 上常表现为延伸至颈内动脉的薄薄的低密度影（图 2.3）。

对比增强超声（CEUS）主要用于鉴别颈动脉斑块内的新生血管。组织学检查表明，斑块增强与斑块新生血管和炎症密切相关。斑块增强在有症状斑块患者中明显增加，并且一般与心血管事件的发生率较高有关。因为已知巨噬细胞会吞噬气泡造影剂，在延迟图像上斑块表面的微气泡保留已被证明

图 2.2　超声上的斑块溃疡。(a) 左颈动脉球部轴向超声显示，在相对低回声的颈动脉斑块表面有多个裂隙（箭头）。(b) 该患者的 DWI 显示左尾状核梗死。

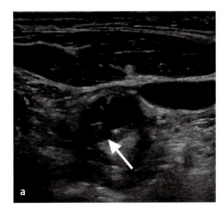
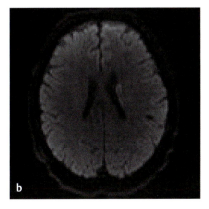

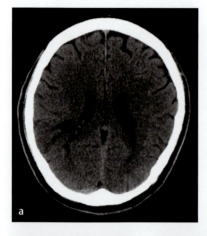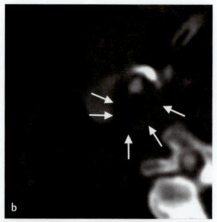

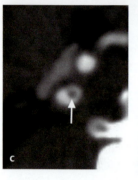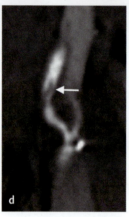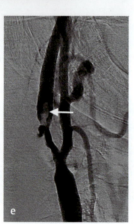

图 2.3 一例 76 岁男性无症状患者，右颈动脉狭窄伴管腔内血栓。（a）CT 平扫显示右顶叶梗死。（b）轴向 CTA 显示平均衰减 44HU 的低密度斑块（箭头）。（c）近端 ICA 水平，管腔中间存在一处局灶性填充缺损（箭头）。（d）矢状重建显示右侧 ICA 腔内的血栓附着于斑块，向远端漂浮（箭头）。（e）侧位颈部血管造影显示浮动性充盈缺损，活动性很强（箭头）。

与斑块破裂和炎症相关。气泡造影剂也用于显示斑块表面特征。斑块–管腔边界的破裂很容易用 CEUS 进行识别。CEUS 与 B 型超声和彩色多普勒超声相比，观察者之间的一致性得到改善，在鉴别斑块溃疡有更高的敏感性、特异性和准确性。

2.1.5　临床医生须知

- 斑块特征包括 US 上的低回声斑块或 CT 上低密度斑块
- 是否存在斑块溃疡
- 是否存在游离血栓
- 狭窄程度

2.1.6　重点内容

- 低密度斑块（CTA）和低回声斑块（US）都与急性缺血性脑卒中的风险增加有关。
- CEUS 是一种新兴的颈动脉斑块易损性评估工具。
- 斑块溃疡是未来缺血事件的独立危险因素，在超声和 CTA 上都很容易被发现。

参考文献

[1] Brinjikji W, Huston J, III, Rabinstein AA, Kim GM, Lerman A, Lanzino G. Contemporary carotid imaging: from degree of stenosis to plaque vulnerability. J Neurosurg. 2016; 124(1): 27–42.

[2] Gupta A, Gialdini G, Lerario MP, et al. Magnetic resonance angiography detection of abnormal carotid artery plaque in patients with cryptogenic stroke. J Am Heart Assoc. 2015; 4(6): e002012.

[3] Gupta A, Baradaran H, Schweitzer AD, et al. Carotid plaque MRI and stroke risk: a systematic review and meta-analysis. Stroke. 2013; 44(11): 3071–3077.

2.2 动脉粥样硬化的颈动脉血管壁成像

2.2.1 临床案例

一例 76 岁男性患者，左上肢无力反复发作，自行缓解。

2.2.2 影像表现描述与诊断

诊断

颈动脉粥样硬化性疾病，T1 高信号斑块，提示 IPH（图 2.4）。

2.2.3 背景资料

斑块的 MRI 特征已被证明是预测后续缺血事件的重要工具。在一项对 9 项研究和 779 名受试者的系统性回顾中，发现 IPH、LRNC 和纤维帽变薄 / 断裂随后发生 TIA 或卒中的风险比分别为 4.59、3.00 和 5.93。事实上，已证实 MRI 斑块特征与患者症状的相关性比狭窄程度更强。一项针对 97 例狭窄程度为 50%～99% 的患者的大型横断面研究发现，存在 LRNC 和纤维帽薄或破裂与症状性事件有关，而狭窄的程度与症状性事件无关。LRNC 的大小和存在

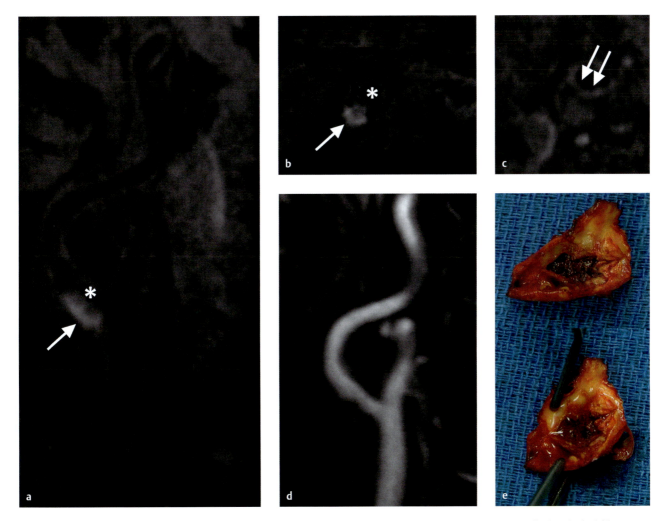

图 2.4 一例 76 岁男性患者，左上肢无力反复发作，自行缓解。（a）采用黑血技术三维 MPRAGE 采集的颈部高分辨 MRI 图像显示，在颈内动脉球部的 T1 高密度影上存在一处偏心斑块（箭头）（* 表示管腔）。（b）轴向重塑图像显示偏心性 T1 高信号斑块伴壁增厚和动脉壁正性重塑（箭头）（* 表示管腔）。（c）颈部钆造影剂团注增强 MRA 显示颈动脉球部约 20% 的狭窄。（d）对比增强 T1 加权黑血技术 MRI 显示纤维帽增强中断的区域，提示破裂或裂隙。（e）患者动脉内膜切除的标本显示伴 IPH 和纤维帽薄 / 破裂的复杂颈动脉斑块。

溃疡是症状性事件的独立预测因素。

斑块成像对评估隐源性卒中患者也很有用。许多研究表明，在隐源性卒中（即病因不明的卒中）患者中，有高达 20%～30% 的患者在缺血性卒中 / TIA 部位同侧有出血性斑块。早期发现此类病变很重要，因为可以避免对心律失常和高凝状态等其他缺血性卒中的原因进行大量的检查（图 2.5）。

MRI 斑块成像也被用于确定手术患者。Yoshida 等发现 MRI 上颈动脉轻度狭窄伴 IPH 患者在服用抗血栓剂和他汀类药物时复发率较高。由于这些伴有 IPH 的患者对内科治疗的耐药性，他们选择进行颈动脉内膜剥脱术，并且发现手术与后续缺血事件明显减少有关。MRI 斑块成像也被发现可用于确定更适合进行颈动脉内膜切除术（CEA）而不是颈动脉支架术（CAS）的血管再通治疗候选者，因为在接受 CAS（而非 CEA）治疗的患者中，飞行时间（TOF）成像时斑块内高信号已被证明与易破裂斑块和不良事件发生率增加有关。

2.2.4 影像表现

应用颈动脉表面线圈的 MRI 成像是颈动脉斑块成像的金标准。通常使用多重对比度加权包括脂肪饱和增强前后 T1、脂肪饱和 T2、预磁化快速梯度回波、三维 TOF 和钆造影剂团注增强 MRA 等。使用双反转恢复准备脉冲快速自旋回波（FSE）序列产生的血流信号抑制可导致暗血管腔和血管壁之间的高对比度。表面线圈颈动脉粥样硬化性疾病成像的缺陷包括线圈定位不准、扫描时间长、运动伪影等。最近，一些研究小组提出了用标准的神经血管（或头颈部）线圈以降低了空间分辨率为代价，用较大的视野和较短的扫描时间获取颈动脉斑块成像。图 2.4 中获得的图像是利用神经血管线圈和 5 分钟 MPRAGE 序列获得的。

IPH 是 MRI VWI 上最容易识别的斑块特征。斑块出血在 MPRAGE 和脂肪抑制的 T1 加权序列上始终是高信号的。LRNC 的特点是外周斑块增强，T1 脂肪饱和钆造影剂团注增强后成像上低信号 / 不增强信号（图 2.6）。纤维帽往往难以用较大的视野检查来评估。然而，表面线圈 MRI 成像可提供纤维帽状态的精细评估。如果管腔-斑块界面有厚厚的连续增强，则认为纤维帽完整 / 厚，而如果增强不连续或中断，则认为纤维帽较薄或破裂（图 2.7）。斑块溃疡通常被定义为斑块内有 2 mm 或更大的裂隙，常提示斑块破裂。MRI 上各种颈动脉斑块特征的影像学表现摘要见表 2.2。

颈动脉斑块成像最常见一个问题是如何区分斑

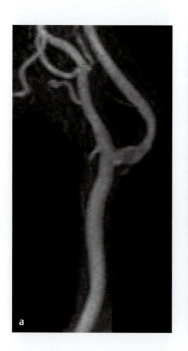 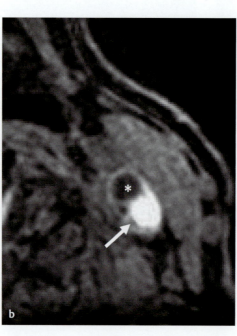

图 2.5 继发于出血性斑块正性重塑的隐源性脑卒中。（a）多次复发性左半球 TIA 患者的左颈内动脉钆造影剂团注增强 MRA 显示无狭窄。（b）使用标准神经血管线圈的黑血管颈动脉壁成像（VWI）和 MPRAGE 序列显示与 IPH 相符的 T1 显著明亮的正性重塑斑块（箭头）。

图 2.6　一个 50 岁高胆固醇血症男性患者中的 LRNC 和厚纤维帽的案例。(a)与(b)使用表面线圈进行黑血钆增强 T1 QIRMRI 成像显示双侧近端颈内动脉厚厚的外周增强斑块，符合 LRNC(＊)。注意在低信号斑块和血管管腔之间的接合部有厚的增强纤维帽(箭头)。

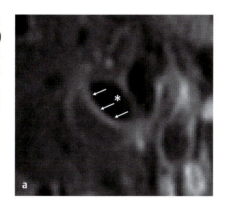
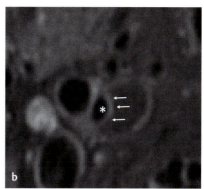

图 2.7　纤维帽薄而破裂的案例。(a)增强前 T1 CUBE。(b)增强后 T1 CUBE 成像显示一处血管–斑块接合部无增强的出血性斑块(＊)(箭头)。这提示存在一处薄而破裂的纤维帽。

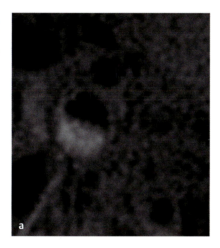
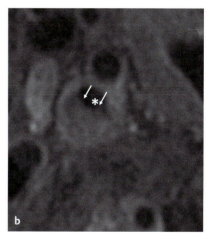

表 2.2　易损斑块的 MRI 表现

斑块特征	T1	T2	PD	CEMRA
IPH	高信号	多变	多变	高信号
LRNC	等 / 高信号	多变	等 / 高信号	等 / 高信号
新生血管	未检表	未检出	未检出	斑块增强
炎症	未检出	未检出	未检出	斑块增强
溃疡	表面不规则	表面不规则	表面不规则	表面不规则
钙化	低信号	低信号	低信号	低信号

缩写：CEMRA，造影剂磁共振血管造影。

块出血和夹层。两者都呈现出腔内高 T1 信号。区别这些病变的一个常见手段是定位。颈动脉斑块一般位于颈动脉球部，该位置不是夹层出现的典型部位。此外，从人口统计学角度看，颈动脉粥样硬化性疾病通常影响老年人，而夹层常见于年轻患者。最后，颈动脉粥样硬化性疾病通常伴有同一血管和其他血管的病变，如钙化。急性动脉夹层一般不会出现钙化。

2.2.5　临床医生须知

- 斑块特征包括 IPH、富脂质核心以及薄而破裂纤维帽。

- IPH 是否游离
- 是否存在自由漂浮斑块
- 狭窄程度

2.2.6　重点内容

- IPH 使急性缺血性脑卒中风险增加 5～7 倍。

- LRNC 和纤维帽薄而破裂也与未来缺血性脑卒中风险增加 3～5 倍相关。
- 斑块特征是急性缺血性脑卒中的独立危险因素，即使在控制狭窄程度的情况下。
- 包括 T1 出血敏感序列，如 MPRAGE 或 3D-TOF，能够测出大多数出血性斑块。

参考文献

[1] Brinjikji W, Huston J, III, Rabinstein AA, Kim GM, Lerman A, Lanzino G. Contemporary carotid imaging: from degree of stenosis to plaque vulnerability. J Neurosurg. 2016; 124(1): 27–42.

[2] Gupta A, Gialdini G, Lerario MP, et al. Magnetic resonance angiography detection of abnormal carotid artery plaque in patients with cryptogenic stroke. J Am Heart Assoc. 2015; 4(6): e002012.

[3] Gupta A, Baradaran H, Schweitzer AD, et al. Carotid plaque MRI and stroke risk: a systematic review and meta-analysis. Stroke. 2013; 44(11): 3071–3077.

2.3 自发性颈动脉夹层

2.3.1 临床案例

58 岁男性 10 天前发生机动车事故。现在出现轻微的右侧无力感。

2.3.2 影像表现描述与诊断

诊断

左半球分水岭梗死。急性颈动脉夹层继发 ICA 颈段远端狭窄。

2.3.3 背景资料

颈段颈动脉夹层是 45 岁及以下患者缺血性脑卒中的主要病因之一，占该年龄组所有病例的 20%。颈动脉颈段夹层的发病率每年大约 3/100 000。夹层可以是外伤性的，也可以是自发性的。外伤性夹层将在钝性脑血管损伤（BCVI）一章详细讨论，它是由勒颈、直接休克或机动车事故对动脉壁直接损伤引起。自发性颈内动脉夹层发生在没有任何外伤或轻微外伤的情况下，如颈部活动或颈部过度伸展等。它常与潜在的胶原蛋白病变有关，如纤维肌肉发育不良（FMD）或马方综合征。对未限制血流的夹层典型的治疗方法包括抗血小板药物或抗凝剂。

高达 50% 的颈动脉颈段夹层患者血管壁存在胶原组织的组织学异常。有人认为，胶原蛋白 Ⅲ 结构异常是这些病例动脉壁薄弱的原因。在某些情况下，有人认为颈动脉夹层可能与炎症诱因有关，尤其是同时发生多个夹层时。这种情况多发生于节段性动脉中膜溶解症。

病理生理性夹层的特点是近端内皮撕裂和远端血管壁间血肿。这些血肿可将动脉壁劈开一段距离。动脉壁间血肿可压迫动脉管腔，导致动脉管腔狭窄或闭塞，继而发生栓塞或血流动力学缺血性卒中。当夹层延伸到血管外膜时可发生扩张，导致疼痛和脑神经压迫综合征，包括 Horner 综合征和舌下神经麻痹。大多数颈动脉颈段夹层都会影响到 ICA 颈段远端——即可活动的 ICA 颈段进入破裂孔（因此被固定住）处。通常情况下，血肿会绕过颈动脉球部。颈动脉颈段夹层可通过两种主要机制导致脑缺血。（1）严重狭窄导致低灌注引发分水岭分布性梗死或孤立半球的完全半球性梗死；（2）夹层内游离膜瓣处局部血栓形成相关的栓塞/壁内血栓进入管腔造成的栓塞（图 2.9 和图 2.10）。

2.3.4 影像表现

MRI 和 CT 是评估夹层管腔和管壁部分的理想成像方式。颈动脉颈段夹层的腔内影像学表现是相

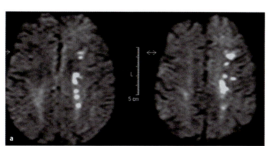
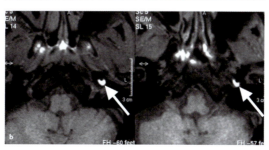
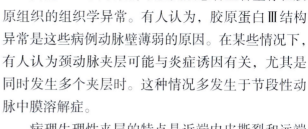
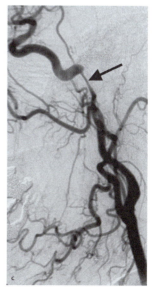

图 2.8 一名 58 岁男性患者因颈动脉夹层导致脑分水岭梗死。（a）轴向 DWI MRI 显示内分水岭区域急性点状梗死。（b）经颅底轴向 T1 脂肪饱和 MRI 显示左侧 ICA 颈段远端壁内 T1 高信号血肿（箭头）。（c）颈动脉颈段血管造影侧方显示左颈内动脉长段夹层（箭头）。本例患者的症状由分水岭区血流不畅而非栓塞所致。

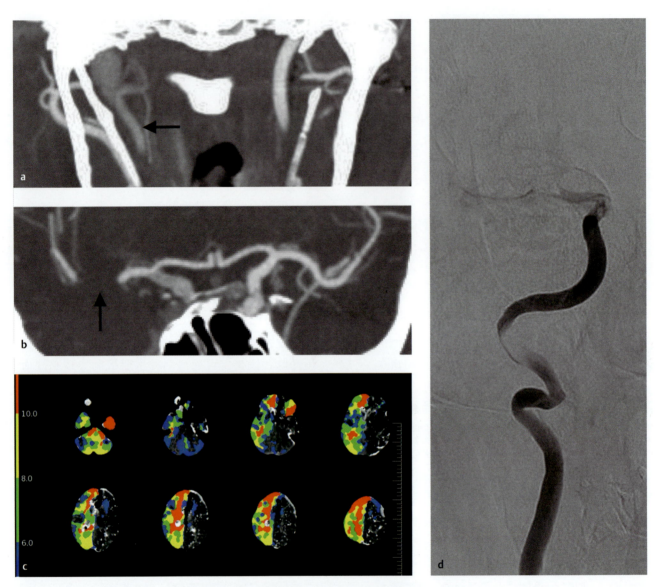

图2.9 急性右颈动脉夹层导致的脑栓塞。（a）冠面 CTA 显示右 ICA 颈段中段至远端继发于夹层流速缓慢（箭头）。（b）头部冠面 CTA 显示右侧 MCA 由于夹层相关栓塞导致的闭塞（箭头）。（c）CT 灌注成像显示整个右半球血流灌注减少，由夹层限制血流和右 MCA 栓塞所致。（d）常规血管造影显示右侧 ICA 夹层和颅内血管闭塞。

当标准的。MRA/CTA 应检查主动脉弓到颅底段。典型表现为长段进行性狭窄，病变绕过颈动脉球部。有时可见到夹层内游离膜瓣，但并不典型。在慢性期，可有明显的假性动脉瘤或纺锤形扩张，有时可见近端狭窄。

行 MRI/MRA 检查时，为更好观察血肿情况，应增加轴向脂肪饱和 T1 加权成像。壁间血肿典型表现为新月形、偏心 T1 高信号影。壁内血肿时间与脑实质内血肿近似。血肿在前 72 小时内在 T1 上呈等信号，而 72 小时后在 T1 上呈高信号。因此，在发病 72 小时后，T1-脂肪饱和 MRI 的敏感性增加（图2.11）。

CT/CTA 也可用于显示壁间血肿，但由于对比分辨率的缺乏，通常不像 MRI/MRA 那样明显。CT/CTA 会在最大狭窄部位表现出非特异性的非对称性偏心月牙形管壁增厚。软组织窗最适合鉴别这些表现。

了解颈动脉颈段夹层的自然进展很重要。一般来说，自发性颈动脉颈段夹层的预后良好，90% 的

图 2.10　53 岁男性患者 Horner 综合征伴左上肢无力。(a) 照片显示右侧瞳孔收缩。(b) 轴向 DWI 显示右侧运动区点状梗死。(c) 3DRA 重建显示 ICA 颈段远端狭窄和一处微小假性动脉瘤。

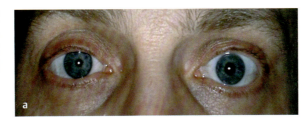

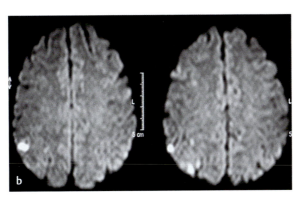

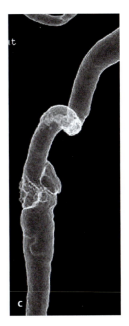

图 2.11　继发于颈动脉夹层的舌下神经麻痹。(a) 轴向 T1 脂肪饱和 MRI 显示舌右歪以及右侧口咽部饱满度增加。(b) 轴向 T1 脂肪饱和 MRI 显示继发于夹层的新月形壁内出血（箭头）。

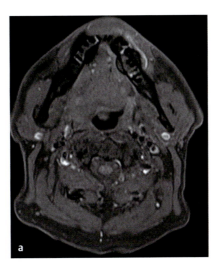

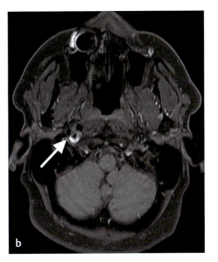

图 2.12　4 年后夹层重塑。(a) 冠面增强后 MRA 显示 ICA 颈段远端血流中断（箭头）。(b) 4 年后随访增强 MRA 显示左侧颈内动脉自发性重塑。

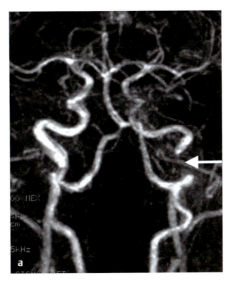

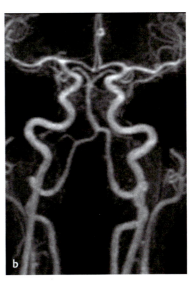

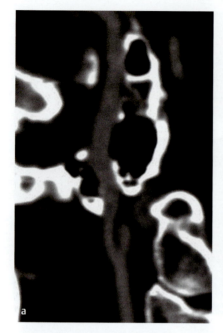
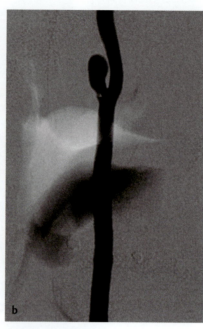

图 2.13 （a）CTA 显示右侧 ICA 颈段慢性夹层假性动脉瘤。（b）数字减影血管造影（DSA）显示右侧 ICA 颈段慢性夹层假性动脉瘤。

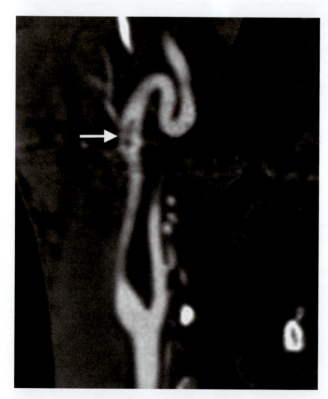

图 2.14 表现为游离膜瓣的颈动脉夹层患者（箭头）。

患者无神经系统后遗症。80% 的病例夹层和壁间血肿会消退（图 2.12）。消退时可能存在轻度残余狭窄或局灶性扩张 / 假性动脉瘤。消退通常在几个月内发生。然而，夹层性动脉瘤很少消退。而且动脉腔

1 年后就基本看不出任何改变（图 2.13）。10% 的病例可出现复发——通常在最初夹层发生后 2 个月内复发。这在有血管迂曲和结缔组织疾病的患者中尤其常见（图 2.14）。

2.3.5 临床医生须知

- 夹层的近端和远端范围以及最大狭窄程度。
- 自由漂浮的血栓的存在。
- 存在其他血管的夹层（对侧血管）或闭塞表明有潜在的胶原蛋白病变（如 FMD）。
- 壁间血肿随时间消退。
- 存在夹层性假性动脉瘤。

2.3.6 重点内容

- 颈动脉颈段夹层包括壁间血肿形成，可导致假性动脉瘤或 ICA 狭窄或闭塞。
- 大多数夹层发生于颈动脉岩段以下，并绕开颈动脉球部。
- 颈动脉夹层可表现为不同症状，包括颈部疼痛、头痛、卒中和脑神经病变。
- 动脉管腔正常化的平均时间为 3 个月。
- 发病后 72 小时，T1 脂肪饱和成像对检查壁间血肿最敏感。

参考文献

[1] Schievink WI. Spontaneous dissection of the carotid and vertebral arteries. N Engl J Med. 2001; 344(12): 898–906.

[2] Ben Hassen W, Machet A, Edjlali-Goujon M, et al. Imaging of cervical artery dissection. Diagn Interv Imaging. 2014; 95(12): 1151–1161.

[3] Debette S, Leys D. Cervical-artery dissections: predisposing factors, diagnosis, and outcome. Lancet Neurol. 2009; 8(7): 668–678.

2.4 结缔组织病

2.4.1 临床案例

25 岁女性患者，颈部搏动性肿块，并在过去 5 个月内缓慢增长。

2.4.2 影像表现描述与诊断

诊断

继发于慢性夹层的颈动脉假性动脉瘤。

2.4.3 背景资料

结缔组织病的患者罹患脑血管病的风险较高，包括夹层、动脉瘤和急性缺血性脑卒中等。结缔组织病与动脉疾病之间的关联是由胶原蛋白和蛋白聚糖突变造成的。而胶原蛋白和蛋白聚糖是构成细胞外血管壁基质的成分，因此这些结构的改变会减弱

血管壁强度。最常见的结缔组织疾病包括纤维肌性发育不良（FMD）、Marfan 综合征、Ehlers-Danlos 综合征（特别是Ⅳ型）、神经纤维瘤病 1 型和 Loeys-Diez 综合征。此外，目前尚未分类的胶原蛋白病也可能存在。总的来说，这些结缔组织疾病的颈部表现相似。但它们各自有不同的全身表现。其中一个关键点是，结缔组织病患者容易在其他血管床中发生动脉瘤、血管狭窄和夹层。因此，必须强调主动脉瘤筛查（在 Marfan 综合征、Ehlers-Danlos 综合征和 Loeys-Dietz 综合征病例中）和肾动脉筛查（在 FMD 病例中）的重要性。

2.4.4 影像表现

颈动脉颈段夹层及其影像学表现前文已经介绍。颈动脉颈段夹层可孤立于颈部血管，向颅内血管延伸，也可为 Stanford A 型胸主动脉夹层延伸的结果。与自发的、孤立于颈内动脉颈段夹层相比，延伸自

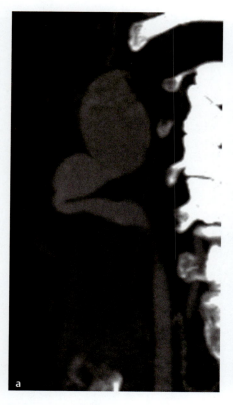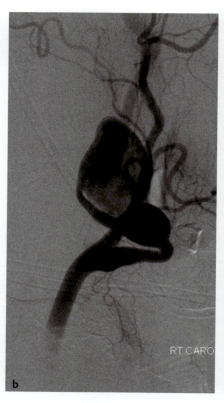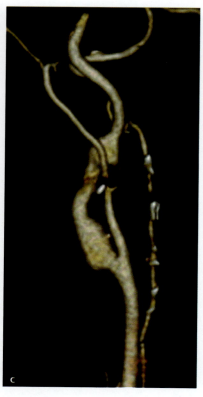

图 2.15　25 岁 Marfan 综合征女性患者并发慢性颈动脉颈段夹层导致的假性动脉瘤。（a）矢状位 CTA 显示左颈动脉颈部迂曲和打折，有两个大的动脉瘤扩张。（b）左颈总动脉（CCA）颈段造影显示左 ICA 近端迂曲，有两个明显的假性动脉瘤。最大的假性动脉瘤远端有血流缓慢证据，造影剂充盈差。（c）术后 CTA 显示病变消除。该患者接受大隐静脉重建手术。

胸主动脉夹层的颈动脉夹层更容易出现游离膜瓣和清晰可辨的真假腔（图2.16）。

颈部假性动脉瘤由动脉壁破坏所致。动脉壁破坏使血液流向周围组织形成囊腔并与动脉管腔相通（图2.15）。它们由夹层、颈部外伤或医源性血管损伤造成。这些病变（跨壁）破裂进入颈部软组织风险较低。它们可与缺血性脑卒中（血流动力学的、与穿支闭塞有关或栓塞性的）和占位效应导致的脑神经症状（如Horners综合征和舌下神经麻痹）有关。

"串珠状"改变是FMD的病理特征。通常情况下这种情况是多灶性的，累及双侧颈内动脉和双侧椎动脉。它通常累及动脉的中段到远段。中膜FMD会出现"串珠状"的外观，其串珠直径大于动脉直径。周围纤维组织增生形成导致的串珠形成，其串珠直径小于动脉的直径。同时，内膜FMD会导致长而平滑的狭窄。

FMD的一个有趣的变种是所谓的"颈动脉蹼"（图2.17）。颈动脉蹼越来越被认为是急性缺血性脑卒中的诱因，尤其是年轻成年患者。这些病变被定

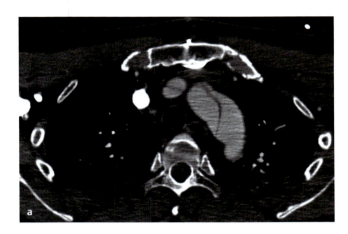

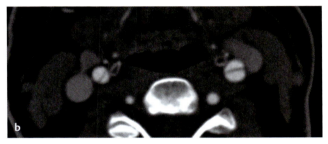

图2.16　一例Ehlers-Danlos综合征患者主动脉stanford A型夹层合并双侧CCA夹层。（a）胸主动脉CTA显示夹层累及升主动脉和主动脉弓。（b）夹层延伸至双侧CCA。注意双侧巨大夹层内游离内膜瓣。

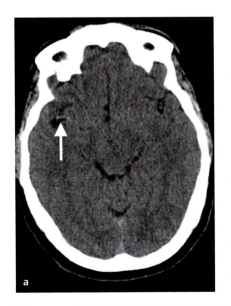
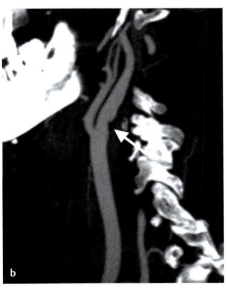
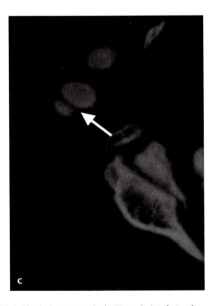

图2.17　继发于颈动脉蹼的右侧MCA闭塞。（a）CT平扫显示的右侧MCA高密度影（箭头）。CTA（未展示）证实闭塞。（b）CTA矢状重建显示沿右颈动脉球ICA后壁的架子状突起（箭头）。（c）轴向血管造影显示右颈动脉球后方有一个蹼状物。夹层通常不累及颈动脉球体，因此当看到颈动脉球上"夹层内膜瓣"时，病变很可能是颈动脉蹼（箭头）。

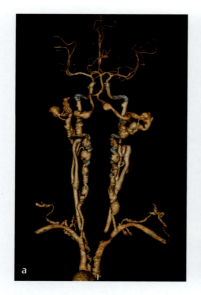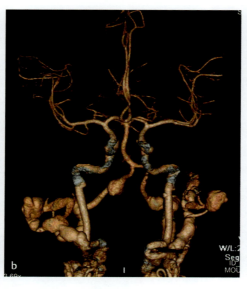

图 2.18 Loeys-Dietz 综合征的椎动脉病理特征。双侧椎动脉迂曲伴多灶性颈段椎动脉夹层性动脉瘤（a）和 Loeys-Dietz 综合征双侧硬膜内椎动脉夹层性动脉瘤（b）。

义为颈内动脉分叉上方颈内动脉起始部的内膜架子样突起。颈动脉蹼也被描述为非典型的 FMD、隔膜 FMD、假性瓣膜皱襞和颈内动脉隔膜。这些病变的典型 CTA 表现是颈动脉分叉上方沿颈动脉球后壁的有一薄薄的腔内充盈缺损。在轴向 CTA 图像上常可见一个隔膜。MR VWI 检查这些病变，可见局限性血管壁增厚，呈薄纤维状带状，无增强、斑块出血或其他动脉粥样硬化特样征。

Loeys-Dietz 综合征在颈动脉血管成像上有非常典型的表现。在 Loeys-Dietz 综合征中，明显颈椎动脉迂曲和扩张的发生率很高。但这在其他结缔组织病如 Marfan 综合征或 Ehlers Danlos 综合征中不会出现。Loeys-Dietz 综合征特有的另一个有趣的表现是颈动脉分叉异常扩张（图 2.18）。

2.4.5 临床医生须知

- 结缔组织病常伴发其他部位血管床动脉异常。

应讨论筛查其他血管病变的作用。

- 应讨论自发性颈动脉颈段夹层与主动脉夹层延伸而来的颈动脉颈段夹层的区别。
- 在某些情况下，血管检查结果是对特定疾病是特征性的；这一点应加以讨论。

2.4.6 重点内容

- "串珠样"外观是 FMD 的特征表现。
- 显著的颈段椎动脉迂曲和扩张在 Loeys-Dietz 综合征很常见，也是其特征性影像表现。
- Stanford A 型夹层在 Marfan 综合征、Ehlers-Danlos 综合征和 Loeys-Dietz 综合征很常见，可延伸至颈动脉颈段。
- 颈动脉蹼是指在颈内动脉分叉上方颈内动脉起始部的管腔内架子状突起。越来越被认识到是年轻患者在没有狭窄的情况下，复发性缺血性脑卒中的原因。

参考文献

[1] Kim ST, Brinjikji W, Lanzino G, Kallmes DF. Neurovascular manifestations of connective-tissue diseases: A review. Interv Neuroradiol. 2016; 22(6): 624–637.

[2] Touzé E, Oppenheim C, Trystram D, et al. Fibromuscular dysplasia of cervical and intracranial arteries. Int J Stroke.

2010; 5(4): 296–305.

[3] Kono AK, Higashi M, Morisaki H, et al. High prevalence of vertebral artery tortuosity of Loeys-Dietz syndrome in comparison with Marfan syndrome. Jpn J Radiol. 2010; 28(4): 273–277.

2.5 钝性脑血管损伤

2.5.1 临床案例

37 岁女性患者，机动车事故后状态，颈椎损伤。

2.5.2 影像表现描述与诊断

诊断

椎间孔横断骨折继发椎动脉夹层，符合 BCVI。

2.5.3 背景资料

钝性脑血管损伤（BCVI）是指颈段椎动脉和颈动脉钝性外伤的术语。这些损伤是由高能机制对胸部、颈部和头部造成的。这些损伤是钝器外伤后罕见的但非常重要的致死致残原因。在 C_1-C_3 骨折患者中，颈椎骨折与 BCVI 的关联性最高，发生率明显高于 C_4-C_7 骨折。

BCVI 可导致内膜损伤或外膜-中膜损伤。内膜损伤导致血管内血液暴露于血管内皮下细胞外基质，带来下游栓塞和卒中高风险。外膜中膜损伤，未累及内膜，导致壁间血肿。壁间血肿可导致腔内狭窄或闭塞。当血管壁的各层都被破坏，但被周围软组织和血栓形成所阻挡从而避免出血，就导致创伤性假性动脉瘤的发生。动脉横断是最严重的 BCVI，常导致快速出血或死亡。

目前，在评估钝性外伤后的患者是否需要常规筛查 CTA 的问题上存在一些争议。表 2.3 概要介绍了在 BCVI 中可能需要筛查的临床情况。

2.5.4 影像表现

BCVI 的严重程度评估方法有很多种。最被广泛接受的 BCVI 分级标准是 Biffl 量表，摘要见表 2.4。本节主要讨论 CTA，因为它是评估 BCVI 最广泛使用的影像学方法。BCVI 的典型影像学表现如下：

- 微小内膜损伤是最低级别的 BCVI。在 CT 血管造影上，表现为微小非狭窄腔内不规则伴不明显的血管壁增厚和起伏。
- 壁间血肿表现为长段的血管壁增厚，呈环形

表 2.3　BCVI 的筛查建议

体征、症状
颈部、鼻腔或口腔动脉出血
扩展性颈部血肿
局灶性神经功能缺损或缺血性脑卒中
危险因素
Le Fort Ⅱ 或 Ⅲ 型骨折、颅底骨折或颈动脉管受累的高能机制
DAI
GCS 评分低
颈椎骨折或锥体错位、横突孔错位、韧带损伤
C_1-C_3 任一颈椎骨折
近悬空
晒衣绳损伤
下颌骨骨折
颅底复杂骨折
头皮或脸部的撕脱伤
胸部血管损伤

缩写：BCVI，钝性脑血管损伤；GCS，格拉斯哥昏迷量表。

表 2.4　BCVI 分级量表

分级	描述
Ⅰ	血管壁不规则，夹层或壁间血肿伴腔内狭窄 < 25%
Ⅱ	任意内膜瓣隆起，血管腔内血栓或夹层 / 壁内血肿伴 > 25% 狭窄
Ⅲ	动脉假性动脉瘤
Ⅳ	动脉闭塞
Ⅴ	动脉横断和 / 或 AVF

缩写：BCVI，钝性脑血管损伤。

或偏心分布，可伴有轻度、中度或重度狭窄。
- 夹层伴内膜瓣隆起呈现为典型的双腔征。真腔比假腔有更多的造影剂充盈。
- 腔内血栓可作为内膜损伤或夹层的并发症，表现为损伤部位的腔内充盈缺损（图 2.19）。

- 假性动脉瘤是由于血管部分或完全破裂，动脉壁局限性球性扩张所致。这些病例应进行评估，以确定壁间血肿、夹层和假性动脉瘤

- 边缘的范围（图2.20和图2.21）。
- 动脉闭塞构成了Ⅳ级损伤，在ICA中通常在完全闭塞前会有一定程度的锥形渐变，当影

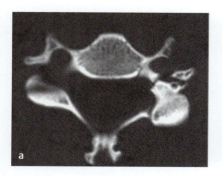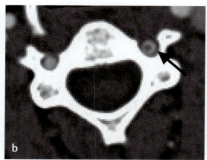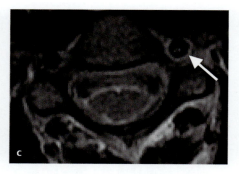

图2.19 创伤所致椎动脉夹层。（a）CT平扫显示左横突孔粉碎性骨折。（b）CTA检查显示左椎动脉内有局灶性充盈缺损。该缺损继发于夹层相关血栓（箭头）。（c）MRI检查是否存在脊髓损伤，显示左椎动脉正常的流空消失（箭头）。

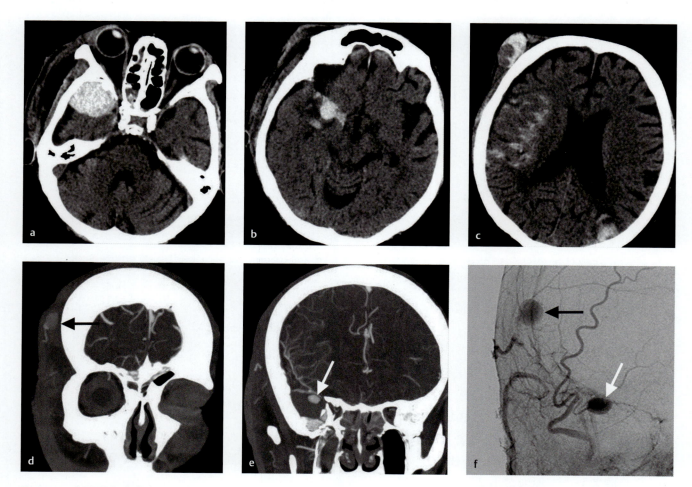

图2.20 中脑膜中动脉（MMA）和颞浅动脉（STA）假性动脉瘤。（a-c）CT平扫显示右颞窝硬膜外血肿，右额部软组织血肿，脑实质内及蛛网膜下隙出血（SAH）。（d）CTA显示右侧STA缓慢充盈的假性动脉瘤（黑色箭头）。（e）右侧MMA也有假性动脉瘤（白色箭头）。（f）右颈外动脉（ECA）脑血管造影更好地显示了右STA和MMA假性动脉瘤（箭头）。

图 2.21 创伤后 4 周的患者额极动脉假性动脉瘤。(a) CT 平扫显示右额叶区的局灶性高密度影(箭头)。(b) CTA检查显示右额极动脉局灶性假性动脉瘤(箭头)。

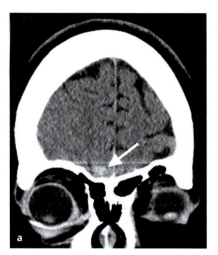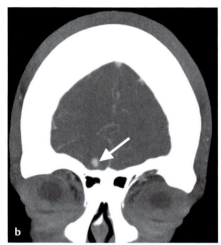

响到椎动脉时则会突然截断。

- 动脉横断是 V 级损伤。在这些情况下,延迟成像将显示出与主动溢出相一致的造影剂扩散以及横断血管远端可能的闭塞。
- 动脉瘘也属于 V 级损伤,很容易被鉴别为破裂动脉与引流静脉、静脉窦或静脉丛之间的连接。静脉的动脉化表现为静脉中造影剂密度与动脉相似。也可存在引流静脉的扩张。

2.5.5 临床医生须知

- BCVI 分级和可被血管损伤影响的血管区域。

- 存在其他相关损伤,如椎体骨折、韧带损伤、上纵隔损伤、软组织血肿以及气道损伤的危险因素
- 如果存在表 2.3 所示的严重的骨折或病变,可能需要进行 BCVI 的 CTA 筛查。

2.5.6 重点内容

- 上段颈椎骨折与 BCVI 密切相关。如果存在上段颈椎骨折,应考虑筛查 CTA。
- CTA 是评估 BCVI 的一线影像学检查手段。
- Biffl 量表对 BCVI 分级是有用工具,可用于指导 BCVI 治疗。

参考文献

[1] Rutman AM, Vranic JE, Mossa-Basha M. Imaging and Management of Blunt Cerebrovascular Injury. Radiographics. 2018; 38(2): 542–563.

[2] Mutze S, Rademacher G, Matthes G, Hosten N, Stengel D. Blunt cerebrovascular injury in patients with blunt multiple trauma: diagnostic accuracy of duplex Doppler US and early CT angiography. Radiology. 2005; 237(3): 884–892.

[3] Biffl WL, Cothren CC, Moore EE, et al. Western Trauma Association critical decisions in trauma: screening for and treatment of blunt cerebrovascular injuries. J Trauma. 2009; 67(6): 1150–1153.

[4] Krings T, Geibprasert S, Lasjaunias PL. Cerebrovascular trauma. Eur Radiol. 2008; 18(8): 1531–1545.

2.6 炎性颈动脉疾病

2.6.1 临床案例

37 岁女性患者，不适时出现昏厥、发热、夜间盗汗、体重下降、乏力等症状（图 2.22）。

2.6.2 影像表现描述与诊断

诊断

主动脉壁炎症情况下的双侧颈总动脉闭塞。所见最符合 Takayasus 动脉炎。

2.6.3 背景资料

虽然有很多感染性动脉炎可以影响到颈部血管，但最常见的两种分别是 Takayasu 动脉炎（TA）和巨细胞动脉炎（GCA）。TA 是一种病因不明的慢性大血管炎，一般好发于年轻女性。主动脉及其主要分支的肉芽肿性炎症，逐渐导致血管狭窄以及终末器官缺血相关的症状。TA 患者的临床表现根据病情发展的程度和部位不同有很大的差异。脑缺血可引起神经系统症状，如头痛、癫痫发作、卒中、晕厥和视力障碍等。据估计这些神经系统症状影响了42%～80% 的 TA 患者，通常继发于该病大血管受累后。Takayasu 动脉炎的诊断标准见表 2.5。

GCA 是一种中大血管动脉炎，一般影响老年女性患者。该病一般在颞动脉活检时得以确诊。GCA

引起的脑血管缺血事件的发生率为 3%～4%。缺血通常是颈段椎动脉或颈内动脉的高位狭窄或闭塞所

表 2.5　Takayasu 动脉炎诊断标准

强制性标准
年龄小于等于 40 岁
主要标准
左锁骨下动脉中下段病变
右锁骨下动脉中下段病变
次要标准
高红细胞沉降率（ESR）
颈总动脉压痛
高血压
主动脉瓣关闭不全或主动脉扩张
肺动脉病变
左颈总动脉中段病变
头臂干远端病变
胸主动脉病变
腹主动脉病变

除强制性标准外，符合 2 条主要标准、4 条次要标准或 1 条主要标准加 2 条次要标准即提示 Takayasu 动脉炎的可能性很高，敏感度为 84%。

缩写：ESR，红细胞沉降率。

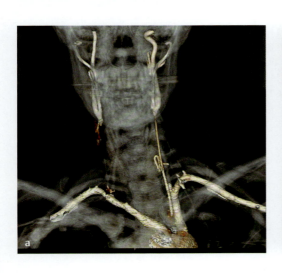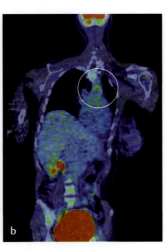

图 2.22　37 岁女性 Takayasu 动脉炎患者。（a）CTA 成像 3D 重建显示双侧颈总动脉闭塞。（b）PET CT 冠面重建显示主动脉弓壁的环形 FDG 摄取量增加区域，（圆圈）是 Takayasu 动脉炎的经典影像学发现。

致，一般不累及颅内脑血管。颅内受累也可见到，但一般影响 ICA 远端和椎动脉的 V4 节段。

2.6.4　影像表现

颅外血管异常是导致 TA 缺血性神经症状的最常见因素。在绝大多数病例中可见到锁骨下动脉、头臂动脉或颈总动脉的平滑性变窄（图 2.23）。这通常与累及主动脉弓的病变相邻。颈内动脉颈段受累不常见，但常发生 CCA 受累。据报道，CCA 狭窄的发生率为 21%～65%，而颈内动脉受累率为 16%～18%，椎动脉受累率为 12%～33%。与继发于动脉粥样硬化的狭窄性疾病相反，TA 中导致血管狭窄的是同心性血管壁增厚而不是偏心性血管壁增厚。在 MRA 上，识别这种壁增厚的最好方法是使用黑血 MRI 管壁成像序列。对于有上述受累方式的患者，放射科医生应建议对整个主动脉进行影像学检查，以寻找腹主动脉远端狭窄。

指出 TA 也可以有颅内受累也很重要（图 2.24）。TA 颅内狭窄可能是继发于炎症性血管炎或既往栓塞的结果。最近发表的一项系列研究发现一个 TA 患者亚组，其多灶性血管狭窄具有血管炎样模式。有意思的是，颅内血管炎患者在炎症病理上表现出与 TA 患者主动脉和颈部大动脉的炎症相似的模式。

GCA 的典型 MR 和 CT 检查结果包括动脉壁增厚，并伴有壁增强。颈内动脉鲜有累及。多个病例报告显示颈内动脉海绵窦段狭窄和椎动脉硬膜内段远端高度狭窄，VWI MRI 上有同心性壁增强和管壁增厚（图 2.25）。颈内动脉颈段受累也可见，其影像学表现与 TA 相似，在 VWI 上有同心性壁增厚和增强。

评估 GA 的最有用的成像方式是高分辨率 CTA（以确定 CTA 中血管狭窄的区域）。在评估这类病变时，为进行更准确的影像评估，有必要进行多平面重建成像以在一个平面内获得 STA 的成像（图 2.26）。可采用增强或非增强 T1-SPACE 或 PD-SPACE 技术进行颞浅动脉的 MRI 血管壁成像。评估标准应包括管壁增厚和管壁造影增强，并密切关注 STA 额叶分支和顶叶分支以及双侧枕动脉。在 T2 TSE 加权扫描上，可以看到受累动脉周围的脂肪束状物（图 2.25）。这样的成像可以用于指导靶向活检。

2.6.5　临床医生须知

- 血管狭窄的分布和范围以及血管狭窄最大程度。
- 在没有明确诊断的情况下，如果怀疑 TA，放射科医生应建议增加胸主动脉和腹主动脉的血管成像。
- STA 血管壁狭窄和（或）增强的确切位置应转达给主治医生，以便对疑似 GCA 患者进行针对性的活检。

2.6.6　重点内容

- TA 仅见于 40 岁以下患者。
- GCA 的发病年龄一般为 50 岁或以上。
- 颈总动脉和颈内动脉的同心圆管壁增厚应该考虑炎症病因，如 TA 或 GCA。
- 与粥样硬化不同，TA 患者不会有跳跃性病变。

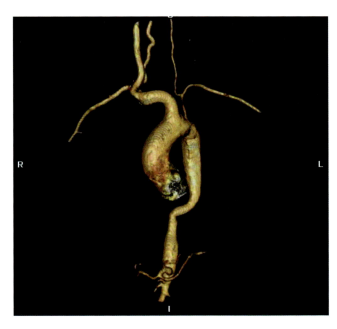

图 2.23　主动脉的 Takayasu 动脉炎。CTA 成像 3D 重建显示双侧椎动脉平滑性狭窄，左 CCA 闭塞。降主动脉和腹主动脉也存在平滑性狭窄。

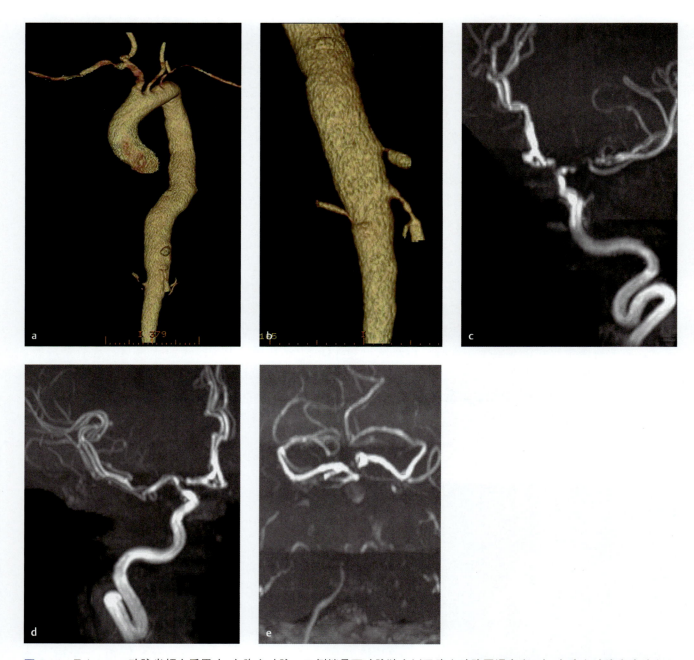

图 2.24　Takayasu 动脉炎颅内受累（a）胸主动脉、双侧锁骨下动脉狭窄以及腹主动脉平滑变窄。（b）腹主动脉在腹腔主干和肠系膜上动脉起源处有狭窄。（c-e）。3D-TOF MRA 所获 MIP 图像显示双侧 ICA 末端狭窄以及基底动脉闭塞。该患者经活检证实为 Takayasu 动脉炎。

参考文献

[1] Klink T, Geiger J, Both M, et al. Giant cell arteritis: diagnostic accuracy of MR imaging of superficial cranial arteries in initial diagnosis-results from a multicenter trial. Radiology. 2014; 273(3): 844–852.

[2] Bond KM, Nasr D, Lehman V, Lanzino G, Cloft HJ, Brinjikji W. Intracranial and Extracranial Neurovascular Manifestations of Takayasu Arteritis. AJNR Am J Neuroradiol. 2017; 38(4): 766–772.

图 2.25 巨细胞动脉炎 VWI 检查。(a) 高分辨率 T2 图像显示脂肪束状物环绕左侧 STA（圆圈）。(b) 高分辨 MRI 增强 VWI 显示左 STA 血管壁环形增强（圆圈）。(c) MRA 所获 MIP 图像显示双侧 ICA 海绵窦段狭窄（箭头）。(d) VWI 显示双侧 ICA 海绵窦段周壁明显增强表现（箭头）。

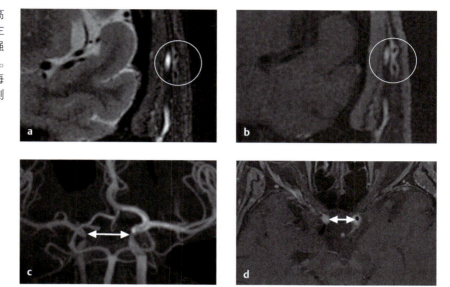

图 2.26 巨细胞动脉炎的 CTA 检查。在检查巨细胞动脉炎的 CTA 图像时，对 STA 进行多平面重建很重要。本案例多平面重建显示 STA 变窄（内嵌图像）。对该部位进行活检得出颞部动脉炎的诊断。

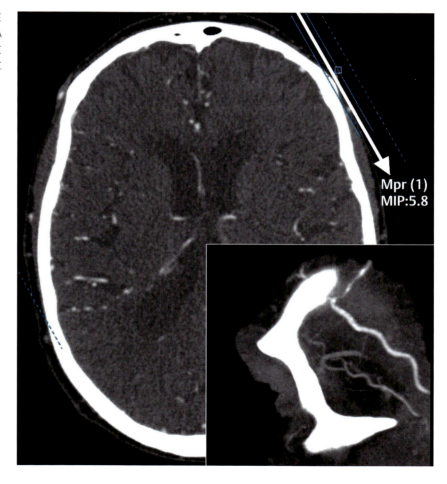

2.7 后循环缺血的颈部血管因素

2.7.1 临床案例

56 岁男性患者，复发性累及后循环的脑卒中（图 2.27）。

2.7.2 影像表现描述与诊断

诊断

左椎动脉起始部局部粥样硬化性狭窄导致左小脑后下部灌注异常。

2.7.3 背景资料

椎动脉粥样硬化是造成后循环的缺血性卒中的主要原因。椎动脉起始部是除颈动脉分叉部之外，动脉粥样硬化狭窄的第二常见部位。椎动脉狭窄患者发生后循环脑卒中的风险约为 0.5% 每年，既往有缺血性脑卒中的患者风险更高。

评估颈椎动脉狭窄-闭塞性疾病时，主要考虑的鉴别诊断之一是椎动脉夹层。自发性椎动脉夹层可累及椎动脉的任何节段，但更倾向于影响其 V3 节段。在该节段椎动脉从活动段过渡到不活动的寰椎绕行部。流行病学因素可用于鉴别椎动脉夹层与动脉粥样硬化性疾病，因为夹层患者更年轻。

椎动脉闭塞性疾病引起后循环缺血的另一个原因是 Bowhunter 综合征。Bowhunter 综合征也被称为椎动脉旋转性闭塞导致后循环闭塞。一般情况下，Bowhunter 综合征是由于钩椎关节的肥大骨赘压迫了优势椎动脉。这类患者必定有对侧椎动脉发育不良，且在刻板动作时有可重复出现的症状。

锁骨下动脉盗血综合征是椎基底动脉供血不足的一种罕见病因。锁骨下动脉盗血综合征是指锁骨下动脉近端狭窄-闭塞性疾病，伴有同侧椎动脉逆行性血流及脑部缺血。典型的临床表现为同侧上肢脉搏微弱或消失、血压下降、同侧上臂活动障碍。后循环缺血症状包括头晕、晕厥、共济失调、视力改变、构音障碍、运动/感觉障碍等，并因上臂运动而加重。锁骨下动脉盗血综合征最常见的病因是动脉粥样硬化，其次是血管炎和夹层。

2.7.4 影像表现

CT 和 MR 血管成像是评估椎动脉起始部粥样硬化/狭窄的 2 种最常用的无创影像学技术。然而，这些研究存在着很大的局限性。由于锁骨和锁骨下静脉的条纹伪影，在 CTA 上往往很难清楚地分辨出椎动脉起始部。一般情况下，CTA 会高估椎动脉狭窄的程度，并且由于椎动脉起始部存在迂曲，测量结果也会被混淆。CE-MRA 可能是评估椎动脉狭窄

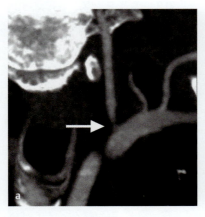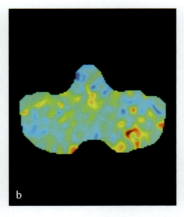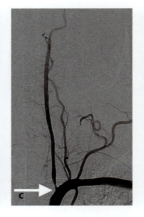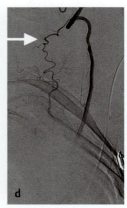

图 2.27 56 岁男性患者左椎动脉起始部粥样硬化性狭窄。（a）冠面 CTA 显示左椎动脉局灶性粥样硬化性狭窄（箭头）。（b）CT 灌注平均通过时间（MTT）图显示左小脑半球下部的平均通过时间增加。（c）左锁骨下动脉血管造影显示粥样硬化性狭窄（箭头）。（d）侧向投影显示，血液流经起始部狭窄处的流速太慢，以至于从颈部深动脉分出的肌肉侧支顺行流过左椎动脉。

的首选影像学方法，因为它造影分辨率很高且没有条纹状伪影。但它受限于与椎动脉迂曲有关的伪影。目前尚无椎动脉斑块定性的可靠技术，但一般认为非钙化的低密度斑块比钙化斑块更危险。

对于椎动脉夹层，其常用成像方式的选择与颈动脉夹层的成像方式相同：颈部轴向 T1 加权脂肪饱和 MRI。这种影像学检查方法可以清晰显示壁间血肿的边界（图 2.28）。CTA 也有助于识别包括双腔、管壁增厚或局灶性变窄等影像学特征。在 CTA 上，夹层部位的椎动脉通常会呈现不规则的锯齿状外观。

通过在静止姿势下将头转向引发症状的位置进行无创性 CTA 影像学检查，可以很容易确诊 Bowhunter 综合征。当执行挑衅性动作时，常可在骨赘或突出的椎钩关节处发现椎动脉局灶性狭窄。关键需要指出的是，Bowhunter 综合征患者需要有对侧椎动脉发育不良才会出现症状。如果 CTA 不能显示可导致症状的病变，可以考虑 DSA 检查（图 2.29）。

锁骨下盗血综合征在无创成像上的表现很有特点。当椎动脉起始部出现严重狭窄时，椎动脉血流逆转从而从后循环中窃取血液。在超声检查中，这可以通过椎动脉起始部逆向血流来确定。可通过对主动脉弓和颈部联合进行 2D-TOF 和钆造影剂团注

增强 MRA 检查来确诊。在进行颈部血管成像时，采用 2D-TOF 序列检测上行血流（即动脉血流）。因此，具有逆行血流的椎动脉不明亮。然而，在钆造影剂团注增强 MRA 上，只要椎动脉还是开放的就会有明亮信号。因此，椎动脉近侧锁骨下动脉狭窄的情况下，椎动脉在钆造影剂团注增强 MRA 上可见而在 2D-TOF 上不显影，则提示可诊断为锁骨下盗血综合征（图 2.30）。

2.7.5　临床医生须知

- 血管狭窄的部位和范围以及狭窄最大程度。
- 对粥样硬化病变，需要对邻近的锁骨下动脉仔细检查以鉴别任何粥样硬化斑块，它可能使血管内介入治疗更复杂。
- 临床医生应该清楚 CTA 和 MRA 评估椎动脉起始部狭窄的局限性。
- 血管造影术通常是评估有症状的严重椎-基底动脉缺血或供血不足的首选诊断性检查。

2.7.6　重点内容

- 累及椎动脉起始部的病变在病因学上通常是粥样硬化。
- 椎动脉夹层一般累及该动脉的 V3 节段。

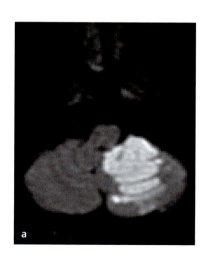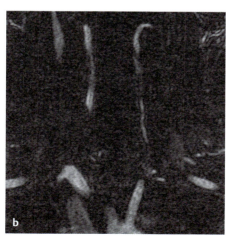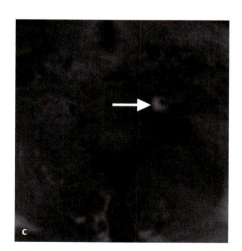

图 2.28　高尔夫球挥杆后导致的椎体夹层。（a）DWI MRI 显示左后小脑下动脉（PICA）区域有梗死。（b）冠状钆造影剂团注增强 MRA 显示左椎动脉颈段的串珠征。在这一点上的鉴别考虑包括夹层与动脉粥样硬化。（c）颈部轴向 T1 脂肪饱和非增强 MRI 显示新月形的壁间血肿与夹层（箭头）。

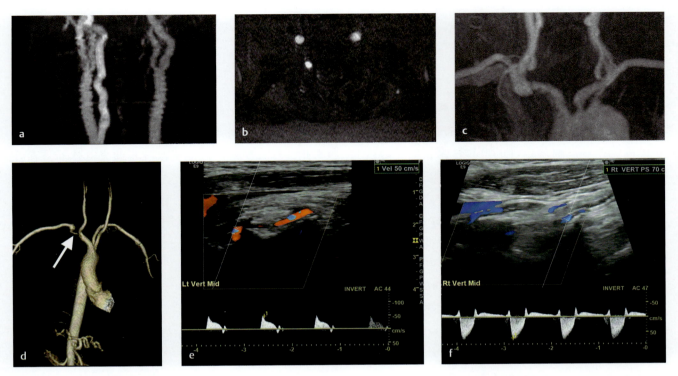

图 2.29　两例锁骨下盗血综合征患者。（a）2D-TOF MRA 显示右椎动脉正常，而左椎动脉中没有与血流相关的信号。（b）轴向 2D-TOF MRA 再次显示正常的右侧椎动脉血流相关信号，但左侧没有。（c）与 2D-TOF MRA 同时进行的钆造影剂团注增强 MRA 显示左锁骨下动脉起始部狭窄和左椎动脉起始部狭窄。2D-TOF 上血流相关信号的消失是由于血流逆转所致。（d）第二例患者锁骨下动脉盗血综合征累及右臂。CTA 显示右锁骨下动脉起始部严重狭窄（箭头）。（e）左椎动脉超声检查显示左椎动脉前段血流正常，而（f）右椎动脉的超声检查显示逆向血流。

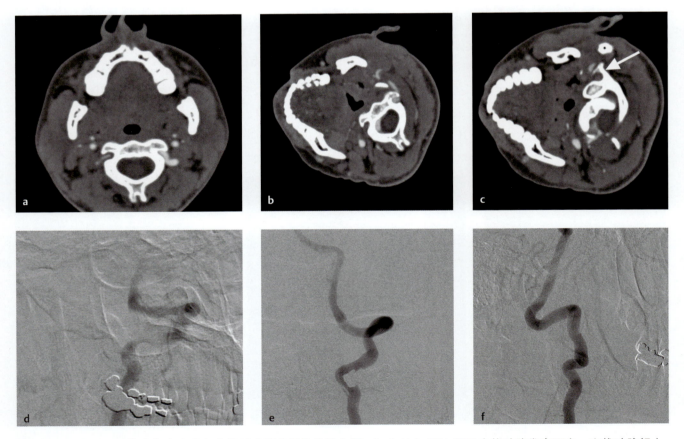

图 2.30　Bowhunter 综合征患者头向右转时出现头晕和共济失调。（a）轴向 CTA 显示右椎动脉发育不良，左椎动脉粗大。（b）头向右转头时，左椎动脉被小骨赘压迫。（c）压迫处上方的一张切片显示，左椎动脉横纹孔内段的无造影剂显影（箭头）。（d）患者被带到导管室。头部向右转状态下，椎动脉内血流缓慢，C2 处的局灶性成袢。头部在中立位置（e）和向左转（f）显示出广泛开放的动脉。

- 结合临床标准以及使用进行挑衅性动作的 CTA 无创成像可轻松诊断 Bowhunter 综合征。

- 椎动脉在 2D-TOF 上不显影而在钆造影剂团注增强 MRA 上显影可以诊断为锁骨下盗血综合征。

参考文献

[1] Khan S, Rich P, Clifton A, Markus HS. Noninvasive detection of vertebral artery stenosis: a comparison of contrast-enhanced MR angiography, CT angiography, and ultrasound. Stroke. 2009; 40(11): 3499–3503.

[2] Tahmasebpour HR, Buckley AR, Cooperberg PL, Fix CH. Sonographic examination of the carotid arteries. Radiographics.

2005; 25(6): 1561–1575.

[3] Taylor WB, III, Vandergriff CL, Opatowsky MJ, Layton KF. Bowhunter's syndrome diagnosed with provocative digital subtraction cerebral angiography. Proc Bayl Univ Med Cent. 2012; 25(1): 26–27.

颅内狭窄 –
闭塞疾病

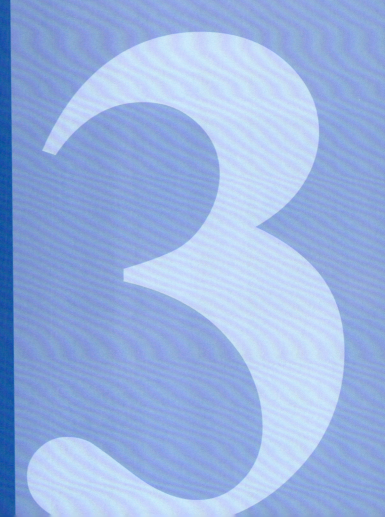

3.1 烟雾病

3.1.1 临床案例

23 岁女性患者轻度右臂无力伴头痛（图 3.1）。

3.1.2 影像表现描述与诊断

诊断

左脑半球分水岭梗死。左侧大脑半球的软脑膜动脉内高 FLAIR 信号伴脑沟高信号。左侧无 MCA 流空。血管造影确诊烟雾病。

3.1.3 背景资料

烟雾病是一种特发性狭窄-闭塞性疾病，主要累及颈内动脉末端以及大脑前动脉和中动脉近端。本病的组织病理学特征为内膜增生和中膜变薄。内膜增生是由平滑肌细胞增生引起的。中膜变薄继发于平滑肌细胞的退化和凋亡以及基质金属蛋白酶活性增强引起的结缔组织基质的降解。血管闭塞是血管内膜增生和管腔血栓形成的结果。烟雾样血管网侧支是一种扩张的穿支动脉，相当于原有的豆纹动脉穿支和新发育的血管的组合。由于流量增加，这

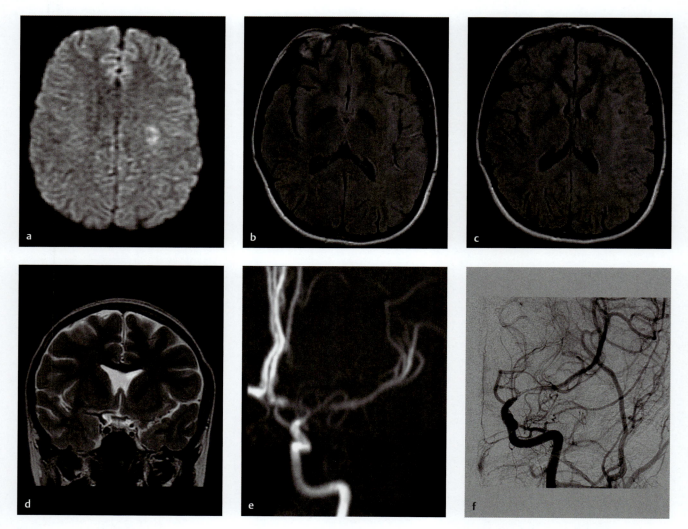

图 3.1　23 岁女性烟雾病患者。（a）DWI（扩散加权成像）MRI 显示左分水岭区点状梗死。（b）T2/FLAIR（流动衰减反转恢复）MRI 显示，左侧 MCA 远端血管内高信号。（c）轴向 T2/FLAIR MRI 也显示脑沟高信号。（d）冠状 T2 MRI 显示左正常 MCA 和 ICA 流空消失。（e）TOF MRA 显示烟雾病典型的 ICA 终末闭塞。（f）左颈总动脉（CCA）血管造影显示左颈内动脉末端及 M1 和 A1 节段近端狭窄。

类动脉的弹性膜断裂，中膜变薄，容易形成微动脉瘤，容易造成出血。

烟雾病的年龄分布呈双态分布，有儿童早期高峰和中年高峰。约 70% 烟雾病出现在儿童时期。本病在东亚人群中较为常见，但并不具有排他性。儿童时期以缺血性脑卒中为主要表现，而成人则以颅内出血为主要表现。烟雾病是特发性的，有时也是家族性的。烟雾病综合征是继发于放射线诱发的血管病、NF1、唐氏综合征、结节性硬化症和镰刀形红细胞贫血症等疾病。

3.1.4 影像表现

烟雾病通常首先由标准 MRI 鉴别出来，且是在没有血管成像帮助的情况下（图 3.2）。在 T2 – 加权成像上经常可见到正常的 M1 节段流空消失，大于正常程度的基底节区血管流空，以及与"常春藤征"相一致的脑沟 FLAIR 高信号。脑沟 FLAIR 高信号的区域通常伴有增强后成像的强化，反映出软脑膜侧支循环充盈缓慢。该现象也可见于其他远端血管缓慢流动的情况。年轻的烟雾患者常有脑缺血的症状，包括分水岭梗死和（或）影响外侧分水岭区的慢性皮质梗死。

MRA 和 CTA 都是评估烟雾病血管结构的实用影像学方法。在 80% 的病例中，烟雾病是双侧的，影响到 ICA 末端。在 20% 的病例中，烟雾病是单侧的。在烟雾病为双侧的病例中，两侧的疾病状态可能处于不同的进展阶段（图 3.3）。烟雾病的主要特征之一是存在粗壮的豆状核纹状体侧支循环，形成"烟雾"状的外观。有时也有健壮的脉络膜侧支。需要指出的是，烟雾病并不总是存在豆状核纹状体侧支，尤其是早期和晚期病例中。在晚期病例中会出现床突上 ICA 闭塞，大部分颅内血液供应由椎基底动脉系统和颈外动脉提供。

侧支血管应严密检查以评估是否存在微动脉瘤。微动脉瘤可破裂导致出血。烟雾病实质内出血常为豆状核纹状体侧支动脉瘤破裂所致，而脑室内出血常为远端脉络膜动脉瘤破裂所致。出血是烟雾病老年患者最常见的表现形式（图 3.4）。

烟雾病表现与其他狭窄 – 闭塞性疾病如动脉粥样硬化和血管炎等有重叠。高分辨率 MRI 血管壁成像（VWI）已成为鉴别这些疾病的有用工具。几项研究比较了烟雾病和颅内动脉粥样硬化的 HR-VWI 特征，表明这 2 种疾病在大多数情况下可以很容易区分。与粥样硬化不同，烟雾病急性患者经常表现为轻度同心性血管壁增强，而亚急性患者根本无增强。烟雾病似乎也缺乏血管炎所见的较厚的增强模

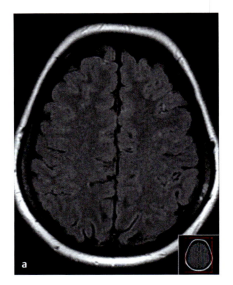
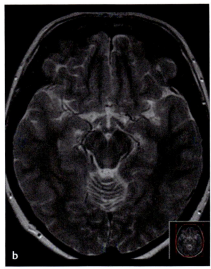
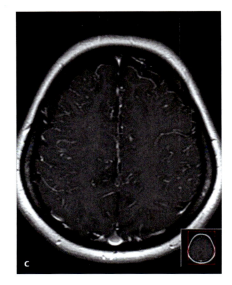

图 3.2 双侧烟雾病 MRI。（a）轴向 T2/FLAIR MRI 显示来源于软脑膜血管缓流的脑沟高信号。（b）轴向 T2 加权 MRI 显示双侧 MCA 流空缺失。（c）轴向增强后 MRI 显示脑沟增强，也与软脑膜侧支缓流有关。

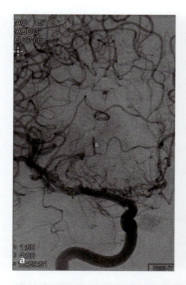
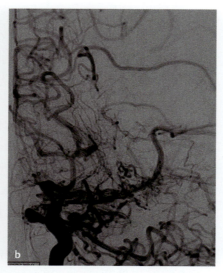
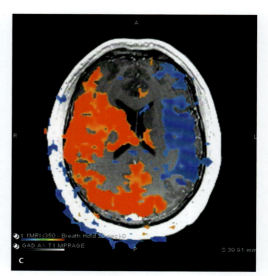
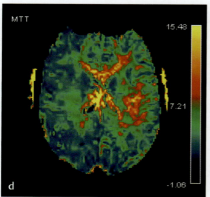
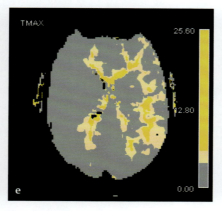
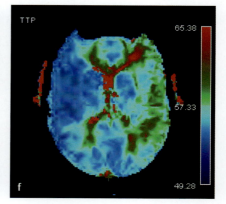

图 3.3　不同阶段的烟雾病。(a-b) 右 ICA 血管造影显示右侧大脑前动脉（ACA）闭塞。ACA 现在由豆状核纹状体侧支供血，而不是开放的 MCA。左 ICA 血管造影显示闭塞的 ACA 和 MCA 以及为左 MCA 远端供血的豆状核纹状体侧支烟雾样形态。(c) 使用屏气技术研究脑血管储备显示左 MCA 区域脑血管储备下降（CVR）而右半球 CVR 正常。(d-f) 动态磁敏感对比增强 MRI 灌注成像显示，MTT、Tmax 和达峰时间（TTP）图上均存在左 MCA 区域灌注降低。

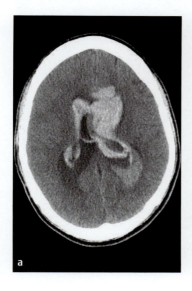
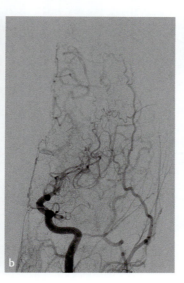

图 3.4　成人烟雾病出血。(a) CT 平扫显示脑室内出血与积水。(b) 该患者的脑血管造影显示 ICA 末端闭塞以及脆弱的豆状核纹状体侧支等烟雾病样改变。

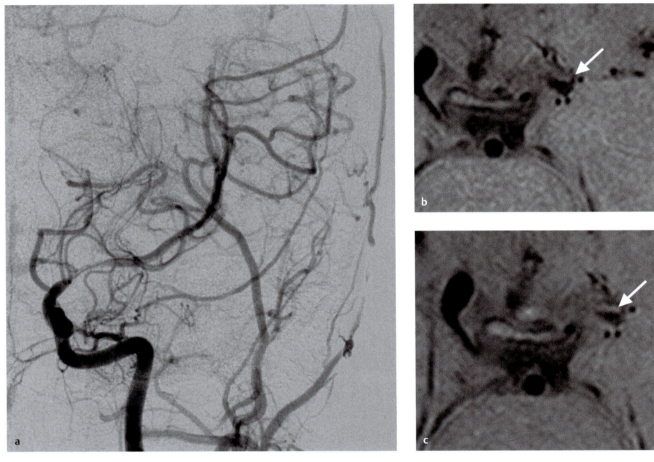

图 3.5　烟雾病的 VWI 检查。（a）左 ICA 血管造影显示烟雾样变伴左 ICA 末端重度狭窄。（b）增强前和（c）增强后 VWI 显示左 ICA 末端的微弱增强以及血管的负性重塑（即收缩）（箭头）。

式。90% 烟雾病患者的远端 ICA 和近端 MCA 都会出现同心环壁增强，涉及有症状节段和无症状节段，增强程度一般低于动脉粥样硬化。有学者认为，同心增强可能是由于内膜增生所致，但也可能是由于相关炎症所致。烟雾病的典型特征是负性重塑（即血管壁变薄 / 收缩），而动脉粥样硬化则更常见的是正性重塑（血管壁增厚）。负性重塑和血管湮没的区域显示出不同程度的增强（图 3.5）。

3.1.5　临床医生须知

- 烟雾病每一条受累血管有关铃木（suzuki）分级的一般信息（表 3.1）。
- 受累侧支血管是否存在动脉瘤及其位置。
- 有缺血性损伤的证据，包括分水岭内侧区域

表 3.1　烟雾病铃木（suzuki）分级

分级	血管造影描述
I	ICA 分叉处狭窄
II	ACA、MCA 扩张，ICA 分叉狭窄伴烟雾病样改变
III	MCA 和 ACAs 狭窄伴烟雾病血管增加
IV	MCA 和 ACA 消失伴烟雾病血管完善
V	ICA 脑内部分消失伴烟雾病血管收缩
VI	烟雾病血管消失伴单独起自 ECA 的侧支循环形成

缩写：ICA，颈内动脉；ACA，大脑前动脉；MCA，大脑中动脉；ECA，颈外动脉。

和外侧区域。

- 脑血管储备受损。

- 受累一侧颞浅动脉（STA）和枕动脉大小，以备旁路吻合规划。

3.1.6 重点内容

- 烟雾病年轻患者主要表现为缺血，而老年患者主要表现为出血。

- 受累的豆状核纹状体侧支和脉络膜侧支动脉瘤是烟雾病患者出血的熟知原因。

- 典型 MRI 表现包括大脑中动脉（MCA）T2 流空消失和强大的基底节流空。

参考文献

[1] Suzuki J, Takaku A. Cerebrovascular "moyamoya" disease. Disease showing abnormal net-like vessels in base of brain. Arch Neurol. 1969; 20(3): 288–299.

[2] Horie N, Morikawa M, Nozaki A, Hayashi K, Suyama K, Nagata I. "Brush Sign"on susceptibility-weighted MR imaging indicates the severity of moyamoya disease. AJNR Am J Neuroradiol. 2011; 32(9): 1697–1702.

[3] Brinjikji W, Mossa-Basha M, Huston J, Rabinstein AA, Lanzino G, Lehman VT. Intracranial vessel wall imaging for evaluation of steno-occlusive diseases and intracranial aneurysms. J Neuroradiol. 2017; 44(2): 123–134.

3.2 颅内动脉粥样硬化

3.2.1 临床案例

73 岁男性患者复发性后循环缺血性脑卒中（图 3.6）。

3.2.2 影像表现描述与诊断

诊断

基底动脉中段狭窄伴极脆弱强化斑块。脑卒中很可能是继发于与易损斑块有关的栓塞现象。

3.2.3 背景资料

颅内动脉粥样硬化是成人人群中最常见的颅内血管狭窄病因。颅内动脉粥样硬化最常见于有心血管危险因素的成人患者。它在东亚和非洲人群中比白种人更常见，被认为是世界范围内最常见的卒中病因之一。颅内动脉粥样硬化可累及大血管的单一段（床突上 ICA、M1 段、基底动脉等），可为双侧性，表现类似于烟雾病。也可有多灶性的大中型血管受累，影像学表现类似于中枢神经系统血管炎。

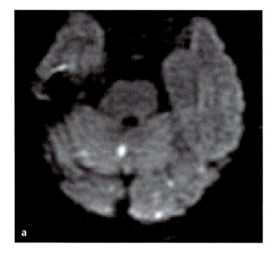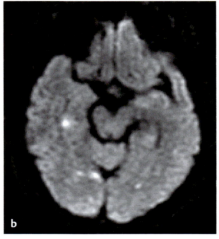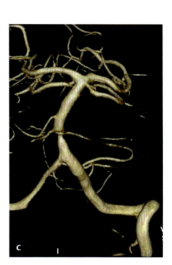

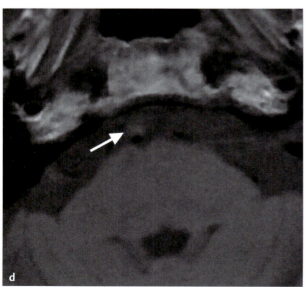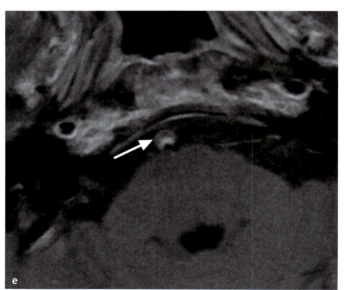

图 3.6　73 岁男性患者继发于易损斑块的复发性栓塞性后循环卒中。（a）和（b）轴向 DWI MRI 显示多个后循环梗死，涉及小脑、海马和双侧枕叶。（c）CTA 显示基底动脉中段重度狭窄。（d）增强前高分辨 VWI 显示基底动脉中段偏心性粥样硬化斑块（箭头）。（e）增强后 MRI 显示斑块的强劲增强，表明这是一个活动性热斑块（箭头）。

了解颅内动脉粥样硬化的组织学特征，对更好地理解其影像学表现非常重要。传统上，颅内动脉粥样硬化被认为是由于内皮功能障碍导致脂质渗入内膜、血管壁炎症和血管壁重塑的结果。最新证据表明，血管滋养管和外膜是颅内动脉粥样硬化发展的关键因素，因为血管滋养管负责将炎症细胞输送到外膜，从而启动和维持炎症级联。这一论断得到了组织学和影像学研究的支持，这些研究证明，颅内动脉粥样硬化性疾病患者中血管滋养管增生。组织学研究表明，粥样硬化斑块内出血、富含脂质的坏死核心和其他不稳定的特征使细小的血管滋养管增生增加，提示血管滋养管参与斑块的进展。血管滋养管增生在颅内动脉粥样硬化性疾病 HR-VWI 上的正性重塑（即壁增厚）中起着关键作用。

3.2.4　影像表现

传统的腔内成像技术 [即 CTA、数字减影血管造影（DSA）和 MRA] 在评估颅内动脉粥样硬化性

疾病时具有非特异性。典型的影像学表现是涉及颅内血管的局灶性狭窄，最常见的位置包括 ICA 的海绵窦段 / 床突上段、椎动脉和基底动脉。然而，动脉粥样硬化可影响任何颅内血管。当评估颅内动脉粥样硬化的任何影像学方法时，神经放射科医生应该考虑的 3 个最重要的因素是：（1）脑卒中的发病机理，（2）狭窄的程度，（3）斑块的脆弱性和位置。颅内动脉粥样硬化可因以下原因导致脑卒中：（1）穿支血管闭塞（即脑干穿支或豆纹动脉）（图 3.7），（2）易损斑块导致的栓塞（图 3.6），或（3）因重度狭窄导致血流受限而引起的血流动力学"分水岭型"梗死（图 3.8）。

CTA 和 MRA 是评估颅内动脉粥样硬化最常用的两种影像学技术。这些技术可以评估狭窄程度和斑块的位置 / 长度。评介 CTA/MRA 图像时，应仔细注意确定斑块 / 狭窄与穿支血管的关系。应测量狭窄程度。测量颅内动脉粥样硬化狭窄程度的技术是 WASID 标准。

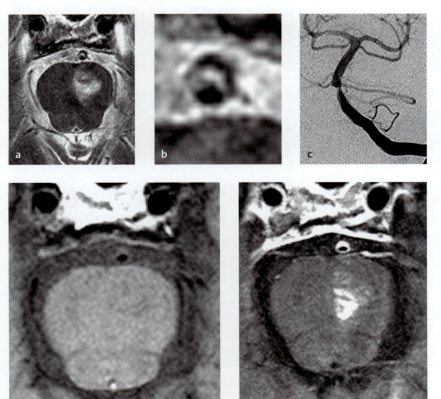

图 3.7　基底动脉粥样硬化斑块导致脑干穿支梗死。（a）高分辨率 T2 加权 VWI MRI 显示脑干穿支梗死。请注意高信号的纤维帽。（b）基底动脉的放大视图显示，在斑块位置的血管中出现一支的穿支血管。本质上，斑块开始累及穿支血管起始部，从而导致穿支血管梗死。（c）常规血管造影显示局灶性严重狭窄以及多条穿支血管接近斑块。（d）增强前 T1 VWI 显示斑块伴有血管壁正性重塑。（e）增强后 T1-W VWI 显示斑块的显著增强，提示该斑块是一个脆弱而活跃的斑块。

图 3.8 右 MCA 狭窄导致的分水岭梗死。（a）和（b）DWI MRI 显示右 MCA 区域内的分水岭梗死。（c）MRA 显示 M1 远端局灶性狭窄。（d）增强后 VWI MRI 显示血管壁正性重塑和显著斑块增强，符合脆弱而活动性斑块（箭头）。

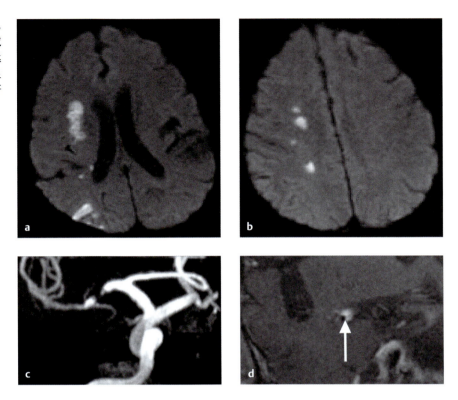

CTA 可对颅内动脉的解剖结构进行很好的勾勒，在评估腔内狭窄时也比 MRA 更准确。然而，CTA 在评估 ICA 海绵窦段时存在与骨性伪影有关的局限性。CTA，尤其是多相 CTA，是评估颅内动脉粥样硬化患者侧支血流的潜在有用工具。TOF-MRA 和造影增强 MRA 是评价颅内动脉粥样硬化的常用方法。TOF-MRA 一般会高估狭窄程度，因为病变远端低流量可导致信号消失。但是，看到病变远端的血流信号消失是有价值的，因为它高度提示病变有血流受限。增强 MRA 不易受血流相关伪影的影响。

灌注成像对于颅内动脉粥样硬化的成像至关重要，因为灌注不足是这些患者中风的常见原因。CTP 和 MR 灌注成像可用于识别灌注不足的区域。这些区域可能通过血管再通治疗予以挽救（图 3.9）。

高分辨率 VWI 已被证明是评估颅内动脉粥样硬化的有价值工具（图 3.6～图 3.9）。通常情况下，动脉粥样硬化斑块表现为偏心壁增厚和增强。脂肪饱和 T1 序列上的斑块内 T1 高信号（比颞肌高 50%）代表斑块内出血。T2-加权的 HR-VWI 也可以用来描述这些病变，因为大多数病变都有一条 T2 上高

信号的薄薄的游离带，以 T2 上低信号成分为其基础。这种薄薄的游离带可能代表了一个纤维帽。T2 低信号的内部区域已被证明与 7 特斯拉专用表面线圈成像的病理标本上所呈现的泡沫状巨噬细胞区域相关。发生在大多数动脉粥样硬化的病例中的正性重塑基本上是由于突发增生和斑块内出血导致的血管壁增厚，而负性重塑反映了血管壁收缩。正性重塑与脆弱斑块有关，可以出现在没有狭窄性疾病的情况下。必须认识到，非狭窄性颅内动脉粥样硬化可能由于沿 MCA 上侧的豆纹动脉口梗阻和非狭窄性斑块破裂导致的远端栓塞而出现症状。

除了在诊断颅内动脉粥样硬化的价值外，HR-VWI 在鉴别易损斑块和"罪犯"斑块方面也有价值。研究强烈建议，颅内动脉粥样斑块的增强特征和重塑程度可作为斑块活动的生物标志物。目前证据表明，所有有症状的动脉粥样斑块都会增强，而无症状的斑块则有不同程度的增强。事实上，斑块增强患者出现症状的概率高 35 倍。有症状斑块的增强程度似乎在急性缺血性脑卒中后的数周内降低。增强特征可以帮助识别急性缺血性脑卒中患者的"罪犯"斑块。

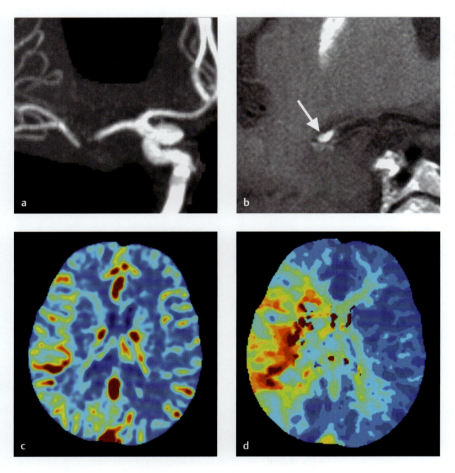

图 3.9 活动性动脉粥样斑块导致的右 MCA 灌注缺陷。（a）MRA 显示右 MCA 远端重度狭窄。（b）VWI MRI 显示右 MCA 远端结节性斑块的增强。（c）CBV 图显示右 MCA 供血区域的脑沟 CBV 增加，由软脑膜侧支血管充血所致。（d）Tmax 图显示整个右 MCA 供区 Tmax 增加，符合低灌注。

3.2.5 临床医生须知

- 用灌注成像或多相 CTA 确定狭窄的程度和下游灌注状况。
- 包括斑块增强和斑块内部 T1 信号在内的斑块特征。
- 相较于小穿支血管（如豆纹动脉穿支、脑干穿支等）的斑块位置。
- 斑块位置和特征是否与患者的卒中类型有关？

3.2.6 重点内容

- 颅内动脉粥样硬化可以在没有任何程度狭窄的情况下出现，脆弱斑块可有实质性的正性重塑。
- 在颅内动脉粥样硬化的风险分层中，斑块的形态学和稳定性、侧支状态和下游灌注状态与狭窄程度一样重要。
- VWI-MRI 上的增强斑块与未来栓塞事件的发生率较高有关。

参考文献

[1] Brinjikji W, Mossa-Basha M, Huston J, Rabinstein AA, Lanzino G, Lehman VT. Intracranial vessel wall imaging for evaluation of steno-occlusive diseases and intracranial aneurysms. J Neuroradiol. 2017; 44(2): 123–134.

[2] Yu JH, Kwak HS, Chung GH, Hwang SB, Park MS, Park SH. Association of Intraplaque Hemorrhage and Acute Infarction in Patients With Basilar Artery Plaque. Stroke.

2015; 46(10): 2768–2772.

[3] Majidi S, Sein J, Watanabe M, et al. Intracranial-derived atherosclerosis assessment: an in vitro comparison between virtual histology by intravascular ultrasonography, 7 T MRI, and histopathologic findings. AJNR Am J Neuroradiol. 2013; 34(12): 2259–2264.

3.3 颅内夹层

3.3.1 临床案例

45 岁女性患者突发颈部疼痛和严重头痛。

3.3.2 影像表现描述与诊断

诊断

右椎动脉硬膜内段局灶性狭窄。血管壁固有高 T1 信号，无任何增强。检查结果符合颅内夹层。

3.3.3 背景资料

自发性颅内动脉夹层（IADs）被认为是一种不常见但诊断不足的卒中病因。IAD 的发病率因人群不同而有很大差异。在欧洲人群中，IAD 仅占所有脊脑部夹层的少数，但在亚洲人群中却占大多数。颅内动脉夹层可影响小儿和成人，平均发病年龄约为 50 岁。绝大多数颅内夹层影响后循环，其中椎动脉 V4 段最常见部位。双侧 V4 段 IAD 影响的患者高达 10%。

IADs 可伴有头痛（80%）、脑缺血（30%～50%）或蛛网膜下隙出血（SAH）（30%～50%）。SAH 和脑缺血同时出现的情况极为罕见。IAD 导致的狭窄性疾病在组织病理学上的特点是血管内皮、内膜和内弹力层被破坏，血液透入血管壁平面之间并纵向延伸。夹层患者发生的狭窄和闭塞是血管内膜下血肿或外膜内血肿造成管腔内肿块效应的结果。壁血肿也可累及和闭塞穿支血管。入路部位远端管腔再通可造成远端栓塞，导致急性缺血性卒中。夹层导致的 SAH 是由于血液渗入外膜内空间或穿透血管外

图 3.10 椎动脉硬膜内段夹层。（a）CT 平扫显示右延髓附近病灶性高密度（箭头）。（b）CTA 显示右动脉硬膜内段的串珠状改变（箭头）。（c）斜矢状 T1 增强前 VWI 显示血管壁内 T1 高信号（箭头）。（d）矢状图 T1 前对比 VWI MRI 显示血管壁内有高 T1 信号，确诊为硬膜内椎动脉夹层伴壁内血肿。

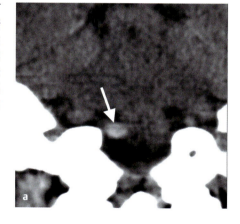
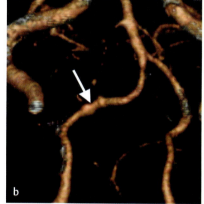
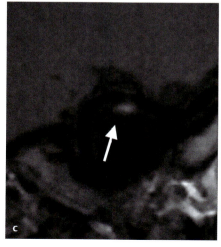
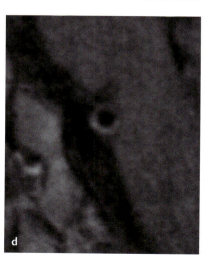

膜造成的。

3.3.4 影像表现

图 3.11～图 3.14 提供了颅内夹层能表现的所有方式的例子。颅内夹层的具体诊断标准业已提出并归纳（表 3.2）。能够鉴别颅内夹层与其他闭塞性或扩张性动脉疾病的因素（表 3.3）。在管腔成像上，颅内夹层有多种多样的表现，包括双腔、纺锤形动脉瘤扩张、假性动脉瘤形成、管腔狭窄和闭塞等。

最终，这些影像学表现中的一些在常规成像上可能是非特异性的，因为存在广泛地鉴别诊断，如局灶性动脉瘤扩张、狭窄、闭塞以及动脉粥样硬化疾病狭窄后扩张等。虽然从管腔成像的真腔和假腔外观上很容易辨认内膜下夹层，但外膜内夹层可能更难发现和诊断。

T1 加权 HR-VWI 已被证明有助于检测外膜内夹层高信号的壁内血肿。HR-VWI 也被证明对于检测以下特征也是敏感的，如内膜瓣和双腔。这些发

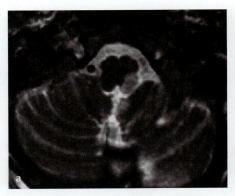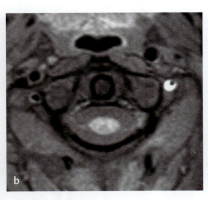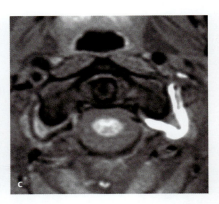

图 3.11 延髓外侧梗死继发于累及延髓穿支血管的夹层。（a）T2 加权 MRI 显示延髓外侧梗死。（b-c）脂肪饱和 T1 增强前 MRI 显示累及椎动脉远端的夹层，并伴有壁内血肿。

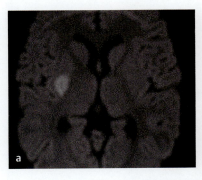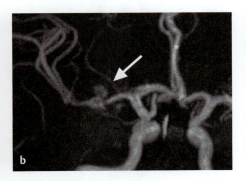

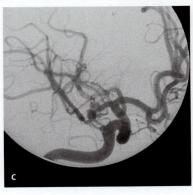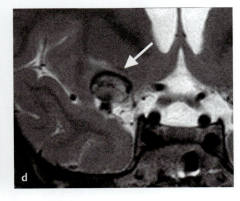

图 3.12 夹层快速重塑为部分血栓性动脉瘤（partially thrombosed aneurysm）。（a）12 岁儿童患者因基底节梗死而突发左侧偏瘫。（b）TOF MRA 显示右 MCA 远端局灶性狭窄伴狭窄后动脉瘤性扩张以及另一处延伸到 M2 节段处的狭窄（箭头）。（c）常规血管造影证实 MCA 夹层和相关动脉瘤存在。（d）两年后动脉瘤继续生长。它此时是一个部分血栓性动脉瘤（箭头）。

图 3.13 基底动脉夹层在服用阿司匹林后自发愈合。(a) CTA 显示基底动脉重度狭窄（箭头）。(b) T1 增强前 MRI 显示壁内 T1 高信号，符合基底动脉夹层（箭头）。(c) 4 个月后，血管自发再通，(d) 壁内血肿消退。

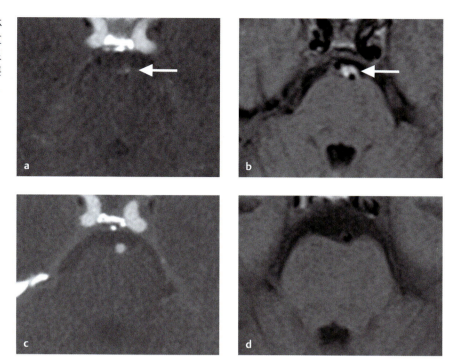

现都是夹层特有的。血管壁对比增强有时见于颅内夹层，被认为是继发于假腔内血流缓慢、炎症和血管滋养管增强共同作用的结果。尽管颅内夹层和动脉粥样硬化性斑块伴斑块内出血均可表现为 T1 高密度的管腔狭窄和偏心性血管壁增强，其他表现如内膜瓣、双腔或清晰的新月形假腔，应提示为夹层。

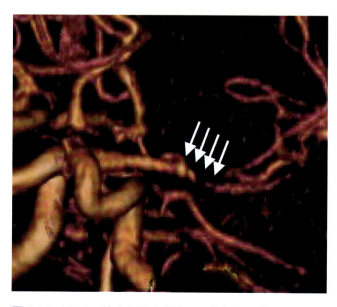

图 3.14 Marfan 综合征患者颅内 M1 节段夹层伴"串珠征"。

表 3.2 颅内动脉夹层诊断标准

应出现下述 3 个特征之一
1. 颅内动脉非分支部位纺锤形扩张或不规则扩张伴下列标准中的至少一项
壁内血肿
内膜瓣
双腔
形态快速改变
局灶性狭窄或串珠征
2. 颅内动脉长纤维状狭窄或长不规则狭窄伴下列标准中的至少一项
壁内血肿
内膜瓣
双腔
形态快速改变
局灶性狭窄或串珠征
3. 颅内动脉闭塞导致非分支部位纺锤样或不规则动脉瘤性扩张，或长纤维状不规则狭窄

表 3.3　区分颅内夹层和其他动脉疾病的因素

鉴别诊断	有利于颅内夹层的因素
粥样硬化性狭窄	孤立性狭窄、狭窄程度快速改变或者发展为动脉瘤性扩张、年轻
SAH 导致的血管痉挛	猝发当天颅内动脉变窄
可逆性脑血管收缩综合征	单动脉而非多动脉狭窄、狭窄持续 3 个月以上、病变动态变化、壁上血肿
血管炎	单动脉而非多动脉狭窄、无血管壁增强、壁上血肿
没有夹层的纺锤形动脉瘤	急性症状、壁上血肿、病变动态改变、双腔、内膜瓣
延长扩张症	急性症状、壁上血肿、病变动态改变、双腔、内膜瓣
血栓栓塞系性闭塞	壁上血肿或长节段狭窄再通、纺锤形动脉瘤、串珠征或内膜瓣 / 双腔
一过性脑动脉疾病	壁上血肿、增强的 TCA 典型表现

缩写：TCA，横颈动脉。

T2W VWI 也已被证明是可用于显示颅内夹层特征，因为壁内血肿可根据夹层时间不同而表现出高信号或低信号。高分辨率易感性加权成像对检测壁内血肿敏感性很高。

对未经治疗的 IADs 的序列成像研究表明，这些病变的愈合有多种方式，包括局灶性动脉瘤扩张、持续狭窄或闭塞，或血管管径再通和正常化。HR-VWI 和 MRA 序列成像被证明可用于跟踪重塑过程。

3.3.5　临床医生须知

- 颅内夹层的影像学转归包括脑梗死或 SAH。
- 夹层血管与小穿支血管（如延髓外侧穿支、脑干穿支和豆纹动脉）的接近程度。
- 管腔受损程度和管腔内血栓的存在，可导致进一步的缺血性脑卒中。
- 鉴别诊断颅内夹层和导致颅内血管局限性狭窄或扩张的其他可能病因的关键因素。
- 颅内夹层与其他可能的颅内血管局灶性狭窄或扩张病因的关键鉴别。

3.3.6　重点内容

- 出现症状时未破裂的颅内夹层（即仅有头痛或缺血性脑卒中的）很少破裂。同时，破裂的颅内夹层再出血率较高。
- 壁内血肿是区分 IAD 和其他形式的狭窄-闭塞疾病的首要因素。
- 伴出血的夹层动脉瘤很少出现壁内血肿。
- 亚裔人群的颅内夹层的发病率和患病率明显高于白种人。

参考文献

[1] Debette S, Compter A, Labeyrie MA, et al. Epidemiology, pathophysiology, diagnosis, and management of intracranial artery dissection. Lancet Neurol. 2015; 14(6): 640–654.

[2] Krings T, Choi IS. The many faces of intracranial arterial dissections. Interv Neuroradiol. 2010; 16(2): 151–160.

[3] Brinjikji W, Mossa-Basha M, Huston J, Rabinstein AA, Lanzino G, Lehman VT. Intracranial vessel wall imaging for evaluation of steno-occlusive diseases and intracranial aneurysms. J Neuroradiol. 2017; 44(2): 123–134.

3.4 可逆性脑血管收缩综合征（RCVS）

3.4.1 临床案例

44 岁女性患者严重"雷击样"头痛（图 3.15）。

3.4.2 影像表现描述与诊断

诊断

累及远端脑血管的多灶性颅内狭窄。鉴于年龄、临床表现和影像检查结果，鉴别诊断包括 RCVS 和血管炎。

3.4.3 背景资料

可逆性脑血管收缩综合征，又称 Call-Fleming 综合征，越来越被认为是"雷击样"头痛和延迟性脑缺血的诱因，尤其是在年轻的成年人中。"雷击样"头痛偶尔伴有癫痫发作和局灶性神经系统症状。绝大多数患者在接受钙通道阻滞剂治疗后，症状会在 2～3 周内自行缓解并明显改善。永久性神经功能障碍或死亡情况非常罕见。虽然许多病例是特发性的，但已知的 RCVS 的致病因素或重叠的疾病包括妊娠高血压前期 / 妊娠期高血压、消遣性药物滥用、解充血药、偏头痛药物和性活动。RCVS 是排除性诊断，应排除其他原因引起的血管狭窄和 SAH。检查应包括 CT 和 CTA、腰椎穿刺和 MRI 等检查。应取得详细的临床病史，进行影像复查可能具有重要意义。

RCVS 被认为是由各种外源性和内源性因素引起的脑血管张力改变所致。实验研究表明，血管痉挛是平滑肌细胞缩短和重叠导致的血管壁增厚和管腔狭窄的结果。动脉炎症在 RCVS 中不存在。本病在发病初期一般累及中小动脉，随后累及更近端的较大血管。

3.4.4 影像表现

在常规的管腔造影上，RCVS 常以血管收缩影响多个血管区域，中大动脉呈珠状外观为特征。然而，在发病前 5 天内，血管造影评估可无明显表现。多达 1/3 的患者中长达 1 周无血管收缩。随着时间的推移（数周），RCVS 的血管痉挛性改变可向向心性方向进展（即从远端血管向近端 /Willis 环血管）。RCVS 与其他血管狭窄原因的关键区别在于，RCVS

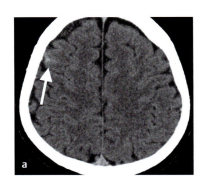
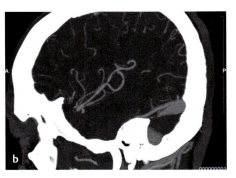
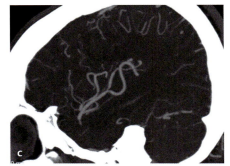
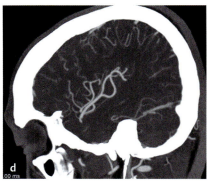
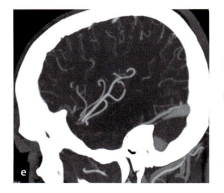

图 3.15　一例 RCVS 患者脑沟 SAH。（a）CT 平扫显示，右额叶脑沟 SAH（箭头）。（b）右侧 MCA 的矢状 CTA 显示多灶性血管收缩。（c）左侧 MCA 的矢状 CTA 也显示多灶性血管收缩。（d）复查 CTA 显示右侧 MCA 区域 2 个月后显示血管狭窄逆转。（e）与左 MCA 区域相同。研究结果与 RCVS 一致，也是典型的 RCVS。

会在数周内消除，并在使用钙拮抗剂治疗时显示出消除的效果（图3.15）。在 CT 平扫上，可出现少量的远端/脑沟 SAH。MRI FLAIR 上也可显示脑沟 SAH 以及其他并发症，如分水岭梗死或可逆性后部脑病综合征。需要指出的是，并不是所有的脑沟 FLAIR 高信号都与 SAH 有关，它可能是由于动脉收缩血流缓慢所致。患者偶尔也可出现实质内出血。

由于 RCVS 与中枢神经系统脉管炎和其他颅内血管狭窄的血管造影表现相似，因此研究人员使用高分辨率 VWI 来区分此两者。一些研究现已表明，与血管炎不同的是，RCVS 通常没有受累血管段的增强或极少的增强，这可能反映出没有活动性炎症的存在（图3.16）。在某些情况下可出现轻度的血管壁增厚，它反映了平滑肌细胞的缩短和重叠（图3.17）。

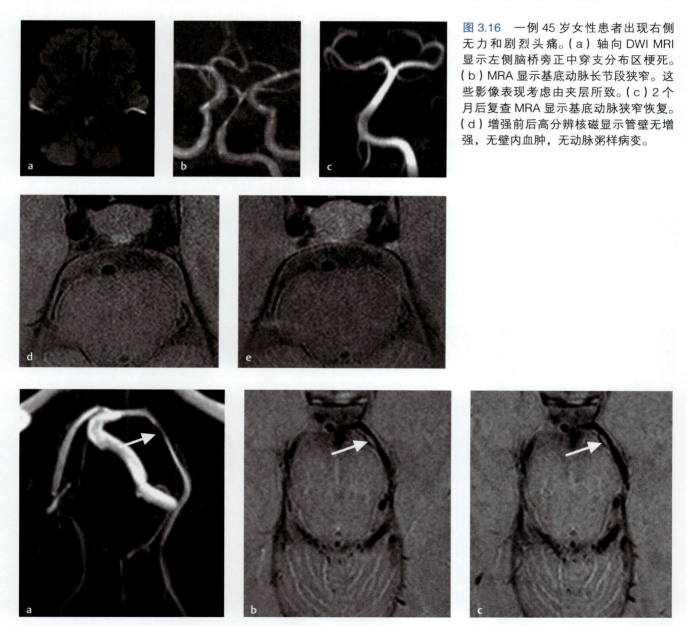

图 3.16　一例 45 岁女性患者出现右侧无力和剧烈头痛。（a）轴向 DWI MRI 显示左侧脑桥旁正中穿支分布区梗死。（b）MRA 显示基底动脉长节段狭窄。这些影像表现考虑由夹层所致。（c）2 个月后复查 MRA 显示基底动脉狭窄恢复。（d）增强前后高分辨核磁显示管壁无增强，无壁内血肿，无动脉粥样病变。

图 3.17　VWI 上 RCVS 伴血管壁增厚。（a）MIP MRA 显示左侧大脑后动脉（PCA）局灶性狭窄，此患者服用解充血药并伴有严重"雷击样"头痛（箭头）。（b）增强前 VWI MRI 显示 P2 节段血管壁增厚（箭头）。（c）增强后 VWI MRI MRI 显示血管壁增厚区域无增强（箭头）。

一项研究表明，大多数患者的血管壁增厚在随访中会消退，这与经颅多普勒（TCD）和管腔造影上的影像学结果改善有关。

3.4.5 临床医生须知

- 血管狭窄和受损血管的分布情况。
- RCVS 的并发症包括 SAH、缺血性脑卒中或可逆性后部脑病综合征（PRES）。
- 如果考虑诊断为 RCVS，理想的复诊时间（发病后 4～6 周）。

- "雷击样"头痛时缺乏血管收缩，不排除 RCVS 的诊断。

3.4.6 重点内容

- 所有 RCVS 诱发因素的共同特点是增加交感神经紧张性。
- RCVS 不是一种良性疾病，有时会并发缺血性脑卒中、脑沟 SAH、PRES 和实质内出血。
- RCVS 以向心性方向发展——从外周到中央颅内血管。

参考文献

[1] Ducros A. Reversible cerebral vasoconstriction syndrome. Lancet Neurol. 2012; 11(10): 906–917.

[2] Miller TR, Shivashankar R, Mossa-Basha M, Gandhi D. Reversible Cerebral Vasoconstriction Syndrome, Part 1: Epidemiology, Pathogenesis, and Clinical Course. AJNR Am J Neuroradiol. 2015; 36(8): 1392–1399.

[3] Miller TR, Shivashankar R, Mossa-Basha M, Gandhi D. Reversible Cerebral Vasoconstriction Syndrome, Part 2: Diagnostic Work-Up, Imaging Evaluation, and Differential Diagnosis. AJNR Am J Neuroradiol. 2015; 36(9): 1580–1588.

3.5 原发性中枢神经系统血管炎

3.5.1 临床案例

一例 56 岁女性患者，复发性缺血性脑卒中、头痛和脑病。

3.5.2 影像表现描述与诊断

累及远端脑血管的多灶性颅内狭窄，涉及多个血管区域 d 的多处增强区域 T2 高密度。所见符合血管炎。

3.5.3 背景资料

原发性中枢神经系统血管炎（PACNS）是一种罕见的特发性血管炎。估计发病率为每 100 万人 / 年 2～4 例。PACNS 的男女比例为 2:1，平均发病年龄为 50 岁。最常见的表现症状包括头痛、认知障碍和脑病。大约 40% 的患者会出现卒中和神经系统功能障碍。PACNS 患者的头痛通常是隐匿性的、进行性的，而不是 RCVS 患者常见的"雷击样"头痛。考虑到 PACNS 症状的非特异性，往往要延迟 6～12 个月才能确诊。导致血管炎的次要原因包括感染、恶性肿瘤和全身性血管炎的中枢神经系统表现比 PACNS 要常见得多，但可有相近的神经系统表现。

PACNS 最常见的组织病理模式是肉芽肿性血管炎，其中巨细胞与相关淋巴细胞、浆细胞和组织细胞浸润血管壁。与颅外血管炎不同的是，PACNS 通常不以血管滋养管受累为特征，因为受累的分支血管中通常没有血管滋养管。历史上，中枢神经系统血管炎都很难用临床和影像学标准来诊断。脉管炎的诊断通常是通过皮质和软脑膜活检来进行，已知其敏感性在 50%～75%。此外，受累血管往往低于传统血管造影的分辨率。而根据研究结果，传统血管造影的敏感性为 30%～90%。

要诊断为 PACNS，需要完全满足以下 3 个标准：

- 经彻底的初步评估后，病史或临床发现不明原因的获得性神经系统障碍。

- 脑血管造影有典型的血管炎特征或中枢神经系统活检样本显示血管炎。
- 无全身性血管炎证据，也无任何其他可能继发血管造影特征或病理特征的疾病证据。

3.5.4 影像表现

MRI 是评估 PACNS 的首选影像学方法，因为 90%～100% 的患者会有异常发现。在 T2/FLAIR 加权成像上，可在皮质下白质、深层灰质、深层白质和大脑皮质中看到白质高信号。梗死常见于胼胝体等"非典型"部位。50% 的病例出现梗死，通常为双侧，涉及多个血管区域，并累及皮质和皮质下区域。不同时期的梗死均可出现。15% 的病例出现增强型肿块样区域，周围有血管生成性水肿和肿块效应。另一种常见的模式是弥漫性小血管缺血性疾病。总的来说，30% 的病例在钆造影剂团注增强 T2 上出现高信号病变。多达 15% 的病例中可见到软脑膜增强。此处可能是活检的理想部位。约有 10% 的病例出现实质内脑出血和 SAH。但与 RCVS 不同的是，SAH 一般不在脑沟处（图 3.18）。

MRA 和 CTA 有助于确定与 PACNS 和其他形式的血管炎相关的多灶性血管狭窄区域。通常有远端血管受累（即 M3、M4、P3、P3、P4、A3、A4 等）。然而，也可有较大的血管受累。由于许多远端皮质血管远低于 CTA 和 MRA 的空间分辨率，因此经常对这些患者进行 DSA 检查。如果怀疑有血管炎，在诊断性血管造影前应先用类固醇药物治疗，因为造影剂可加重远端血管狭窄，从而可能导致远端梗死。

HR-VWI 已成为诊断中枢神经系统血管炎的重要工具。受累血管的典型特征是中、小动脉的轻度平滑血管壁增厚和同心增强（图 3.19）。在某些情况下，血管炎可表现为周向性偏心轮样的增强模式。光滑、强烈、同质和同心增强模式是区分脉管炎与动脉粥样硬化性疾病（偏心性异质可变增强）和 RCVS（极小至无增强）的关键之一。病变分布是脉管炎与动脉粥样硬化性疾病的另一个关键区别，因为脉管炎多累及 MCA 分叉处远端血管以及 ACA 和后交通动脉。值得注意的是，PACNS 也可表现为

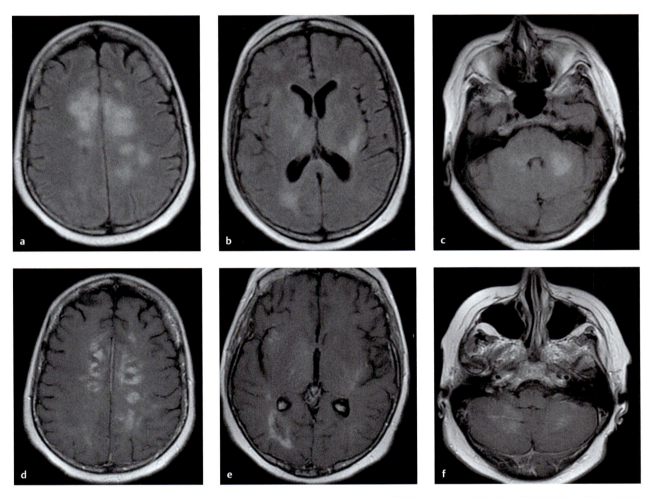

图 3.18　脉管炎的常规影像学检查结果。（a-c）T2/FLAIR 图像显示多灶性 T2/FLAIR 高信号，累及深层白质和灰质结构。（d-f）这些领域中的许多都与 T1 post-gad 图像上的增强有关。

图 3.19　PACNS 血管炎的典型 VWI 表现。（a）与（b）双侧 ICA 注射显示双侧 MCA 区域多灶性狭窄。（c-e）增强后 PD VWI 图像显示偏心和同心增强的区域，无血管壁重塑证据，与炎性血管炎的壁增强模式一致（箭头）。

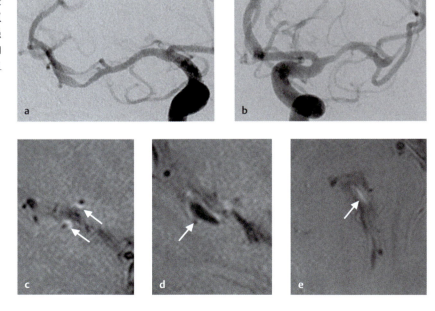

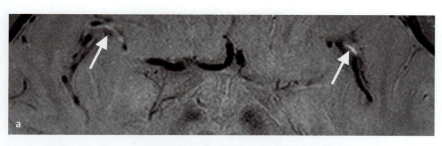

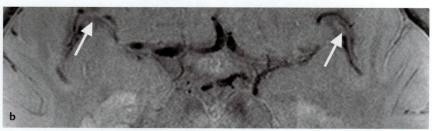

图 3.20　VWI 显示 PACNS 患者对类固醇治疗反应。(a)治疗前 PD 增强后 VWI 检查显示炎症性血管炎典型表现多灶性同心血管壁增强（箭头）。(b)皮质类固醇 12 周的疗程后，血管壁增强近乎完全消退（箭头）。

平滑的偏心性壁增强和增厚。在这些情况下，其他特征如缺乏正性重塑和临床发现可能是区分其与动脉粥样硬化的重要线索。VWI 的一个主要优点是能够因血管周围组织增强鉴别小血管（如豆纹动脉）炎症。在一项对原发性中枢神经系统血管炎患者的早期 MRI 研究中，作者指出 66% 的患者在 Virchow Robbin 空间内有明显的血管周围增强，经免疫抑制治疗后得到消除。

HR-VWI 在监测治疗反应中也可发挥作用。血管壁增强可随着药物治疗数周或数月明显减弱。血管壁增强作为对临床治疗真实反应的生物标志物似乎很有希望，但需要进一步研究（图 3.20）。

需要指出的是，有一个 PACNS 亚型，可以血管造影阴性但活检阳性。在这个亚组中，在血管造影分辨率以下的小动脉或微小动脉受到影响。这些患者常表现为认知功能障碍，在 MRI 上有软脑膜或实质增强病变。

3.5.5　临床医生须知

- 血管狭窄和受损血管的分布情况。
- 是否发生 PACNS 并发症，包括缺血性卒中、SAH、肿块样病变和实质内增强等。
- 软脑膜增强的位置是取材活检的好地方。
- 软脑膜活检和脑血管造影的诊断阳性率并非 100%。通常情况下，需要进行多次活检或血管造影检查才能做出正确的诊断。

3.5.6　重点内容

- 累及较大颅内血管的 PACNS 病程往往更猛烈。
- 少部分 PACNS 病例血管造影阴性而活检阳性。这些患者常表现为认知功能障碍。
- VWI 可用于区分 PACNS 与其他导致血管狭窄的因素。PACNS 患者的 VWI 显示多灶性同心血管壁增强。

参考文献

[1] Birnbaum J, Hellmann DB. Primary angiitis of the central nervous system. Arch Neurol. 2009; 66(6): 704–709.

[2] Salvarani C, Brown RD, Jr, Hunder GG. Adult primary central nervous system vasculitis. Lancet. 2012; 380(9843): 767–777.

[3] Brinjikji W, Mossa-Basha M, Huston J, Rabinstein AA, Lanzino G, Lehman VT. Intracranial vessel wall imaging for evaluation of stenoocclusive diseases and intracranial aneurysms. J Neuroradiol. 2017; 44(2): 123–134.

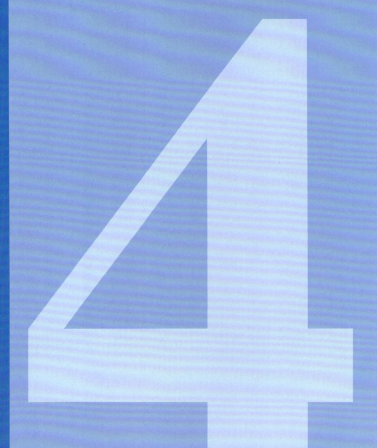

颅内动脉瘤

4.1 未破裂的囊性动脉瘤成像

4.1.1 临床案例

一例 73 岁女性患者严重前额疼痛伴认知能力下降（图 4.1）。

4.1.2 影像表现描述与诊断

诊断

巨大部分血栓性动脉瘤伴瘤周水肿。数字减影血管造影（DSA）显示动脉瘤管腔内巨大部分，但 DSA 上的动脉瘤大小与 MRI 上的大小明显不匹配。

4.1.3 背景资料

囊性脑动脉瘤约占所有脑动脉瘤的 90%，是非创伤性蛛网膜下隙出血（SAH）最常见原因。囊性动脉瘤在一般人群中的发病率从 2%～8% 不等，根据地区而不同（日本和芬兰的发病率较高）。2/3 的动脉瘤患者为女性。颅内动脉瘤患者中，10%～20% 的患者有多发病变。囊性动脉瘤伴有各种异常的结缔组织疾病，但大多数动脉瘤是散发的。有结缔组织病或有颅内动脉瘤家族史的患者，即使无症状也要经常进行颅内动脉瘤的筛查。

囊性动脉瘤的组织学特征是动脉瘤入口处 / 颈部的内部弹性层状结构被破坏。血管内膜、中层和外膜的组织病理学特征是决定动脉瘤自然病史的主要因素。未破裂的动脉瘤的特点是血管内皮和平滑肌层完好，血管壁无炎症细胞。与此相反，破裂的和不稳定的动脉瘤的特点是内皮破坏，平滑肌细胞缺失，炎症细胞浸润到中层和外膜。外膜炎症导致中层变薄，促进动脉瘤形成。组织病理学研究表明，不稳定的动脉瘤还表现为瘤壁变薄、形成血栓以及炎症标志物表达增强。

未破裂动脉瘤的管理（即治疗或不治疗）是脑血管内科的主要难题之一。以美国为例，每年约有 3 万名患者患有动脉瘤性 SAH，而未破裂的动脉瘤患者有 500 万～1 000 万。已经发布了许多决策辅助工具来指导这些病变的管理（表 4.1）。然而，影像学检查结果在指导治疗决策中的首要地位仍然是无可争议的。

4.1.4 影像表现

诊断性神经放射科医生在评估疑似动脉瘤患者中的作用是：（1）检测动脉瘤，（2）描述动脉瘤的

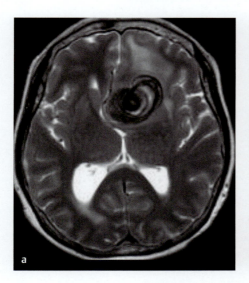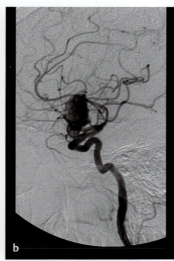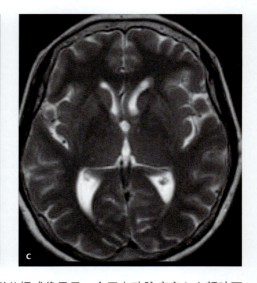

图 4.1 一例子 73 岁女性患者严重前额疼痛伴认知能力下降。（a）T2-加权磁共振成像显示一个巨大动脉瘤突入左额叶下部。动脉瘤壁有与血栓一致的层状外观。也有大量的血管源性水肿。（b）左 ICA 脑血管造影显示一个巨大的眼动脉旁段动脉瘤，但管腔造影上的动脉瘤大小远小于横断面成像。（c）经血流导向装置治疗后，30 个月后行 MRI 显示水肿和占位效应消失。患者症状得到改善。

表 4.1　PHASES 评分与 ELAPSS 评分

	ELAPSS 评分分值	PHASES 评分分值
早期 SAH		
Yes	0	1
No	1	0
动脉瘤位置		
ICA	0	0
ACA/Acom	0	4
MCA	3	2
Pcom/Posterior	5	4
年龄		
≤ 60 岁	0	NA
> 60 岁（每 5 岁）	1	NA
< 70 岁	NA	0
≥ 70 岁	NA	1
人群		
北美、中国、欧洲	0	0
日本	1	3
芬兰	7	5
动脉瘤大小，mm		
1～2.9	0	0
3～4.9	4	0
5～6.9	10	0
7～9.9	13	3
10～19.9	22	6
≥ 20 mm	22	10
动脉瘤形态		
规则	0	NA
不规则	4	NA
高血压		
Yes	NA	1
No	NA	0

缩写：PHASES，Population 人群，Hypertension 高血压，Age 年龄，Size 大小，EarlierSAH 早期 SAH，Site 部位；ELAPSS，Earlier SAH 早期 SAH，Location 位置，Age 年龄，population 人群，Size and shape 大小和形状。

特征，（3）确定动脉瘤对周围非血管结构的影响。CT 血管造影和 MR 血管造影都是检测脑动脉瘤的优良影像学手段。

许多最新系列研究发现，多排螺旋 CTA 和时飞法 MRA 对 3 mm 及以上脑动脉瘤的检测灵敏度和特异性均大于 90%。在评估这些血管造影图像时，为了提高脑动脉瘤的检测能力，有几个关键原则需要牢记。首先，必须同时评估薄切源图像和厚切最大强度投影图像。MIP 图像可以让大多数动脉瘤"弹出（pop-out）"，但如果不使用薄切图像来验证 MIP 上的发现，偶尔也会将明显的血管祥误认为动脉瘤。薄片图像还可以检测到较小的血管瘤，这些血管瘤在最大强度投影（MIPs）上被掩盖了。薄片也可用于评估海绵窦 / 颈动脉虹吸部动脉瘤，尤其是在 CTA 上。第二，审查所有多平面重建图像非常重要，因为有些动脉瘤在冠状和矢状平面上观察时更明显。第三，Willis 环三维示意图对于检测动脉瘤非常有价值。对每一个分叉点都要仔细检查，每一个可能的发现都要在源图像上进行验证。每当患者有一个动脉瘤时，一定要多找几个。发现第二个动脉瘤的最常见部位是在对侧相同位置（即镜面动脉瘤）（图 4.2）。

动脉瘤特征是确定治疗方案的关键。应获得动脉瘤颈部、动脉瘤高度和动脉瘤宽度的测量值。动脉瘤的最大颈部宽度在治疗规划中非常重要，因为宽颈动脉瘤通常需要支架辅助弹簧圈治疗、血流导向装置或手术夹闭，而窄颈型动脉瘤可以用简单的血管内弹簧圈治疗。动脉瘤的形状应被描述为光滑（即表面无不规则性，圆润）、分叶状（即两个或多或少大小相等的小叶）或有子囊（即从动脉瘤囊中产生的小囊外突）。囊状和分叶状动脉瘤已被证明比那些有子囊的动脉瘤的自然病史更好（图 4.3）。

动脉瘤的方向也很重要（向下、向上、向后、向前等）。例如，由于动脉瘤囊上遮盖有穿支血管，指向上位或后位的前交通动脉动脉瘤适合血管内治疗；而指向下位的动脉瘤由于难以获得血管内治疗所需的良好工作投影适合手术夹闭。动脉瘤与分支血管（即是来自动脉瘤颈部的血管）和动脉瘤附近

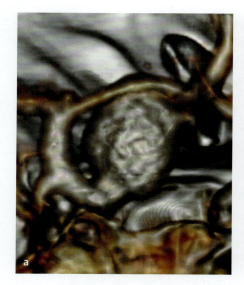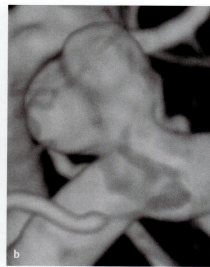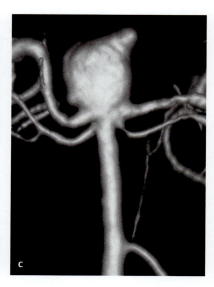

图 4.2　不同的动脉瘤形态。(a) 3D 重建 CTA 显示一个床突旁大型动脉瘤，形态光滑。(b) 3DRA 显示一个具有两个大小相等分叶的分叶状眼动脉旁段动脉瘤。(c) 3DMRA 显示一个大型基底动脉尖动脉瘤瘤有一个小的子囊。

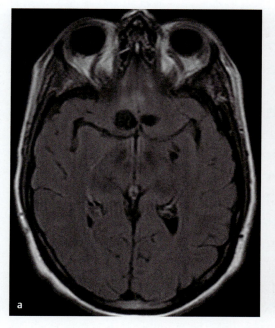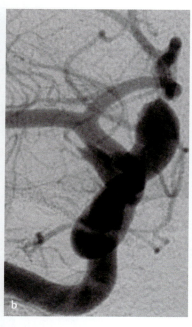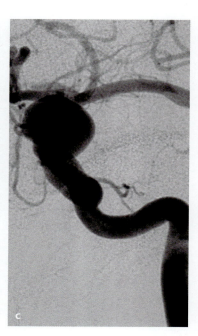

图 4.3　镜像动脉瘤。(a) 一例 43 岁女性患者双侧额头剧烈疼痛。T2/FLAIR (液体衰减反转恢复) 显示双侧动脉瘤突入双侧直回并伴有水肿。(b) 右 ICA 脑血管造影显示右侧 8 mm 的床突旁动脉瘤，(c) 左 ICA 脑血管造影显示 10 mm 床突旁动脉瘤。鉴于存在水肿和头痛，这些动脉瘤被认为是有症状的，均得到治疗。

较小的穿支血管（即丘脑穿支、Heubner 回返动脉、颞前动脉、豆纹动脉等）的关系至关重要。解剖学变异（即后交通动脉或 A1 发育不良或缺失、血管成窗、MCA 三叉与双叉等）也会影响治疗决策。

动脉瘤与邻近非血管结构之间的关系是评估颅内动脉瘤患者时常被忽视的。对于位于沿 ICA 海绵窦段分布的动脉瘤，应注意动脉瘤与蝶窦之间的关系，因为大型或巨大的颈动脉海绵窦部动脉瘤可侵

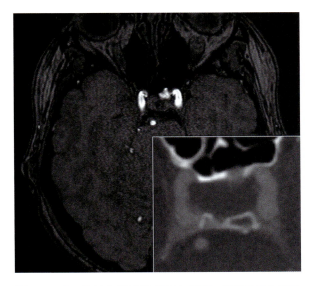

图 4.4　ICA 海绵窦部动脉瘤突入鼻窦。TOF MRA 显示一个 8 毫米的 ICA 海绵窦部动脉瘤，有一个子囊凸出到了鼻窦。内嵌图像显示蝶窦后壁存在一处骨性缺损。

入鼻窦导致危及生命的鼻衄（图 4.4）。对于 ICA 动脉瘤，动脉瘤与床突之间的关系有助于确定病变是硬膜内还是硬膜外，因为低于前床突的动脉瘤被认为是硬膜外的（没有发生 SAH 的风险），而高于前床突的动脉瘤则是硬膜内的（有发生 SAH 的风险）。对于那些位于床突旁的动脉瘤，有些是硬膜内的，有些是硬膜外的。动脉瘤与颅内神经之间的关系需要在采用稳态采集高分辨率快速成像（FIESTA）进行评论并最好用其进行评估（图 4.5）。眼动脉旁段动脉瘤和前交通支 /ACA 动脉瘤可对视神经产生实质性的占位效应。后交通动脉、基底动脉尖和 PCA 动脉瘤可对动眼神经产生占位效应。动脉瘤与邻近脑实质之间的关系也很重要。即使在没有破裂的情况下，大动脉瘤和巨大动脉瘤有时也会对邻近脑实质产生实质性的占位效应并导致水肿和神经功能障

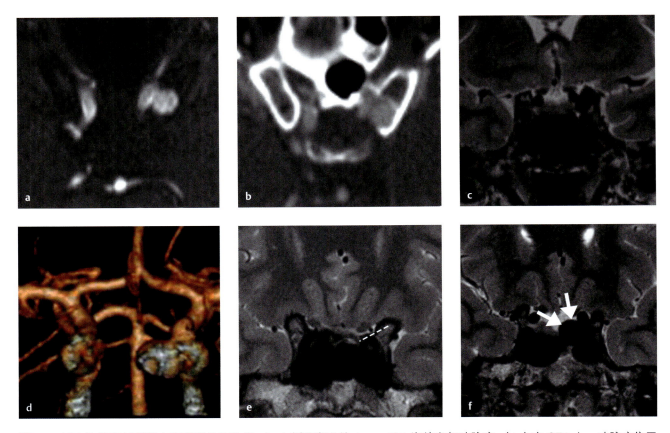

图 4.5　ICA 海绵窦部硬膜内和硬膜外动脉瘤。（a）侧面突出的 4 mm ICA 海绵窦部动脉瘤。（b）在 CTA 上，动脉瘤位于左侧床突下方。（c）在冠状 T2 MRI 上，动脉瘤完全位于左床突下方，因此是硬膜外动脉瘤。（d）CTA 三维重建显示起自 ICA 海绵窦部的向内侧突出的动脉瘤。（e）冠状 T2 MRI 显示远端硬膜环（虚线）。（f）冠状 T2 加权 MRI 显示动脉瘤明显突入蛛网膜下隙，并在硬膜环上方。

碍（图 4.1 和图 4.2）。对于巨大血栓性动脉瘤尤其如此。巨大血栓性动脉瘤有时被误认为巨大的轴外肿瘤。

4.1.5 临床医生须知

- 动脉瘤的解剖特征，包括大小、颈部宽度、位置、方向及与分支血管的关系。
- 动脉瘤形态，包括是否存在小叶或子囊。
- 动脉瘤的多发性。
- 动脉瘤与邻近非血管组织的关系，包括骨质

结构、脑神经和脑实质。

4.1.6 重点内容

- 囊性动脉瘤破裂的风险主要由大小（大→更多破裂）和位置（即前交通动脉 /ACA 和后循环动脉瘤破裂风险较高）决定。
- 巨大动脉瘤一词通常是指 25 mm 或更大的动脉瘤。这些病变常有腔内血栓，并可对周围结构产生肿块效应。
- 镜像动脉瘤是多发性动脉瘤患者最常见的部位。

参考文献

[1] HaiFeng L, YongSheng X, YangQin X, et al. Diagnostic value of 3D time-of-flight magnetic resonance angiography for detecting intracranial aneurysm: a meta-analysis. Neuroradiology. 2017; 59(11): 1083–1092.

[2] Turan N, Heider RA, Roy AK, et al. Current Perspectives in Imaging Modalities for the Assessment of Unruptured Intracranial Aneurysms: A Comparative Analysis and Review.World Neurosurg. 2018; 113: 280–292.

[3] Krings T, Piske RL, Lasjaunias PL. Intracranial arterial aneurysm vasculopathies: targeting the outer vessel wall. Neuroradiology. 2005; 47(12): 931–937.

4.2 破裂动脉瘤成像

4.2.1 临床案例

一例 73 岁女性患者突发剧烈头痛随后伴有意识下降。目前的 GCS 为 11（图 4.6）。

4.2.2 影像表现描述与诊断

诊断

双侧额叶实质内出血，右侧较大，伴有弥漫性 SAH。CTA 显示存在一个小的胼胝体周动脉瘤指向右侧。

4.2.3 背景资料

囊性脑血管瘤是非外伤性 SAH 最常见的原因。脑动脉瘤破裂会导致血液外流到蛛网膜下隙，引发一连串可能导致严重残疾或死亡的事件。如不及时诊断和治疗动脉瘤性 SAH，可因动脉瘤再出血和脑血管痉挛引起的延迟性脑缺血导致进一步损伤。虽然腰椎穿刺是诊断 SAH 的金标准，但 CT 已成为诊断 SAH 的首选方法，其敏感性和特异性在 SAH 发生后的最初几天内可达到 99% 以上。

诊断性神经放射科医生的工作并不仅仅是确定 SAH 和导致其发生的动脉瘤。相反，神经放射科医生负责获取和传递所有必要信息以确定动脉瘤的理想治疗策略，即决定动脉瘤是采用夹闭治疗还是弹簧圈治疗的因素。

4.2.4 影像表现

可用于评估破裂动脉瘤的影像学检查见表 4.2。神经放射医生的首要任务是正确定位动脉瘤。在大多数机构 CT 血管造影是首选的成像方式并在传统血管造影之前进行。使用薄层多排螺旋 CTA MIP 和三维重建可使颅内动脉瘤的检测灵敏度和特异性达

图 4.6 蛛网膜下隙内出血和脑实质出血继发于胼胝体周动脉瘤破裂。（a）CT 平扫显示双侧额叶下有致密的实质内血肿，右侧更大。（b）矢状重建 CT 也显示弥漫性蛛网膜出血。（c）CTA 显示在密集的血肿区域有一个 4 mm 指向右侧的胼胝体周动脉瘤（箭头）。

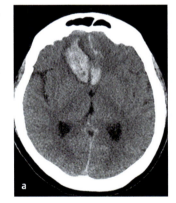
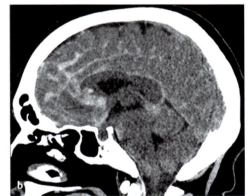
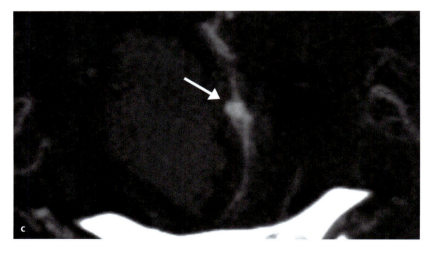

表 4.2 成像清单

CT 平扫表现	动脉瘤特征
SAH 范围	部位
SAH 分布	大小
大型血凝块 / 实质出血	多发性
脑室内出血	颈部宽度和顶与颈之比（Dome-to-Neck）
脑积水	不规则形态
	颈部钙化或穹窿部钙化
解剖特征	
与穿支血管的距离	动脉瘤病因
起自颈部的血管	囊性
伸长型动脉疾病	夹层
解剖变异	部分血栓性
动脉粥样硬化	创伤性
局部血管痉挛	真菌性

到 90%。动脉瘤定位的一个线索是确定最密集血肿的区域。例如，左外侧裂部蛛网膜下隙的浓密血液应促使人们仔细检查左侧 MCA 分叉，而大脑纵裂的浓密血液应促使人们仔细检查该 ACA/ 前交通动脉复合体。每当患者有一个动脉瘤时，一定要寻找更多。发现第二个动脉瘤最常见部位是对侧与第一个动脉瘤相同的位置（即镜像动脉瘤）。一个很好的经验法则是，后循环动脉瘤和颈内动脉走行区域的动脉瘤一般选择弹簧圈治疗，而 MCA 动脉瘤则选择夹闭治疗。

神经放射科医生需要确定和定性动脉瘤的构造和几何形状。测量的高度、宽度和颈部宽度是治疗规划所需。颈部狭窄的动脉瘤更适合于简单弹簧圈治疗，而颈部较宽的动脉瘤则需要用辅助技术栓塞治疗或夹闭治疗（图 4.7）。

在神经放射诊断报告中有 2 个因素通常被低估，包括动脉瘤的指向和大血管或穿支血管与动脉瘤颈部和穿顶的距离。例如在前交通动脉复合体中，向下凸出的动脉瘤通常需要夹闭治疗，因为很难在双平板上获得工作角度；而向上突出的动脉瘤则可选择弹簧圈治疗，因为穿支血管垂在动脉瘤上（图 4.8）。鉴于附近血管的存在，任何时候只要有穿支血管围绕着动脉瘤颈部或穹隆，则首选弹簧圈治疗。同时，只要有源自动脉瘤颈部的血管则优先选择夹闭治疗。动脉瘤颈部的任何钙化都需要确定。因为这些钙化可能会使夹闭治疗复杂化，并可能使治疗决策转向弹簧圈栓塞（图 4.9）。

除动脉瘤特征外，评估脑血管树以发现其他动脉瘤、解剖学变异（如血管发育不良、成窗、胚胎型大脑后动脉等）、动脉粥样硬化、伸长型动脉疾病等对治疗规划有重要意义。

最后，有 10%～20% 的破裂动脉瘤患者有多个颅内动脉瘤。除非这些动脉瘤是在一个手术区域或手术床上，否则大多数医生对一次手术处理多个动脉瘤都存在顾虑，即使是在 SAH 的情况下也是如此（图 4.10）。因此，能够在合理的范围内确定哪一个动脉瘤是罪魁祸首是非常重要的。血液分布是第一个重要的提示（表 4.3）。关于动脉瘤的特征，形态不规则、体积较大、出现血囊或子囊、局部血管痉

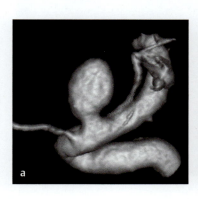 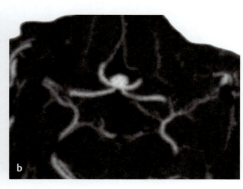

图 4.7 窄颈动脉瘤和宽颈动脉瘤的例子。（a）9 mm 的眼动脉旁段动脉瘤，颈部狭窄、穹窿宽大。（b）前交通动脉宽颈动脉瘤。

图 4.8 向下突出的前交通动脉动脉瘤。（a）CT 平扫显示大脑纵裂内有致密的 SAH。（b）脑血管造影显示向下凸出的前交通动脉动脉瘤。（c）手术照片显示指向下方的前交通动脉动脉瘤（箭头）。

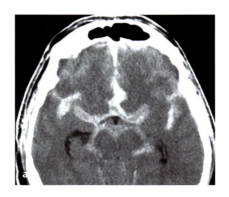
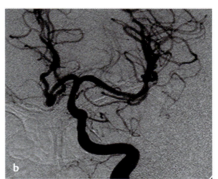
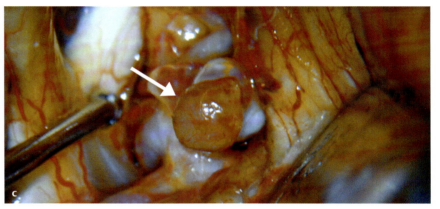

图 4.9 考虑周围血管。（a）前交通动脉动脉瘤有一条起自颈部的血管。手术治疗较好。（b）左侧 M1 节段动脉瘤，靠近颈部位置发出大穿支血管主干，该穿支血管覆盖在动脉瘤上。这种情况采用血管内治疗效果会更好。

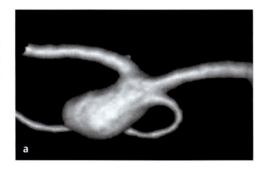
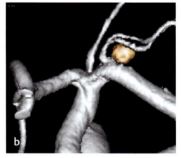

挛、大体颈比（即高度与颈部宽度之比）等影像学检查结果提示动脉瘤可能是 SAH 和多发性动脉瘤的罪魁祸首。

4.2.5　临床医生须知

- 是否有脑疝、大血肿、脑室内出血、脑积水等危及生命的状况？
- 动脉瘤的位置和数量，如果有多发性动脉瘤，则说明罪犯病变的位置。
- 动脉瘤的形态包括大小、分叶、子囊、与穿支血管或其他大血管距离。

- 任何会导致血管内治疗入路困难的问题。

4.2.6　重点内容

- 在多发性动脉瘤的情况下，大小、形态、出血分布、局部血管痉挛等都可以帮助鉴别目标病变。
- 靠近小穿支血管的血管瘤最好采用血管内治疗，而有起自颈部的血管的血管瘤最好采用手术治疗。
- 采用 MIPS 和三维重建的薄层 CTA 对于较小动脉瘤的检测至关重要。

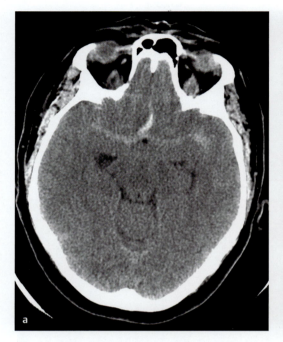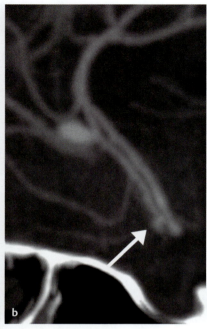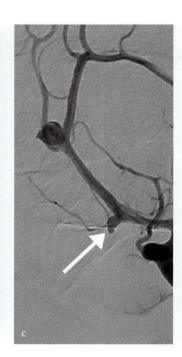

图 4.10　多发性动脉瘤，哪一个破裂了？（a）CT 平扫显示 SAH，前交通动脉区域周围有致密的血液。大脑纵裂远端无血液。（b）CTA 显示有两个动脉瘤，一个小的带有微小向下凸出子囊的前交通动脉动脉瘤（箭头），和较大的 5 mm 的胼胝体周动脉瘤。（c）DSA 证实了这两个动脉瘤的存在，并更好地划定了微小的子囊（箭头）。该患者两个动脉瘤采用弹簧圈治疗，因为它们位于同一血管领域并且不确定哪一个出血。然而，这可能是前交通动脉。

表 4.3　出血分布与动脉瘤位置

出 血 分 布	最可能的动脉瘤位置
鞍上池处的大脑纵裂	前交通动脉 /ACA
大脑纵裂远端	胼周动脉瘤
外侧裂远端	MCA
外侧裂近段	后交通动脉
延髓周，单侧	PICA
小脑幕下，对称	基底动脉尖部

缩写：Acom，前交通动脉；ACA，脑前动脉；MCA；大脑中动脉；Pcom，后交通动脉；PICA，小脑下后动脉。

参考文献

[1] HaiFeng L, YongSheng X, YangQin X, et al. Diagnostic value of 3D time-offlight magnetic resonance angiography for detecting intracranial aneurysm: a meta-analysis. Neuroradiology. 2017; 59(11): 1083–1092.

[2] Turan N, Heider RA, Roy AK, et al. Current Perspectives in Imaging Modalities for the Assessment of Unruptured Intracranial Aneurysms: A Comparative Analysis and Review.World Neurosurg. 2018; 113: 280–292.

[3] Krings T, Piske RL, Lasjaunias PL. Intracranial arterial aneurysm vasculopathies: targeting the outer vessel wall. Neuroradiology. 2005; 47(12): 931–937.

[4] Karttunen AI, Jartti PH, Ukkola VA, Sajanti J, Haapea M. Value of the quantity and distribution of subarachnoid haemorrhage on CT in the localization of a ruptured cerebral aneurysm. Acta Neurochir (Wien). 2003; 145(8): 655–661, discussion 661.

4.3 非囊性动脉瘤成像

4.3.1 临床案例

一例 83 岁男性患者多发脑神经疾病伴头痛。

4.3.2 影像表现描述与诊断

诊断

梭形和延长扩张型部分血栓化基底动脉干动脉瘤对多条后组脑神经产生占位效应。

4.3.3 背景资料

非囊性动脉瘤占所有颅内动脉瘤的 10% 或更少。这些病变由多种不同原因引起。每一种病变都可能需要不同类型的治疗。在这些情况下，诊断性神经放射科医生的作用是提高对动脉瘤基础病因的认识。这些病因会影响治疗。本节的目的是提高人们对"动脉瘤可能是基础疾病的症状而不是疾病本身"的认识。最常报道的非囊性颅内动脉瘤的病理

类型包括动脉粥样硬化型、夹层型、水疱型、真菌型、肿胀型、外伤型和免疫缺陷型。包括临床病史、患者人口统计学和动脉瘤形态学特征在内的变量是区分它们的关键。此外，通过对动脉瘤的准确分类，可以进行适当的系统检查和治疗。非囊性动脉瘤的典型人口统计学特征和临床病史特征总结见表 4.4。

4.3.4 影像表现

非囊性动脉瘤的影像学表现汇总于表 4.5。下面将介绍最常见的非囊性颅内动脉瘤的突出特点。

延长扩张型和梭形动脉瘤最常影响椎基底循环。这些动脉瘤有时也被称为动脉粥样硬化性动脉瘤。这些动脉瘤是由整个血管段（即 V4 段、椎动脉、M1 段等）内部弹性层的弥漫性退化所致。这些类型血管瘤的特征是累及整个血管段的血管壁非囊性扩张，从而形成无颈动脉瘤。这类病变通常自然病史很差，容易出现高速生长、占位效应和破裂。它们往往呈梭形。由于易形成管腔内血栓，进而堵塞穿支血管入口，因此急性缺血性卒中的发生率较高。

图 4.11　部分血栓化的延长扩张型和梭形基底动脉瘤伴有肿块效应。（a）MPR CTA 显示为全基底动脉瘤伴大量管腔内血栓。（b）轴向 CTA 显示动脉瘤内有大量管腔内血栓。动脉瘤压迫脑干。（c）轴向 T2 加权 MRI 显示动脉瘤对脑桥造成明显肿块效应，并伴有大量血管性水肿。注意到动脉瘤吞噬整个桥前池，从而压迫多个脑神经。（d）增强后 MRI 显示管腔内血栓增强，提示其存在时间较长，并有新生血管。

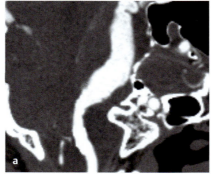
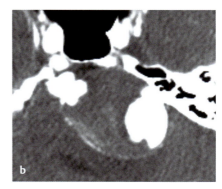
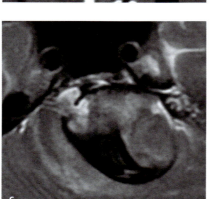
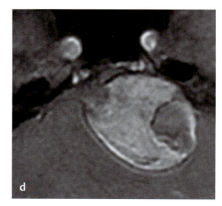

表 4.4　非囊性动脉瘤患者典型临床表现总结

动脉瘤类型	患者人口统计学	并发症	表现
纺锤型	老年，男性更常见	高血压、吸烟、周围动脉疾病、腹主动脉瘤	缺血性卒中、SAH、头痛、脑神经疾病
夹层型	年轻患者，男性更常见	结缔组织病	急性头痛、缺血性卒中少见、SAH
血疱型	年轻患者，女性更常见	无	SAH
肿胀型	年轻患者，男女比例相同	心房黏液瘤	缺血性卒中、SAH、实质内出血
真菌型	年轻患者，男女比例相同	心内膜炎、瓣膜感染	缺血性卒中、SAH、实质内出血、脑炎、发热
免疫缺陷型	儿童和青春期，男女比例相同	重度联合免疫缺陷病、HIV	缺血性卒中

缩写：SAH，蛛网膜下腔出血。

表 4.5　非囊性动脉瘤患者常规影像学检查典型表现

动脉瘤类型	管腔成像特征	最常见部位
梭形	颅内血管长段纺锤型扩张。无可辨认的颈部。可见颅内血栓。也可伴延长扩张症	椎动脉与基底动脉、ICA 海绵窦段或床突上段、M1 节段
夹层型	颅内血管局灶性纺锤型扩张，通常伴有近端狭窄/串珠征。随访时病灶形状动态变化	包括椎动脉、基底动脉、M1 节段、远端 PCA/MCA 血管在内的无分支节段
血疱型	血管壁上与致密 SAH 区域相关的微小凸起。CTA/MRA 灵敏度很低	总是位于 ICA 床突上段背侧，后交通动脉和脉络膜前动脉起始部对面。未发现分支点
肿胀型	通常为远端血管内小而不规则形状的血管瘤。常伴有脑沟部 SAH	通常累及远端 MCA 区域，因为它们是由于肿瘤栓子的血管壁浸润形成的
真菌型	通常为远端血管内小而不规则形状的血管瘤。常伴有脑沟部 SAH	通常累及远端 MCA 区域，因为它们是由于肿瘤栓子的血管壁浸润形成的
免疫缺陷型	纺锤形态	基底动脉

缩写：ICA，颈内动脉；PCA，脑后动脉；MCA，大脑中动脉；CTA，CT 血管造影；MRA，MR 血管成像。

事实上，椎-基底动脉梭形动脉瘤穿支血管梗死被认为是病变急速生长或破裂的先兆。远端栓子也可由管腔内血栓引起。巨大延长扩张型和纺锤型动脉瘤也已知伴有大量脑神经和脑干占位效应，尤其是还伴有一定程度的血管迂曲。脑积水也是脑干占位效应和第四脑室受压的常见表现形式（图 4.12）。10% 的延长扩张型和梭形动脉瘤患者有额外的腹主动脉瘤。

夹层型动脉瘤至少在颅内夹层部分讨论过。如前所述，颅内夹层可出现头痛、缺血或 SAH。未破裂的夹层型动脉瘤（即，那些出现头痛或卒中的动脉瘤）很少破裂，因为动脉瘤已经找到了"释放"的腔内压力的方法。另一方面，破裂的夹层型动脉瘤的再破裂率很高（超过了囊型动脉瘤的再破裂率，尤其是在分级差的患者中）。区分夹层动脉瘤与其他类型非囊性动脉瘤的关键因素是动脉瘤扩张前的局灶性近端狭窄。夹层动脉瘤中，壁内 T1 信号或出血虽很少见，但却是一种高度特异性的影像表现（图 4.13）。这些病变沿血管直段发生，而不发生在分叉部位。

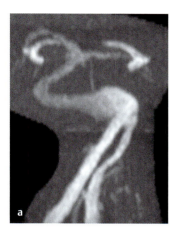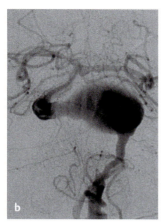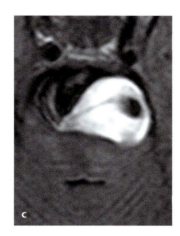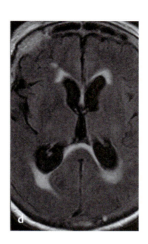

图 4.12　延长扩张型基底干动脉瘤伴脑积水。（a）MIP TOF MRA 显示延长扩张型基底动脉患者巨大基底动脉主干梭形动脉瘤。（b）脑血管造影显示巨大的基底动脉主干动脉瘤以及基底动脉明显的延长扩张。（c）轴向 T2/FLAIR MRI 显示动脉瘤的占位效应和第四脑室受压。（d）轴向 FLAIR MRI 显示脑积水伴脑室周围 T2/FLAIR 高信号，符合 CSF 流经室管膜。

图 4.13　夹层动脉瘤伴有脑梗死。（a）轴向 DWI（弥散加权成像）MRI 显示左额叶梗死。（b）TOF MRA 显示 M3 血管动脉瘤（箭头）。（c）轴向 T2 MRI 显示有洋葱皮样外观外侧裂动脉瘤，可能与壁内出血一致（箭头）。（d）轴向 SWI 磁共振显示动脉瘤内有壁内出血 / 晕状伪影，符合夹层动脉瘤（箭头）。

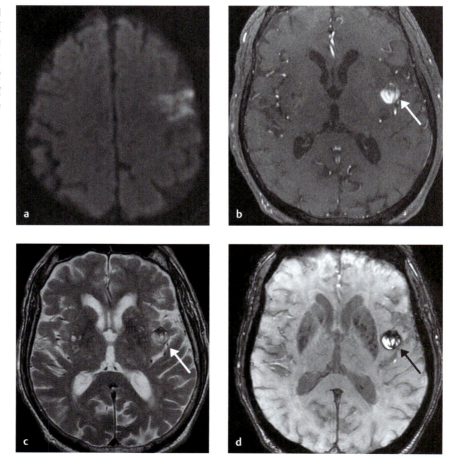

血疱动脉瘤是指沿 ICA 床突上段背侧壁（前壁）的动脉瘤，位于后交通动脉和脉络膜前动脉起始部的对面。它们由整个血管壁急性撕裂而形成。这些病变非常小，颈部较浅较宽，CTA 上约 1/3 为隐匿性。如果 CTA 检查阴性，但鞍上池一侧有致密 SAH，应怀疑为血疱型动脉瘤，应去做血管造影（图 4.14）。未破裂的血疱型动脉瘤顾名思义是不存在的，因此其治疗方法因操作者以往经验而有偏倚。

肿胀型动脉瘤和真菌型动脉瘤的表现非常相似。肿胀型动脉瘤一般由心脏黏液瘤导致的脑栓塞引起。最近发表的一项研究发现，心脏黏液瘤患者在出现缺血性脑卒中时发生肿胀型动脉瘤的风险很高，有时会在最初缺血性脑卒中后 10 年以上才发生。肿胀组织长入血管壁形成动脉瘤。在心内膜炎或瓣膜感染的情况下，真菌性动脉瘤由化脓性栓子引起。传染性颗粒刺激中性粒细胞浸润和弹性蛋白酶分泌，导致局灶性血管壁减弱。

真菌性和膨胀性动脉瘤在血管造影上有非常相似的特征，因为它们一般较小（2～3 mm），多发，形状不规则，呈囊状、纺锤形，甚至类似蘑菇。它们常伴有邻近的脑沟 SAH、实质出血或梗死（图 4.15）。感染性血管瘤在抗生素治疗下可自行消除。然而，肿胀性和真菌性动脉瘤均可迅速扩大。CTA 是筛查和随访的首选影像学方法，因为它具有较高的空间分辨率以及其对整个脑血管远端的成像能力（MRA 通常需要在颅顶有一条黑色饱和带）。

免疫缺陷性血管瘤是动脉瘤中最罕见的一种。最常见于先天性免疫缺陷幼儿或艾滋病患者。此类病变的发病机理尚不清楚。典型的影像学表现为颅内动脉多灶性梭形扩张。由于免疫缺陷性动脉瘤常伴有血管炎，因此此类病变常与缺血性脑卒中共存。

4.3.5 临床医生须知

- 动脉瘤类型以及动脉瘤潜在病因。例如，如果

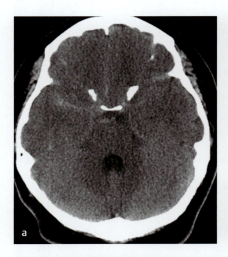
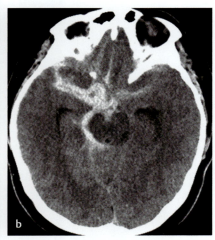
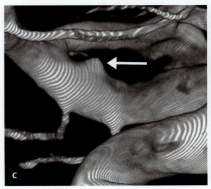
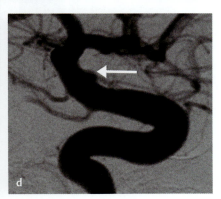

图 4.14 血疱动脉瘤破裂。（a）轴向 CT 平扫显示少量 SAH，与右侧外侧裂和鞍上池淤血不对称。（b）初始 CTA 为阴性，患者在等待血管造影时再次出血。血液局限于右侧鞍上池和外侧裂。（c）右 ICA 血管造影 3DRA 显示在 ICA 背侧壁上有一个小的宽基底血泡状动脉瘤，在脉络膜前动脉和后交通动脉起始部对面（箭头）。（d）2D-DSA 也显示了该动脉瘤。可以看到这种动脉瘤很容易在 CTA 上被错过（箭头）。

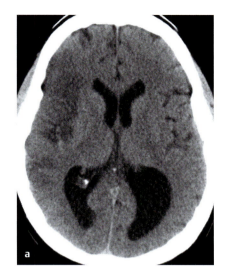
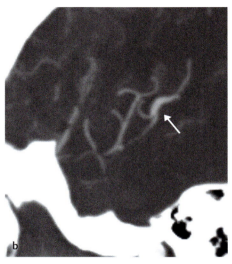
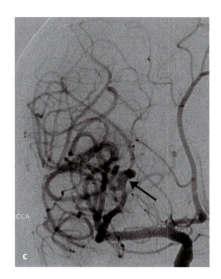

图 4.15　真菌性动脉瘤伴脑梗死。（a）该心内膜炎患者轴向 CT 平扫显示右侧 MCA 分布性脑梗死。（b）CTA 显示 M3 分支纺锤形动脉瘤（箭头）。（c）AP 右 ICA 脑血管造影显示一个扩张的梭形真菌性动脉瘤（箭头）。此类外观是这些动脉瘤的典型表现。

怀疑是真菌性动脉瘤，放射科医生应要求临床医生进行心内膜炎或其他中心性感染的检查。

- 动脉瘤对邻近非血管结构的影响（即远端栓塞引起的急性缺血性脑卒中、动脉瘤破裂引起的 SAH、脑神经占位效应）。
- 动脉瘤的多发性（尤其是梭形、感染性或膨胀性动脉瘤）。
- 动脉瘤大小、位置、形态和解剖。

4.3.6　重点内容

- 纺锤形动脉瘤主要累及后循环，自然病史较差，生长、破裂和缺血性卒中的发生率较高。有必要对这些病变密切随访。此外，应建议对这些患者进行 AAA 筛查。
- 血疱性动脉瘤在 CTA 上常有隐匿性，在血管造影上也很难识别。这些病变的再出血率很高。如果 CTA 检查阴性，且血液主要位于鞍上池一侧，应怀疑为血疱性血管瘤。
- 膨胀性动脉瘤和真菌性动脉瘤有相似的形态和影像学特征。它们更喜欢 MCA 区域，因为大部分血流（携带脓性栓子和肿瘤栓子）流经此处。多发性是这些病变的规则。

参考文献

[1] Brinjikji W, Morris JM, Brown RD, et al. Neuroimaging Findings in Cardiac Myxoma Patients: A Single-Center Case Series of 47 Patients. Cerebrovasc Dis. 2015; 40(1–2): 35–44.

[2] Nasr DM, Brinjikji W, Rouchaud A, Kadirvel R, Flemming KD, Kallmes DF. Imaging Characteristics of Growing and Ruptured Vertebrobasilar Non-Saccular and Dolichoectatic Aneurysms. Stroke. 2016; 47(1): 106–112.

[3] Sacho RH, Saliou G, Kostynskyy A, et al. Natural history and outcome after treatment of unruptured intradural fusiform aneurysms. Stroke. 2014; 45(11): 3251–3256.

[4] Krings T, Lasjaunias PL, Geibprasert S, Pereira V, Hans FJ. The aneurysmal wall. The key to a subclassification of intracranial arterial aneurysm vasculopathies? Interv Neuroradiol. 2008; 14(September) Suppl 1: 39–47.

[5] Krings T, Mandell DM, Kiehl TR, et al. Intracranial aneurysms: from vessel wall pathology to therapeutic approach. Nat Rev Neurol. 2011; 7(10): 547–559.

4.4 颅内动脉瘤血管壁成像

4.4.1 临床案例

一例 63 岁女性患者剧烈头痛持续 5 天。头部 CT 结果为阴性，但腰椎穿刺黄变。

4.4.2 影像表现描述与诊断

诊断

基底动脉尖部大型动脉瘤和后交通动脉动脉瘤。后交通动脉动脉瘤有同心增强，提示可能为破裂动脉瘤。

4.4.3 背景资料

颅内动脉瘤在生物学上是复杂病变，与不同的基础病因有关。虽然不同颅内动脉瘤的形态学特征已经有了很好的分类，但许多组织病理学和影像学研究表明，这些病变的病理生理学大多涉及血管壁。血管壁病理可包括血栓、夹层、炎症和血管滋养管增生等。以下描述的病变的组织病理学、VWI 特征和管腔影像学特征摘要见表 4.6。

4.4.4 影像表现

HR-VWI 可用于评估颅内囊性动脉瘤的自然病史。未破裂的动脉瘤病变中的血管壁增强被认为继发于血管壁炎症和血管滋养管密度增高，与形态学改变和颅内动脉瘤破裂风险较高有关。近 90% 的生长型动脉瘤和破裂动脉瘤可见同心壁增强，稳定型动脉瘤中仅有 30% 有同心壁增强（图 4.17）。总体来说，动脉瘤壁增强是动脉瘤不稳定的一个敏感性标志物，但不是特异性标志物。可以想象，将动脉瘤壁增强视为动脉瘤脆弱性和破

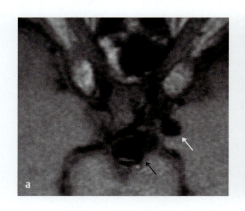
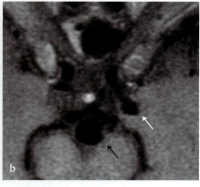

图 4.16 基底动脉尖部动脉瘤和后交通动脉动脉瘤的血管壁成像（VWI）。（a）非增强 T1 VWI 研究显示后交通动脉（白色箭头）和基底动脉尖部（黑色箭头）动脉瘤。（b）增强后成像显示后交通动脉动脉瘤壁增强（白色箭头）以及基底动脉尖部动脉瘤无增强（黑色箭头）。后交通动脉动脉瘤被紧急治疗。

表 4.6 不同类型颅内动脉瘤 VWI 表现总结

动脉瘤类型	VWI 特征
囊性	未破裂动脉瘤：一般 T1 CE 成像无血管壁增强。 破裂动脉瘤 / 生长动脉瘤：90% 患者 T1 CE 成像有同心壁增强。
纺锤型	可能与生长有关的固有 T1 高信号和钆造影剂成像增强
夹层	新月型 T1 高信号，壁 / 假腔增强，内膜瓣
部分血栓性	洋葱皮样外观伴血栓形成周边 T1 高信号。无增强→生长速度降低
真菌性 / 肿块性	一般存在环形增强，意义不明确
部分血栓性	洋葱皮样外观伴血栓形成周边 T1 高信号。无增强→生长速度降低

缩写：T1CE，T1 对比增强。

裂的生物标志物，可能需要更紧急的治疗而不是保守治疗，尤其是在囊状性动脉瘤中。一些病例被证明，动脉瘤壁增强在多发性颅内动脉瘤患者 SAH 中是有用的。很对针对多发性颅内动脉瘤

和 SAH 患者的系列研究发现，破裂的动脉瘤表现出明显的血管壁增强，而未破裂的动脉瘤缺乏增强。囊性动脉瘤非环状血管壁增强的意义仍有待观察（图 4.18）。

图 4.17　明显的环周壁强化示例。(a) CTA 的冠状 MIP 显示右 MCA 动脉瘤向下凸出。(b) 增强前 T1 VWI 序列与 (c) 增强后 T1 VWI 序列显示动脉瘤的明显的环周壁强化。

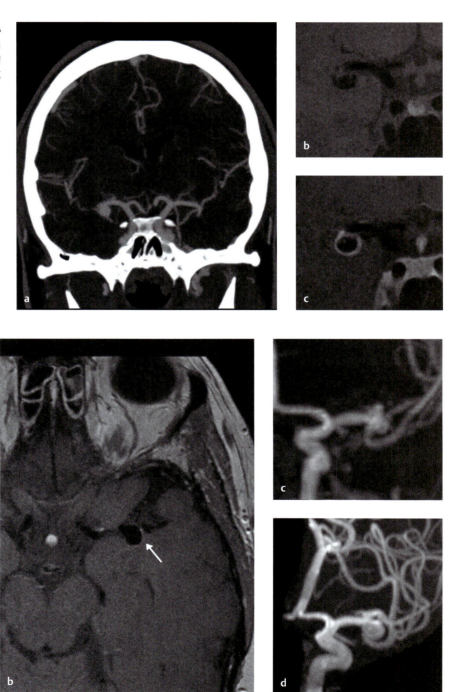

图 4.18　生长性 MCA 分叉动脉瘤轻度壁增强。(a) 增强前 T1 VWI 与 (b) 增强后 T1 VWI 显示左侧 MCA 分叉动脉瘤的轻度壁增强（箭头）。(c) 初次评估时的 MRA 显示 4 mm 的 MCA 分叉动脉瘤。(d) 1 年内动脉瘤增长到 7 mm。

夹层动脉瘤的主要 VWI 特征是存在急性壁内出血，导致新月形 T1 高信号区域。在动脉瘤扩张的近端紧邻处往往有一个管腔狭窄的区域。夹层动脉瘤也常在分叉以外的位置形成，其特点是形状不规则。许多研究利用高分辨率 VWI 来识别夹层动脉瘤。研究表明，高分辨率 VWI 比传统多序列 MRI/MRA 对检测壁内高信号的敏感性更高。而高信号是这些病变的特异性特征，但不是敏感特征（图4.19）。2 项颅内夹层动脉瘤研究表明，3T T1 加权高分辨 MRI 成像也能有效检测内膜瓣和双腔征。而这往往是 MRA 和 CTA 等无创腔内成像技术难以检测到的。高分辨 MRI 成像上的血管壁异常增强也被描述为继发于假腔内血流缓慢和（或）血管滋养管增生。能够区分夹层动脉瘤和继发于梭形与囊状动脉瘤的壁内出血非常重要，因为夹层动脉瘤可能有更加恶性的自然病史，通常需要采用主干血管闭塞、颅内支架或血流导向装置等技术进行治疗。需要指出的是，并不是所有夹层动脉瘤都会有壁内出血，因为这在夹层的慢性阶段就会解决。

纺锤形动脉瘤不论有无血栓都是复杂病变，有许多潜在病因。一些作者认为，这些病变中的许多病变，特别是有腔内血肿的病变，是动脉夹层愈合的结果。许多动脉瘤是由于血管内弹性膜碎裂伴内膜新生血管和壁内出血所致。血管壁炎症也被认为在这些病变的生长和形成中起着一定的作用。这些病变如果出现壁内出血，一般预后较差。一些常规分辨率的 MRI 研究显示，壁上 T1 高信号与壁内出血相符，而动脉瘤壁钆剂增强预示动脉瘤生长。

4.4.5 临床医生须知

- 动脉瘤钆造影剂团注增强前特征包括固有 T1 高信号、壁内血栓和区域管壁增厚。
- 动脉瘤囊增强程度和动脉瘤囊增强位置。
- 多发性动脉瘤和 SAH 情况下，增强的动脉瘤经常是罪犯病灶。

4.4.6 重点内容

- 脑动脉瘤同心壁增强是脑动脉瘤壁不稳定、未来增生和破裂的敏感标志而非特异性标志。无壁增强的动脉瘤生长速度较低。
- 梭形动脉瘤的血管壁 T1 信号与血管瘤的生长和破裂风险增加有关。
- 有些，但非所有夹层动脉瘤会出现壁内出血。慢性夹层动脉瘤有时与梭形动脉瘤无法区分。

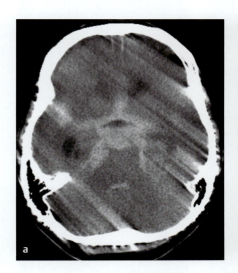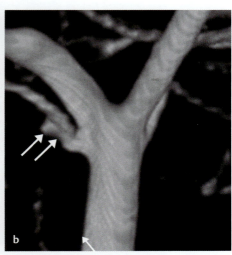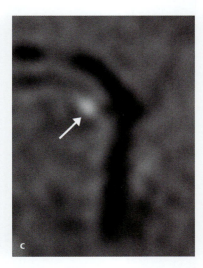

图 4.19　SCA 夹层动脉瘤案例。（a）CT 平扫显示弥漫性 SAH。（b）3DMRA 显示一个不规则的动脉瘤伴 SCA 起始部微小内膜瓣（箭头）。（c）增强前 VWI 显示壁 T1 高信号，表现符合夹层动脉瘤（箭头）。

参考文献

[1] Krings T, Mandell DM, Kiehl TR, et al. Intracranial aneurysms: from vessel wall pathology to therapeutic approach. Nat Rev Neurol. 2011; 7(10): 547–559.

[2] Brinjikji W, Mossa-Basha M, Huston J, Rabinstein AA, Lanzino G, Lehman VT. Intracranial vessel wall imaging for evaluation of steno-occlusive diseases and intracranial aneurysms. J Neuroradiol. 2017; 44(2): 123–134.

[3] Lehman VT, Brinjikji W, Mossa-Basha M, et al. Conventional and highresolution vessel wall MRI of intracranial aneurysms: current concepts and new horizons. J Neurosurg. 2018; 128(4): 969–981.

4.5   动脉瘤治疗后成像

4.5.1   临床案例

一例 63 岁女性患者，既往有弹簧圈治疗远端 PICA 动脉瘤史。常规随访 MRA（图 4.20）。

4.5.2   影像表现描述与诊断

TOF MRA 显示动脉瘤穹窿内弹簧圈和分层血栓形成的晕状伪影。无复发证据。但钆造影剂团注增强 MRA 显示有大面积复发，并经血管造影证实。

4.5.3   背景资料

对所有接受过治疗的颅内动脉瘤患者，强制进行随访造影。依赖于最初的表现形式（破裂与未破裂——基础血管病变的类型），动脉瘤复发是血管内弹簧圈治疗后的常见现象。大约 20% 的动脉瘤会复发并需要再治疗。经血流导向装置治疗的动脉瘤可能对再治疗反应不佳，需要放置额外血流导向装置。即使是夹闭治疗的动脉瘤也可能复发。许多外科医生对夹闭治疗患者进行密切观察。鉴别动脉瘤复发很重要，因为动脉瘤复发和残存的动脉瘤仍有破裂风险。

考虑到脑血管造影的成本和风险，许多中心已转向无创性成像技术来随访手术或血管内治疗患者。不出所料，CTA 和 MRA 是动脉瘤随访中最常用的两种成像技术。最近，人们对锥形束 CT 用于动脉瘤随访也产生了兴趣。

各中心对治疗后动脉瘤随访造影的时间不尽相同。对于动脉瘤完全栓塞的患者以及颈部残存较小且稳定无变化的动脉瘤患者，通常在 3～6 个月、12～24 个月、3～5 年后，然后每隔 3～5 年进行一次随访造影。如果颈部残余有增大，则每年进行一次随访造影。如果残余较大需要进行治疗，建议进行 DSA。

4.5.4   影像表现

弹簧圈栓塞是颅内动脉瘤治疗的最常见方式。

囊内弹簧圈由铂金组成，在 CTA 上可产生大量的条纹伪影，在 MRA 上可产生晕状伪影。过去几年，已经清楚钆造影剂团注增强 MR 血管造影是评价弹簧圈填塞治疗后颅内动脉瘤复发的理想的常规成像技术。与 TOF 造影相比，钆剂造影剂团注增强 MR 血管造影对大复发和小复发的检出率都较高。对于有钆基造影剂禁忌证的患者，3D-TOF MRA 也很有效，其敏感性和特异性均超过 85%（图 4.21 和图 4.22）。在评估弹簧圈填塞后的动脉瘤时，可使用一个简单的三级量表。（1）完全闭塞（即无颈部充盈或线圈间缝中无造影剂显影），（2）颈部残余（颈部造影不透明，但线圈间缝无造影剂填充），（3）动脉瘤残余（动脉瘤囊本身造影不透明或线圈间缝有造影剂填充）。由于存在大量金属条纹伪影，CTA 不适于动脉瘤弹簧圈填塞治疗后的随访。

血流导向和支架辅助弹簧圈填塞在颅内动脉瘤治疗中越来越普遍。再次声明，支架治疗的动脉瘤最常用的随访影像学方法是 MR 血管造影。在 MR 上，支架表现为管腔内微小的信号空洞。由于磁易感性和法拉第笼效应的共同作用，支架的 MR 成像比较困难。支架和血流导向装置治疗的动脉瘤的随访宜采用对比增强 MRA，因为主干血管内信号损失较少，而动脉瘤颈部信号较多。需要指出的是，即使是 CEMRA 也会导致支架内狭窄的过度诊断。支架内狭窄是支架或血流导向装置治疗的一种非常罕见（＜ 5%）的良性并发症。但在某些情况下，它可以严重限制血流。在高度怀疑支架内狭窄的情况下，应考虑 CTA 或 DSA。CE-MRA 对动脉瘤复发的检测灵敏度和特异性分别为 83 和 100%，而 TOF MRA 分别为 50 和 100%。除了评估动脉瘤的充盈度和主干血管的通畅度外，还应注意动脉瘤所覆盖的任何分支血管的通畅度，因为随着时间的推移，多达 20% 被血流导向支架覆盖的分支血管会被堵塞。CTA 对血流导向装置治疗的动脉瘤，尤其是对评估主干血管的通畅度非常有用。然而，只要动脉瘤内有金属弹簧圈，CTA 的效用就受到限制。

对于血流导向装置治疗需要指出的一个重要事实是，由于血流导向不需要在动脉瘤囊内放置任何

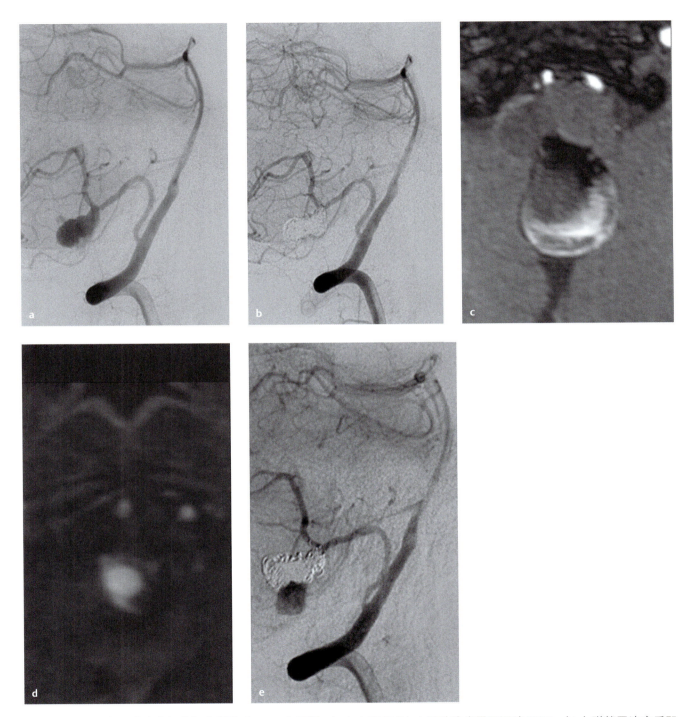

图 4.20 PICA 夹层动脉瘤复发仅在增强后 MRA 上可见。(a)大型 PICA 夹层动脉瘤累及远端 PICA。(b)弹簧圈治疗后即刻血管造影显示完全消除(obliteration)。(c)TOF MRA 显示动脉瘤内弹簧圈和层状血栓导致的晕状伪影。(d)然而,对比增强 MR 血管造影(CE-MRA)显示动脉瘤大的复发,造影剂进入瘤腔内。(e)随访血管造影显示动脉瘤大型复发。

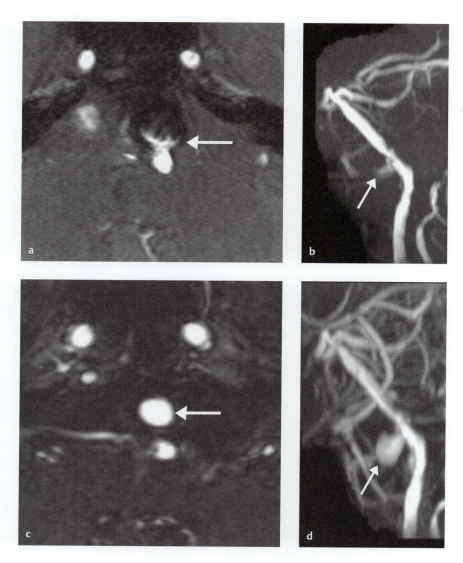

图 4.21 基底动脉干动脉瘤复发在 CE-MRA 上显影最佳。(a-b) TOF MRA 显示弹簧圈造成的晕状伪影以及一处小的复发（箭头）。(c-d) CE MRA 显示大得多的复发，在三维 MIP 上更加突出（箭头）。

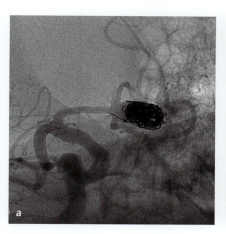
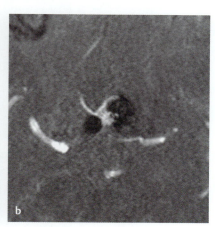

图 4.22 弹簧圈脱落区域的晕状伪影。(a) 弹簧圈治疗的前交通动脉动脉瘤，有一个小尾部突出到 A1 节段。脱落区域存在该弹簧圈的一个铁磁成分。(b) CE MRA 显示一个大型复发，并且在 A1 节段存在一个来源于铁磁成分的晕状伪影。确保不要将其误认为移位的弹簧圈！

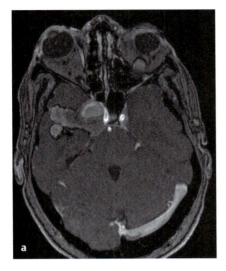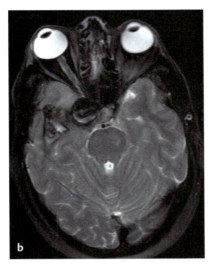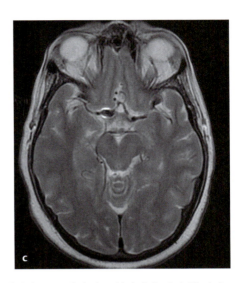

图 4.23 ICA 巨大动脉瘤，经分流后完全重塑。（a）团注增强 MRA 显示 ICA 海绵体段巨大动脉瘤，其内大部分血栓形成，并有一个大型继发小叶或子囊。（b）T2 MRI 也证实了动脉瘤的存在，并对颞叶产生相关占位效应。（c）血流导向装置治疗18 个月后，动脉瘤已完全消退，占位效应也完全消失。此为典型血流导向装置治疗动脉瘤。

东西，随着时间的推移动脉瘤会逐渐缩小并完全消失。图 4.23 显示了一例伴占位效应的 ICA 海绵窦部巨大动脉瘤，血流导向治疗后完全消失。

动脉瘤治疗后成像领域中，使用静脉内造影的平板探测器 CTA 越来越受到关注（图 4.24）。随着现代平板探测器的改进，现在已经能够实现支架和血流导向支架治疗后动脉瘤的高质量成像。这种类型的成像必须在血管造影室中进行，此类成像的常规操作的最佳工作流程尚未建立。由于其高空间分辨率，平板 CTA 确实可以对支架壁贴合、支架扭结和腔内血流进行完美评估。

对于经夹闭治疗（clipped）的动脉瘤，最实用的成像技术是 CTA。由于金属夹有太多晕状伪影，即使经过金属伪影校正，也无法在 MRA 上准确评估动脉瘤颈部和主干血管。MDCTA 也不是完美的，但是为评估主干动脉和颈部残余是否存在提供了最好机会。目前，平板探测器 CTA 和数字减影 CTA 正被评估用于随访经夹闭治疗的动脉瘤，并显示出希望。然而，这些技术尚未广泛使用。

4.5.5　临床医生须知

- 对经弹簧圈治疗的动脉瘤患者：是否存在动

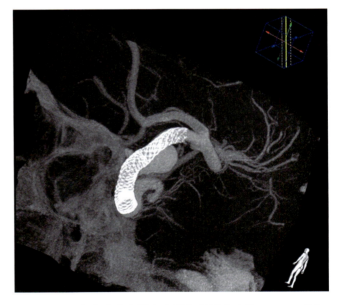

图 4.24 床突旁动脉瘤单血流导向装置治疗的 IV CTA 成像。

脉瘤残余或颈部残余。

- 对支架治疗的动脉瘤患者：残余动脉瘤填充、支架内狭窄、分支血管通畅性和血管壁贴合性。
- 对夹闭治疗的动脉瘤患者：能观察到主干血管的情况，影像学方法对评估复发、是否存在颈部残余或动脉瘤残余以及分支血管通畅性有多大的可靠性。

4.5.6 重点内容

- 对于血管内治疗的动脉瘤，评估动脉瘤填充的首选成像方式是钆造影剂团注增强 MRA。
- 对于经血流导向装置和支架治疗的动脉瘤，钆造影剂团注增强 MRA 会高估支架内狭窄程度。对临床上高度怀疑支架内狭窄的患者，应考虑 CTA 或 DSA。
- MDCTA 和平板 IV-CTA 是评价夹闭治疗动脉瘤的最佳成像方式。

参考文献

[1] Soize S, Gawlitza M, Raoult H, Pierot L. Imaging Follow-Up of Intracranial Aneurysms Treated by Endovascular Means: Why, When, and How? Stroke. 2016; 47(5): 1407–1412.

[2] Hänsel NH, Schubert GA, Scholz B, et al. Implant-specific follow-up imaging of treated intracranial aneurysms: TOF-MRA vs. metal artifact reduced intravenous flat panel computed tomography angiography (FPCTA). Clin Radiol. 2018; 73(2): 218.e9–218.e15.

[3] Kaufmann TJ, Huston J, III, Cloft HJ, et al. A prospective trial of 3 T and 1.5 T time-of-flight and contrast-enhanced MR angiography in the follow-up of coiled intracranial aneurysms. AJNR Am J Neuroradiol. 2010; 31(5): 912–918.

脑动静脉畸形（AVMs）与硬膜动静脉瘘（dAVFs）

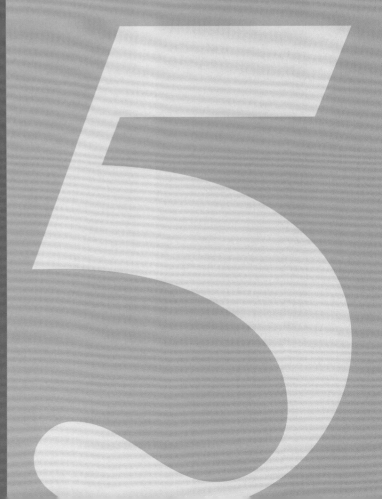

5.1 AVM 血管构造评估

5.1.1 临床案例

一例 47 岁女性患者新发癫痫发作（图 5.1）。

5.1.2 影像表现描述与诊断

诊断

瘘型动静脉畸形（AVM）位于左顶叶，有多支供血动脉形成动脉瘤，明显肥大的 MCA 分支提示有瘘的成分，多个血管巢内动脉瘤，大型静脉囊和长的引流静脉。

5.1.3 背景资料

脑动静脉畸形比颅内动脉瘤要罕见得多，估计每 10 万人中有 20 例。这些病变被认为是在子宫内或生命早期形成的。然而，也有少数成年患者发生新发 AVM 的报告。AVM 可以有多种表现形式，包括破裂、癫痫发作、头痛、认知能力下降、无力、感觉改变或杂音等。据估计，脑 AVM 破裂的风险为每年 2%～3%。确定患者一生中脑 AVM 出血风险的一个简单公式为 105-（以年为单位的患者年龄）。

评估 AVM 时需要考虑多种特征。最著名的 AVM 分级方案也许是 Spetzler-Martin 分级法。该方案根据 AVM 的大小、功能区和静脉引流情况将 AVM 分为以 1～5 级，以确定患者手术切除后的神经功能障碍风险（表 5.1）。该量表既不能评估自然病史，也不能确定放射外科或栓塞治疗的危险因素或成功率，因此不能用于描述出血风险或手术以外其他治疗的潜在成功率和并发症发生率。通过对脑

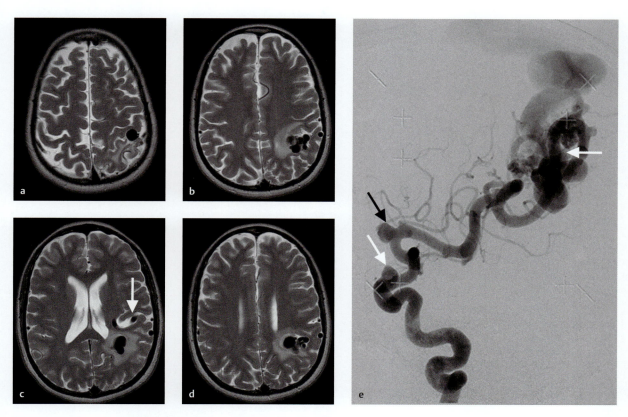

图 5.1 一例 47 岁女性患者癫痫发作。（a-d）四张 T2-加权 MRI 片显示，在左顶叶有一个相对致密血管巢的 AVM 病灶。左侧 MCA 分支明显肥大并为 AVM 供血（白色箭头）。AVM 有一个大型静脉囊，四周环绕相关的水肿和血栓。（e）左 ICA 脑血管造影显示左 ICA 颈段部分迂曲。在 ICA 眼动脉旁段和 MCA 分叉的近端存在多个血流相关动脉瘤（对角线箭头）。左 MCA 远端存在供血动脉瘤。AVM 有瘘的成分（水平白色箭头），下潜至大静脉袋和膨大部。引流静脉明显扩张且延续较长。瘘成分、水肿的血栓性静脉袋、引流静脉延续较长，都是 AVM 患者癫痫发作的危险因素。

AVM 的影像学特征的广泛研究，现在对哪些血管结构特征对于了解 AVM 自然病史、病理生理学和治疗决策很重要有了更深入的了解。这一章将着重于定义各种血管结构术语。这些术语将在后面的章节中详述。这些术语摘要见表 5.1。

5.1.4 影像表现

将 AVM 血管结构划分为 3 个部分是有帮助的。① 动脉；② 动静脉连接；③ 引流静脉。每一个组成部分都有一定特点。这些特点可以改变自然病史，影响临床治疗，或影响临床表现。

AVM 可以有一条或多条供血动脉。通常情况下，主要供血动脉是大的，而其他供血动脉则口径较小。确定供血动脉分支位置、大小和迂曲度等特征对手术或血管内治疗的规划很重要。非常高血流量的 AVM 也可与颈部动脉迂曲度有关。非常浅表的 AVM 较大且常有出血。偶然情况下它们可从颈外动脉（ECA）发展出硬膜动脉供血。若无常规血管造影相助，这些很难识别。供血动脉特征也可为过路型（即一条主干动脉的多个分支为血管巢供血）或直接型（即单条动脉直接进入病巢）。最后，供血动脉动脉瘤应予以识别和定性，因为脑 AVM 相关的

表 5.1 AVM 血管构造特征

节　段	血管构造特征	释　义
供血动脉	动脉扩张	血管直径增加超过 50%
供血动脉	近端血流相关动脉瘤	动脉瘤位于 Willis 环，但不在 AVM 的供血动脉上
供血动脉	远端血流相关动脉动脉瘤	动脉瘤沿 AVM 的直接供血动脉分布
供血动脉	病灶周围血管形成	从供血动脉以外的动脉分支间接向 AVM 外周供血
供血动脉	供血动脉数量	形成瘘管成分或汇合在病灶上的动脉数量
AV 连接	瘘管成分	动脉直连静脉，无巢状病灶
AV 连接	病灶内动脉瘤	位于血管巢内的动脉瘤
AV 连接	病灶成分	动静脉间丛状连接
AV 连接	过路型血管巢	起自单一大血管的多支小血管陆续向血管巢供血
AV 连接	终端血管巢	供血动脉终结于丛状病灶
AV 连接	弥散血管巢	脑部弥散大型病灶
AV 连接	致密血管巢	病灶边界清晰，脑内不弥散
静脉引流	静脉膨大	静脉显著扩张
静脉引流	引流静脉延续较长	引流静脉在浅表延续超过 3 cm
静脉引流	静脉流出道狭窄	血管直径降低 50% 或更多
静脉引流	假静脉炎征象	脑循环静脉相中的脑静脉迂曲性充血
静脉引流	静脉逆流	引流静脉逆流入皮质或深部静脉系统
静脉引流	引流静脉数量	引流 AVM 血管巢的静脉数量
静脉引流	深静脉引流 vs. 浅表静脉引流	引流至大脑内静脉或 Galen's 静脉系统 vs. 皮质静脉引流至上矢状窦或横窦 / 乙状窦

高流量状态使这些动脉瘤有破裂的风险。高达 20% 的脑 AVM 有供血动脉动脉瘤，要么是沿血管巢近端紧邻血管巢的供血动脉分布，要么是血流相关动脉瘤沿 Willis 环分支血管甚至 AVM 对侧分布。相当一部分病例有多发性的供血动脉动脉瘤（图 5.1）。

另一种动脉现象为 AVM 的病理生理学和症状表现提供了一些启示，那就是巢周血管生成。在某些情况下，AVMs 需要大量血流，以至于它们开始招募次生供血动脉。这些动脉为主要供血动脉提供更多血流。这导致 AVM 外围的软脑膜侧支肥大。在 MRI 上，他们往往扩张并迂曲沿脑沟延伸，但缺乏血管巢的致密外观。鉴别这些血管是很重要的，因为错误的栓塞、放疗或手术切除新生血管可能导致正常脑组织的梗死（图 5.2）。

动静脉连接是脑 AVM 最薄弱的血管结构点。血管巢位置与功能区脑组织的关系很重要。功能区域列表在表 5.2 中提供。血管巢大小对于规划外科、血管内科和放射外科介入治疗很重要。最好是用三维测量血管巢来计算体积，因为特定体积阈值表明对放射外科治疗反应较差（即超过 12cc）。血管巢应定性为弥漫型或致密型。大多数血管巢是紧密型的，没有任何脑组织介入。弥漫型血管巢是指血管间有正常脑组织穿插的血管巢。AVM 也应评估是否有多个穿插性血管巢（即所谓的多室性 AVM）。有

些脑 AVM 可以刺激形成直接动静脉瘘，而不存在血管巢——对这类病变的鉴别需要仔细观察所有供血动脉和引流静脉的走行。这些由瘘形成的分流可导致动脉盗血现象和非出血性神经功能障碍。巢内动脉瘤应予以识别，并密切观察其大小或形状的变化。巢内动脉瘤已被证明有较高的破裂风险，往往是出血性脑 AVM 的破裂点，且常位于血肿中心。

评估 AVM 血管结构时常忽视引流静脉，但它往往是了解 AVM 表现和自然病史的关键。放射科医生往往倾向于描述引流静脉的位置和方向（即深静脉和浅静脉），但这只有助于了解手术风险，而不是临床表现或自然病史。静脉扩张，俗称静脉血管瘤，破裂风险更高。这些静脉扩张也可以形成部分血栓，造成占位效应。引流静脉狭窄的破裂风险也较高，因为它导致巢内压力增加。狭窄最常见于

表 5.2　Spetzler–Martin 分级

AVM 大小	相邻的功能区	引流静脉
＜ 3 cm = 1	非功能区 = 0	只有浅静脉 = 0
3～6 cm = 2	功能区 * = 1	深静脉引流 = 1
＞ 6 cm = 3		

* 功能区位置被定义为感觉运动、语言或视觉皮质、下丘脑、丘脑、脑干、小脑核或与这些结构直接相邻的区域。

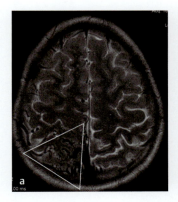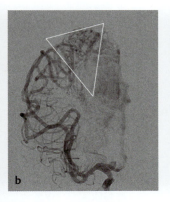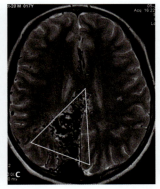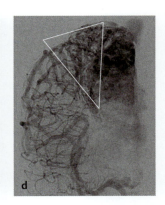

图 5.2　新血管生成与血管巢。（a）轴向 T2-加权 MRI 显示一个楔形的血管增加区域（白色三角形）。这些血管都在脑沟内，没有形成像血管巢一样的外观。这是新血管生成的典型外观。（b）AP 右 ICA 血管造影在它们向右侧旁正中区，AVM 延续时显示了这些血管。它们是肥大的软脑膜侧支，无起自这些分支动静脉分流（白色三角形）。（c）轴向 T2-加权 MRI 显示该患者的实际血管巢是一个楔形、无正常脑组织楔入的血管巢。这些血管更加致密（白色三角形）。（d）AP 右 ICA 脑血管造影显示致密血管巢存在动静脉分流（未标示）。巢周血管形成紧邻在血管巢侧面，呈杂乱、不紧密外观（白色三角形）。

引流静脉和硬脑膜静脉窦交界处，但也可发生在任何地方。AVM 周围静脉充血的证据也应评估。CTA 或 SWI MRI 上穿髓静脉扩张就是最好的证明。静脉充血常与静脉狭窄或血栓形成继发的流出道阻塞有关，可导致出血或非出血性神经系统症状。最后，引流软脑膜静脉的走行很重要，需对其进行评论。软脑膜引流静脉的走行很长，预示着癫痫发作和其他非出血性神经系统症状的发生率较高。其原因在于高压下的引流静脉太长也不能对正常脑实质进行引流。在这种情况下，受累部位出现静脉充血的情况并不少见（图 5.1、图 5.3）。

5.1.5　临床医生须知

- AVM 的基本特征包括大小、位置、周围大脑功能区、静脉引流模式。

- 脑 AVM 的血管结构薄弱点包括巢内动脉瘤、血流相关动脉瘤、静脉怒张、静脉狭窄、深部静脉引流、单血管引流和位于后颅窝。

- 是否出现皮质静脉和穿髓静脉扩张，能够影响非破裂 AVM 的临床表现。

5.1.6　重点内容

- AVM 特征与将来高出血风险有关，包括先前出血、巢内动脉瘤、静脉狭窄或怒张、深部静脉引流、单静脉引流以及位于深颅窝或后颅窝。

- AVM 特征与非出血性神经功能障碍的高风险有关，包括高血流分流、静脉充血或流出道堵塞、软脑膜引流静脉走行长、动脉盗血。

- Spetzler-Martin 评分与手术风险有关而与自然病史无关。

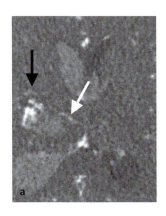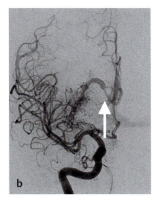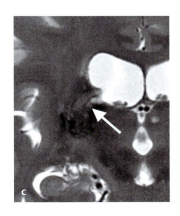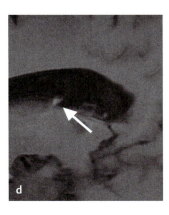

图 5.3　引流静脉狭窄导致血栓形成。（a）右丘脑内囊区 AVM 破裂。血管巢很容易识别（黑色箭头）。然而，内侧走行的引流静脉似乎狭窄或显影欠佳（白色箭头）。（b）右 ICA 脑血管造影显示 AVM 和局灶引流静脉狭窄（白色箭头）。（c）6 个月后，重复 MRI 显示引流静脉位置弯曲的 T2 高信号结构（白色箭头）。（d）该静脉 T1 高信号（白色箭头）。在此期间，狭窄的引流静脉形成血栓，导致脑 AVM 消除。在这种情况下，引流静脉狭窄是出血的一个危险因素，有助于 AVM 的自行消退。

参考文献

[1] Geibprasert S, Pongpech S, Jiarakongmun P, Shroff MM, Armstrong DC, Krings T. Radiologic assessment of brain arteriovenous malformations: what clinicians need to know. Radiographics. 2010; 30(2): 483–501.

[2] Mokin M, Dumont TM, Levy EI. Novel multimodality imaging techniques for diagnosis and evaluation of arteriovenous malformations. Neurol Clin. 2014; 32(1): 225–236.

[3] Leclerc X, Gauvrit JY, Trystram D, Reyns N, Pruvo JP, Meder JF. [Cerebral arteriovenous malformations: value of the non invasive vascular imaging techniques]. J Neuroradiol. 2004; 31(5): 349–358.

5.2 破裂脑 AVM 评估

5.2.1 临床案例

一例 47 岁女性患者突发剧烈头痛伴意识丧失。

5.2.2 影像表现描述与诊断

诊断

小脑蚓部 AVM 破裂伴血管巢内动脉瘤及脑实质和脑室内出血。该巢内动脉瘤直接凸入大血肿内（图 5.4）。

5.2.3 背景资料

脑 AVM 破裂给神经血管专家的外科治疗和血管内治疗带来了重大的临床挑战。管理这些病变的关键挑战之一是决定何时和如何治疗。与颅内动脉瘤破裂不同，目前建议在尝试治愈破裂的 AVM 患者之前，最好至少等待一个月时间。其原因有两方面：首先，许多研究表明，先经康复治疗然后转入 AVM 切除治疗的患者比急性期即刻治疗的患者效果更好；其次，在某些情况下，AVM 破裂造成血肿可压迫部分血管巢或其中一条引流静脉，导致部分 AVM 在影像上看不到。在有血肿的情况下处理病变可能导致治疗不彻底。对于大血肿引起占位效应的

患者，紧急行减压术或血肿引流术毫无疑义。但是，即使在这种情况下，也不建议切除 AVM。

越来越多的文献提示，在脑 AVM 破裂急性期针对巢内动脉瘤和供血动脉动脉瘤治疗可能是有益的。在脑 AVM 伴发动脉瘤和脑 AVM 破裂患者中，再出血率为每患者每月 11%，而未伴发动脉瘤的患者再出血率仅为每患者每月 1%。正因为如此，神经放射科医生必须找出破裂 AVM 内的任何和所有血管造影薄弱点。每当遇到破裂 AVM，神经放射科医生都应该问自己"AVM 的哪个部位破裂了？"。在破裂 AVM 中，约 50% 病例的出血原因是伴有动脉瘤。

5.2.4 影像表现

再次强调，评估已破裂脑 AVM 的血管影像学薄弱点有助于将 AVM 血管结构分为 3 个部分。① 供血动脉；② 动静脉连接 / 血管巢；③ 引流静脉。这些组成部分都有其特征，会影响 AVM 破裂患者的临床治疗。

供血动脉动脉瘤约占脑血管瘤破裂的 20%。这些病变的病理生理学基础被认为是潜在的血管缺陷或血流动力学应力、血管活性物质和血管重塑引起的功能改变之间动态相互作用的结果。血流相关的动脉瘤有 3 种类型：每一种类型的严重程度不同。非相关动脉瘤是指在颅内循环中形成，但离 AVM

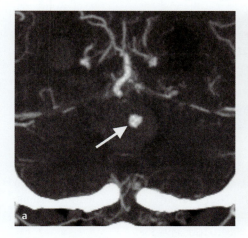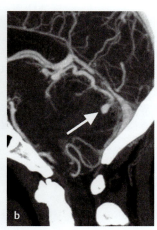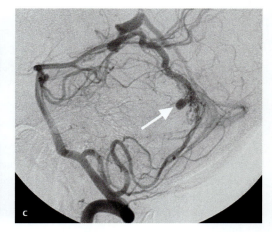

图 5.4 小脑蚓部动脉瘤破裂伴巢内动脉瘤凸入血肿。（a）冠状 CTA 显示一个大型小脑蚓部血肿伴一个 4 mm 的血管瘤（箭头）直接凸入出血腔。（b）矢状 CTA 证实了该动脉瘤向前凸入出血腔内（箭头）。（c）左椎动脉脑血管造影显示在小脑蚓部后表面上的 AVM，其引流静脉沿蚓部表面走行。如 CTA 所示，巢内动脉瘤向前方突出（箭头）。

本身较远的动脉瘤。这些病变可以像其他颅内动脉瘤一样破裂，但破裂的部位离 AVM 本身很远。一个非相关动脉瘤的例子是右额叶 AVM 患者的左侧 MCA 动脉瘤。关于血流相关动脉瘤，我们分为近端和远端血流相关动脉瘤。近端血流相关动脉瘤位于 AVM 直接供血动脉附近的血管上。这些动脉瘤位于 ICA、Willis 环、MCA（M1 段或分叉）或椎-基底动脉干上。近端血流相关动脉瘤的一个例子是由 M2/M3 分支供血的左外侧裂 AVM 患者于左 M1 节段存在动脉瘤。远端血流相关动脉瘤位于直接供应 AVM 的动脉上（图 5.5）。动脉瘤靠近 AVM 的距离与破裂风险直接相关。

高达 50% 的 AVM 破裂有巢内动脉瘤存在。这些病变在已经脆弱的血管巢内形成薄弱点，一旦出现，往往就是出血的罪魁祸首。通常情况下，巢内动脉瘤会直接向血肿腔内突出。当这种情况发生时，可以肯定该动脉瘤本身就是出血的罪魁祸首。传达这一信息非常重要，因为可以进行针对性的血管内治疗或手术治疗，以排除这些巢内动脉瘤，同时保留 AVM 的其余部分。

引流性静脉病变也可引起出血。静脉怒张和静脉曲张俗称静脉血管瘤，可发生破裂。这些出血可不同于脑实质大型血肿或仅在静脉曲张周围的局部出血（图 5.6）。静脉曲张破裂也常伴有局部血栓形成。如果不针对 AVM 整体，则很难对这些病变进行针对性的治疗。但静脉曲张破裂的存在意味着已破裂的 AVM 自然病史较差，需要早期治疗。AVM 破裂也可由引流静脉狭窄或闭塞 / 血栓形成引起。引流静脉狭窄或血栓形成可导致破裂，原因是相关的巢内压升高。引流静脉狭窄也与较高的再破裂率有关，也需

图 5.5 一例软脑膜直接动静脉瘘患者远端供血动脉动脉瘤。（a）冠状 NCCT 显示左颞叶出血以及颞角和左侧脑室内出血。有一个巨大的静脉曲张迫使左颞叶向上移位（＊）。（b）左 ICA 脑血管造影显示沿左颞叶下表面软脑膜直接动静脉瘘。有一个远端供血动脉动脉瘤可能是破裂的罪魁祸首（箭头）。请注意第二个 AVM 的存在。它由左 MCA 的一个前支供血（圆圈）。

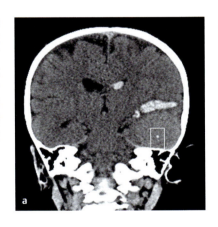
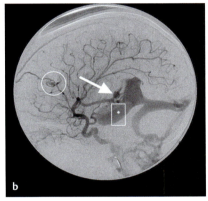

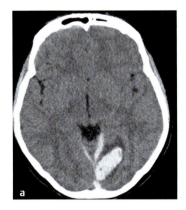
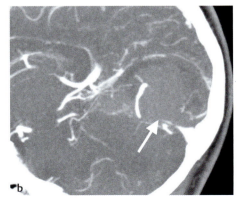
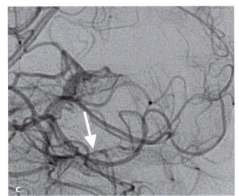

图 5.6 AVM 引流静脉狭窄导致的左侧枕部血肿。（a）CT 平扫显示左枕部血肿，周围有血管性水肿。（b）CTA 矢状重建显示沿血肿外围的大血管，这可能是引流静脉。然而，当它向窦延伸时，我们失去了其踪迹（箭头）。这提示该引流静脉狭窄或闭塞。这很可能是血肿的罪魁祸首。（c）左椎动脉数字减影血管造影（DSA）显示血管巢和引流静脉。肯定有引流静脉狭窄（箭头）。由于有出血风险，该 AVM 被紧急治疗。

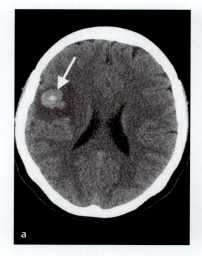 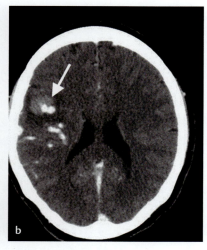 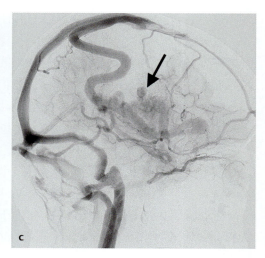

图 5.7　静脉曲张破裂。（a）CT 平扫显示局灶性出血伴周围血管源性水肿（箭头）。（b）CTA 显示为右额部 AVM。AVM 伴有一个大型静脉曲张，里面造影剂充盈（箭头）。静脉曲张周围有出血和血管源性水肿。（c）左 ICA 血管造影显示指向上方的静脉曲张（箭头）。

要早期治疗（图 5.7）。引流静脉血栓 / 狭窄偶尔可导致 AVM 破裂继而消失。狭窄最常见于引流静脉和硬脑膜静脉窦交界处，但也可能发生在任何地方。

　　需要指出一点，对于疑似脑 AVM 患者而 CTA/MRA/DSA 阴性的一小部分脑 AVM 为微小 AVM，定义为大小为 1 cm 或更小的病变。当这些病变破裂时，往往被周围血肿完全压迫，在常规血管造影和横断面成像上可能是隐形的。当出血没有明确病因，或怀疑为 AVM（即年轻的枕骨血肿患者）时，应在出血后 3 个月左右再次造影。这些影像学检查应包括 DSA 和 CTA/MRA。如果这些影像学检查均为阴性，那么在 6～12 个月重新做 CTA/MRA 是合理的。

5.2.5　临床医生须知

- 是否存在可靶向部分栓塞或手术治疗的病变，如供血动脉动脉瘤或巢内动脉瘤。

- 已经导致 AVM 出血的静脉病变，如静脉瘤、静脉狭窄或静脉闭塞。
- CTA 和 MRA 对检测破裂的小型 AVM 不敏感，应考虑在出血后 3 个月左右重新进行影像学检查。

5.2.6　重点内容

- 伴发 AVM 的动脉瘤可以（1）与 AVM 本身无关（如对侧），（2）近端供血动脉动脉瘤（如 ICA、基底动脉、椎动脉、M1、Willis 环），（3）远端供血动脉动脉瘤（如在直接供血动脉上），或（4）巢内。
- 静脉血管瘤可能破裂并经常在其自身周围形成小血肿。
- 引流静脉狭窄 / 闭塞可导致 AVM 再破裂的发生率更高。

参考文献

[1] Geibprasert S, Pongpech S, Jiarakongmun P, Shroff MM, Armstrong DC, Krings T. Radiologic assessment of brain arteriovenous malformations: what clinicians need to know. Radiographics. 2010; 30(2): 483–501.

[2] Mokin M, Dumont TM, Levy EI. Novel multimodality imaging techniques for diagnosis and evaluation of arteriovenous malformations. Neurol Clin. 2014; 32(1): 225–236.

[3] Leclerc X, Gauvrit JY, Trystram D, Reyns N, Pruvo JP, Meder JF. [Cerebral arteriovenous malformations: value of the non invasive vascular imaging techniques]. J Neuroradiol. 2004; 31(5): 349–358.

5.3 未破裂 AVM 与 AVM 周围环境评估

5.3.1 临床案例

一例 47 岁女性患者突发剧烈头痛伴视觉先兆（图 5.8）。

5.3.2 影像表现描述与诊断

诊断

右枕叶未破裂脑 AVM。AVM 有一个大型向下凸出的静脉袋。在 T2 MRI 上，静脉袋部分栓塞，周围伴有严重血管源性水肿。

5.3.3 背景资料

未破裂的脑 AVM 目前是神经血管病变专家的一个主要管理难题。ARUBA 试验显示未破裂的脑 AVM 保守治疗的结果优于治愈性治疗。该结论发布后，对这些病变的治疗出现了一些阻力。然而，未破裂的脑 AVM 由于其破裂的风险以及在没有破裂情况下容易引起神经系统症状，会导致大量的发病率和死亡率。

在评估未破裂的 AVM 时，使用 5.1 和 5.2 节中描述的血管结构特征来描述病变的特征很重要。这对于评估破裂风险尤为重要。然而，考虑该病变如何与邻近脑实质相互作用以及对它们产生什么样的影响也很重要。除出血外，未破裂的高流量分流 AVMs 可通过多种方式影响邻近的脑实质，包括低氧血症、占位效应、静脉充血和血管源性水肿。这些机制可导致局灶性神经功能障碍、癫痫发作、发育迟缓、认知能力下降、头痛、脑积水等。在此，将介绍如何对未破裂的 AVM 及 AVM 周围环境进行定性，以更好地了解未破裂的脑 AVM 的临床表现和自然病史。

5.3.4 影像表现

血管结构是判断脑 AVM 破裂风险的关键。有几个重要的血管结构发现与先前未破裂的脑 AVM 破裂风险增加有关，它们包括供血动脉动脉瘤、巢内动脉瘤、静脉怒张和静脉流出道狭窄。前两章提供了这些特征的代表性图像。

MRI 是评估 AVM 周围环境的首选方式。应在 MRI 评估 AVM 周围环境的重要发现包括髓内静脉充血、先前 AVM 出血、病变周围动脉盗血迹象、存在长引流静脉（即 3 cm 或更长）以及与 AVM 相关的水肿（表 5.3）。

如 5.1 和 5.2 节所述，静脉引流模式对脑 AVM 的自然病史和临床表现有很大的影响。在评估脑 AVM 的引流静脉时，必须尝试思考引流静脉的动脉

图 5.8 形成血栓的静脉曲张导致水肿。（a）左椎动脉脑血管造影显示左枕叶有一个 3 cm AVM。该 AVM 有一个下凸的大型静脉曲张（箭头）。即使在血管造影上这个静脉曲张也有层状外观，可见于血流缓慢或血栓形成的情况下。（b）轴向 T2-加权 MRI 显示静脉曲张部分栓塞伴周围明显血管源性水肿（箭头）。

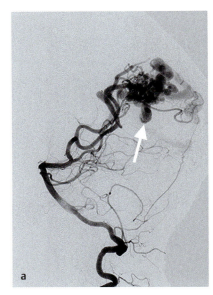
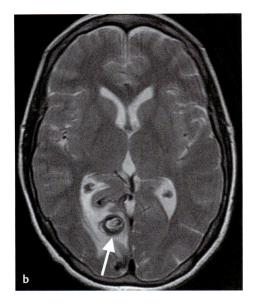

表 5.3 脑 AVM 患者脑实质重要成像表现概述

血管病变	脑实质表现	临床结果
髓静脉充血	深部白质水肿、髓静脉扩张	CSF 清除受损和认知功能障碍引起的脑积水
先前 AVM 出血	AVM 环绕 T2* 伪影、线状脑沟	将来出血风险高
高流量动静脉分流 / 动脉盗血	AVM 环绕神经胶质病、灌注改变或自调节	神经功能障碍或癫痫发作
长引流静脉	静脉引流损伤导致引流脑区水肿	癫痫发作、认知功能障碍
大型静脉袋	肿块效应和血管源性水肿	癫痫发作、神经功能障碍、脑积水

缩写：CSF, Cerebrospinal fluid，脑脊液。

化会对原本通过该静脉引流的正常脑部产生怎样的影响（图 5.9）。脑深部 AVM 引流到大脑内静脉或 Galen's 系统情况下更是如此。因为脑深部结构的静脉引流也要依靠这些静脉进行引流。静脉动脉化可损害髓静脉引流的正常生理梯度，导致髓静脉充血。这在影像学上表现为深部白质水肿，可伴有也可不伴有髓静脉扩张。极端情况下，髓静脉充血可由于脑脊液清除受损和认知功能障碍而导致脑积水（图 5.10）。这些患者灌注成像显示，CBV（源自静脉充血）和 MTT（源自髓静脉系统转运延迟）增加。引流静脉的高流量也可导致静脉病变，最终导致引流静脉狭窄或血栓形成。如果累及同时引流正常静脉的静脉，患者可在静脉引流域内发生静脉梗死（图 5.11）。

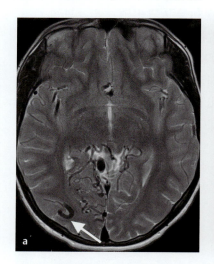

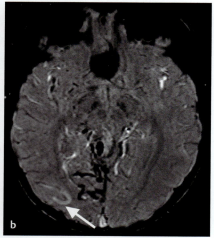

图 5.9 枕部 AVM 患者长段动脉化的引流静脉。（a）继发于枕部 AVM 的右枕叶内侧血管异常。远离 AVM 本身有一条明显扩张的引流静脉。（b）SWI 成像显示该静脉高信号，表明它已动脉化。由于氧血红蛋白的存在，该静脉 SWI 成像上是明亮的。因为有血管巢下方的多层成像，所以它很长（箭头）。

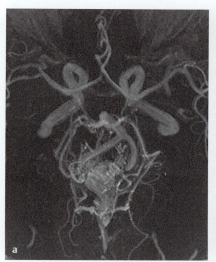

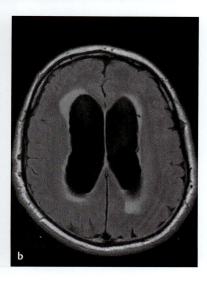

图 5.10 未破裂脑 AVM 导致脑积水和认知功能障碍。（a）TOF MRA 显示松果体区大型 AVM。该 AVM 未造成任何占位效应，但流量极高并有专属的深静脉引流。（b）T2/FLAIR（液体衰减反转恢复）MRI 显示脑室明显扩张以及 CSF 流经室管膜。该患者的脑积水是由于严重静脉高压导致的 CSF 再吸收功能受损所致。

图 5.11　小脑蚓部 AVM 患者直窦血栓继发深部静脉梗死。(a)该患者严重脑病亚急性发病。T2/FLAIR MRI 显示双侧丘脑水肿以及含铁血黄素沉积区域，是深静脉梗死的典型影像学表现。也存在轻度脑积水。(b)CTA 显示小脑上蚓部 AVM，引流至蚓部静脉。然而，直窦完全血栓化并消失，很可能是由于血流相关静脉病变所致。

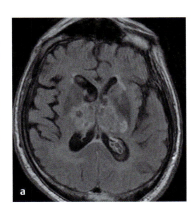
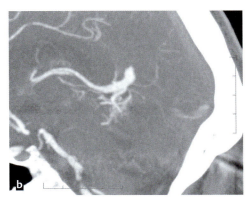

　　较大静脉球的存在不仅预示着破裂风险较高，而且可导致占位效应及相关的血管源性水肿（图5.8）。静脉球的占位效应和水肿可在静脉袋本身急性血栓形成的情况下加重。应注意常规的 T1 和 T2 加权成像对静脉袋内是否存在血栓或增强血栓显影及其相关占位效应的诊断作用。如果栓子位于中脑导水管或其他 CSF 引流通路所负责的区域，占位效应则可导致局灶性神经功能缺损、癫痫发作或脑积水。

　　灌注成像可以对了解 AVM 如何影响血管巢外脑实质血流提供宝贵的信息（表5.4）。在本书关于脑 AVM 的上下文中经常讨论的一个现象是"动脉盗血"。动脉盗血是指增加的血流通过低阻力系统（即脑 AVM）从而使正常大脑的血流从正常区域分流的过程。这导致这些区域相对低血压和低氧血症。对脑 AVMs 的 CT 灌注研究表明有 3 种类型的巢外脑实质外脑灌注模式：（1）功能性动脉盗血；（2）缺血性动脉盗血；（3）静脉充血。在功能性动脉盗血模式中，CBF、CBV 和 MTT 下降（图5.12）。这些患者 MTT 下降反映了 AVM 的抽吸效应。在缺血性动脉盗血情况下，MTT 增加，CBF 和 CBV 下降。这反映出动脉窃血来自间接的侧支连接或在远离血管巢的区域。在这些区域血流从正常脑部向 AVM 方向改道。这些灌注模式非常重要，因为它们与 AVM 相关症状有关。功能性动脉盗血患者最常出现癫痫发作，而缺血性动脉盗血患者最常出现局灶性神经功能障碍。任何类型的慢性动脉盗血均可导致 MRI 上的局部脑软化和神经胶质增生，以及巢周血管生成和血管巢周围动脉流空更加突出。

表 5.4　脑 AVM 患者灌注成像表现

	CBF	CBV	MTT	症状
功能性动脉盗血	降低	降低	降低	癫痫发作
缺血性动脉盗血	降低	降低	升高	局灶性神经功能障碍
静脉充血		升高	降低	局灶性神经功能障碍、癫痫发作、出血

缩写：CBF，Cerebral blood flow 脑血流；CBV，Cerebral blood volume 脑血容量；MTT，Mean transit time 平均通过时间。

　　T2* 成像是脑 AVM 成像的重要组成部分。许多"未破裂"脑 AVM 患者曾经有 AVM 沉默性出血。这在 GRE 或 SWI 成像和脑 AVM 本身周围的含铁血黄素染色上显示得最好（图5.13）。这被认为与未来破裂率较高有关。

5.3.5　临床医生须知

- 展现血管结构特征，预示较高破裂风险的包括供血动脉动脉瘤、血管巢内动脉瘤、静脉怒张和静脉流出道狭窄等。
- 髓内静脉充血的证据表现为深部白质水肿、穿髓静脉扩张、脑积水。
- 前期脑 AVM 出血的证据表现为脑 AVM 周围环绕 T2* 伪影。
- 导致占位效应的大型静脉袋可能存在或不存在部分血栓形成。

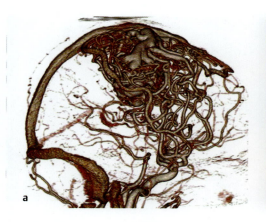
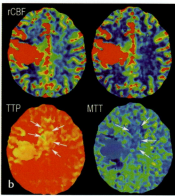

图 5.12　右额部大型 AVM 呈现 SMA 综合征并在灌注成像上显示影响上额回的动脉盗血现象。（a）三维 CTA 重建图像显示右额部大型 AVM 伴浅静脉引流。（b）CTP 并 rCBF，达峰时间（TTP）和 MTT 检查显示 AVM 区域 CBF 增加、TTP 和 MTT 降低。这些都是高流量所能导致的。但在运动辅助区也有 TTP 和 MTT 下降，以及正常的 CBF。这提示该区域有功能性动脉盗血。

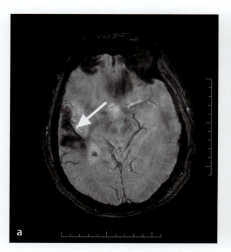
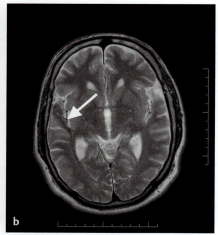

图 5.13　右颞部动静脉畸形伴癫痫发作患者含铁血黄素染色。无已知破裂史。（a）SWI 成像显示右颞叶含铁血黄素染色（箭头）。（b）T2 MRI 上也可见该现象，因为右颞叶前部有轻微低信号（箭头）。该患者被发现有右颞部动静脉畸形，后被切除。

- AVM 周围脑实质内灌注异常。

5.3.6　重点内容

- 脑 AVM 灌注成像显示 3 种不同类型的灌注模式：功能性动脉盗血、缺血性动脉盗血和静脉充血。
- 脑 AVM 周围的水肿 /T2 信号改变可能是慢性静脉充血或大型静脉袋占位效应的结果。
- 周围含铁血黄素沉积的 AVM 将来破裂的风险更高。

参考文献

[1] Krings T, Hans FJ, Geibprasert S, Terbrugge K. Partial "targeted" embolisation of brain arteriovenous malformations. Eur Radiol. 2010; 20(11): 2723–2731.

[2] Kim DJ, Krings T. Whole-brain perfusion CT patterns of brain arteriovenous malformations: a pilot study in 18 patients. AJNR Am J Neuroradiol. 2011; 32(11): 2061–2066.

[3] Shankar JJS, Menezes RJ, Pohlmann-Eden B, Wallace C, terBrugge K, Krings T. Angioarchitecture of brain AVM determines the presentation with seizures: proposed scoring system. AJNR AmJ Neuroradiol. 2013; 34(5): 1028–1034.

5.4 增生性血管病

5.4.1 临床案例

一例 7 岁患者表现为癫痫发作（图 5.14）。

5.4.2 影像表现描述与诊断

诊断

弥漫性 AVM 累及整个左额叶，整个左额叶 T2/FLAIR 高信号。异常血管与功能正常的脑组织穿插排列。动静脉分流缓慢。无离散性血管巢。表现符合增生性血管病。.

5.4.3 背景资料

大脑增生性血管病占所有脑 AVM 的 4%，由 Pierre Lasjaunias 首次阐述，并被认为是一种不同于经典脑 AVM 的实体或类别。增生性血管病通常在较年轻时出现（平均年龄约 20 岁），女性更常见。常见的表现包括运动或感觉改变、癫痫发作、头痛和短暂性缺血发作，而出血则非常罕见。增生性血管病的病因尚不清楚，但认为是由于内皮细胞异常增殖和血管生成异常引起的，是对皮质低氧血症的过度增生反应。区分增生性血管病和经典脑 AVM 非常重要，因为增生性血管病有不同的自然病史，因此需要不同的治疗。

5.4.4 影像表现

在横断面成像上，增生性血管病的特点是稠密增强的血管或血管流空构成的弥漫性网络。这些血管或血管流空嵌入正常脑实质内，并与正常脑实质相互交融。血管畸形可累及整个脑叶、多个脑叶或整个半球。慢性低氧血症可导致病灶周围胶质增生、脑沟和脑室扩大（图 5.14 和图 5.15）。大多数患者中，累及两个或更多脑叶。有意思的是，尽管血管

图 5.14 一例 7 岁儿童患者继发于增生性血管病的癫痫发作。(a) T2/FLAIR MRI 显示左侧额叶 T2 弥漫性高信号伴多支扩大的血管，但无局灶性血管巢。(b) 非增强矢状 T1 MRI 显示左侧额叶整体受累。(c) 冠状 T1 增强后 MRI 显示弥漫性血管增强，累及左额叶和脑深部结构。再次强调无可指向的血管巢。(d) 左 ICA 脑血管造影显示左额叶血管弥漫性增强。但动静脉分流极少，血管仅有轻度肥大。此为增生性血管病典型病例。

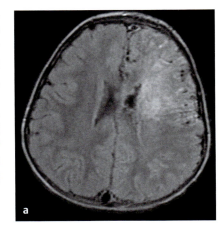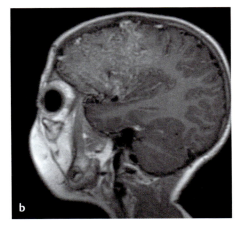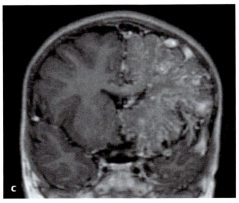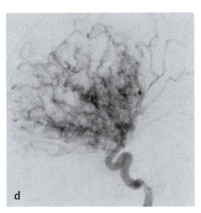

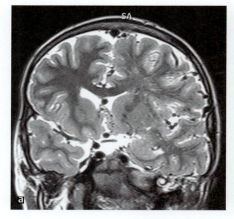
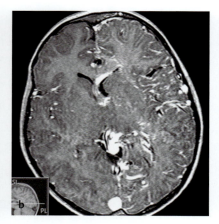
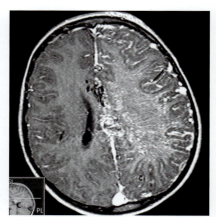
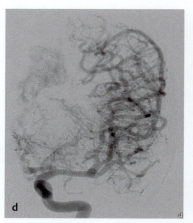
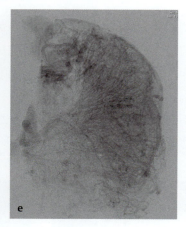
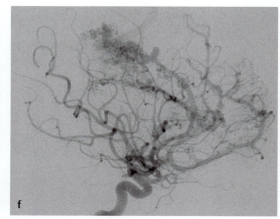

图 5.15 增生性血管病伴有动脉杂音、一过性缺血性发作（TIA）和心力衰竭。（a）冠状 T2 MRI 显示左脑半球一侧以脑回扩大为特征的肥大。整个左脑半球也存在血管增加。（b）和（c）轴向增强后 MRI 显示，左脑半球的血管弥漫性增加伴皮质静脉扩张和穿髓静脉系统扩张和增强。（d）和（e）左 ICA 脑血管造影显示所有 MCA 分支中度扩大以及缓慢的动静脉分流。静脉引流存在假动脉炎征象伴髓静脉系统扩张和迂曲。（f）右 ICA 脑血管造影还显示动静脉分流。大脑前动脉（ACA）远端存在供血动脉动脉瘤。

畸形体积很大，但供血动脉和引流静脉仅有轻度或中度扩大。

血管造影有多个弥漫性供血动脉，其大小和对 AVM 的贡献相对相等。近 40% 的病例伴有动脉狭窄，这在典型脑 AVM 中比较少见。10% 的病例中可见供血动脉动脉瘤。近 60% 的患者有 ECA 为脑和 / 或 AVM 供血。这是有道理的，因为这些病变的形成是作为慢性皮质低氧血症的反应。动态图像通常表现为缺乏清晰的早期静脉引流，而是在扩张的毛细血管床上有造影剂堆积。

脑增生性血管病灌注成像发现一些有趣结果。与典型脑 AVMs 不同，增生性血管病的特点是脑组织内和周围组织的血量减少和慢性缺血。

对增生性血管病患者的 MR 灌注和 CT 灌注研究显示，CBV 和 CBF 增加、MTT 延长、TTP 延迟，反映出区域血管分布增加和静脉引流缓慢。灌注异常扩展到病变以外未受影响的脑实质，使其 CBF 低，TTP 和 MTT 延缓，提示血管自律调节异常伴继发性低氧血症。对增生性血管病中的脑血管储备的研究表明，这些患者的病变周围脑血管储备严重受损，大大超过了脑 AVMs 癫痫发作时脑血管储备的损失。

5.4.5 临床医生须知

- 吞噬多个脑叶的完全半球性脑 AVM 或脑 AVM

更可能是增生性血管病而非传统脑 AVM。

- 增生性血管病典型的血管造影表现包括正常至中度大小的供血动脉和引流静脉，不成比例的脑大型 AVM、硬脑膜动脉供应、近端动脉狭窄、早期静脉引流不畅等。
- 增生性血管病的灌注成像特征包括 CBF 和 CBV 升高，MTT 和 TTP 延长。

5.4.6 重点内容

- 增生性血管病的破裂风险推测低于典型脑 AVM 的破裂风险。
- 灌注成像可以提供关于慢性脑缺血的有价值信息，并可促使患者行软脑膜血管融通术或钻孔治疗。这些治疗方法对这类患者是有效的。

参考文献

[1] Lasjaunias PL, Landrieu P, Rodesch G, et al. Cerebral proliferative angiopathy: clinical and angiographic description of an entity different from cerebral AVMs. Stroke. 2008; 39(3): 878–885.

[2] Vargas MC, Castillo M. Magnetic resonance perfusion imaging in proliferative cerebral angiopathy. J Comput Assist Tomogr. 2011; 35(1): 33–38.

[3] Geibprasert S, Pongpech S, Jiarakongmun P, Shroff MM, Armstrong DC, Krings T. Radiologic assessment of brain arteriovenous malformations: what clinicians need to know. Radiographics. 2010; 30(2): 483–501.

5.5 CM-AVM、HTT 与 Wyburn-Mason 综合征

5.5.1 临床案例

一例 8 岁儿童皮肤红色结节伴头痛（图 5.16）。

5.5.2 影像表现描述与诊断

诊断

皮肤毛细血管畸形伴左侧小脑大型 AVM。结果与 RASA1 突变引起的毛细血管畸形-AVM 综合征相符。

5.5.3 背景资料

了解综合征相关的 AVMs 非常重要，其原因有很多。第一，当临床医生在治疗综合征相关 AVMs 患者时，必须了解这些疾病的其他系统性表现，以便进行适当的护理、筛查和治疗方面的协作。第二，在许多情况下，AVM 的继发性中枢神经系统表现和血管结构特征可以为 AVM 是否是"综合征相关的"提供线索。第三，对综合征性 AVM 的理解可能会深化我们对散发脑 AVM 的理解。在某些情况下，神经内科医生、神经外科医生或神经放射科医生在为患者看病时，可以第一时间提出潜在综合征是 AVM 罪魁祸首的可能性。表 5.5 总结了各种与

AVM 相关的综合征。

遗传性出血性毛细血管扩张症（HHT）是最常见的 AVM 相关综合征。临床上，诊断 HHT 采用 Curacao 标准，包括：① 自发性和复发性鼻衄；② 皮肤黏膜毛细血管扩张；③ 内脏 AVM，以及④一级亲属采用同样标准确诊 HHT。符合上述 4 项标准中的 3 项或以上的患者被标注为"确诊 HHT"，而符合 4 项标准中的 2 项的患者被标注为"可能"或"疑似"HHT。

毛细血管畸形-血管畸形（CM-AVM）综合征是一种常染色体显性遗传性疾病。RASA1 相关综合征的患病率估计为 1/10 万。患者受多灶性毛细血管畸形（即鲜红斑痣）和 AVM 和瘘的影响。多组织受累，包括肌肉、骨骼、胃肠道、脊柱和脑。10%～15% 的 CM-AVM 综合征患者患各种肿瘤，包括视神经胶质瘤、表浅性基底细胞瘤、神经纤维瘤和前庭神经雪旺细胞瘤等。总的来说，RASA1 突变的患者中约 10% 的患者患有中枢神经系统 AVM，15% 的患者有全身性 AVM，近 100% 的患者有毛细血管畸形。

脑面动静脉同向性综合征是一种节段性的神经血管综合征，是由位于神经嵴或头部中胚层内的前体细胞迁移到它们的最终位置之前发生染色体突变引起的。Wyburn-Mason 综合征（CAMS 2）就是这样的一种位变异构综合征，其特点是同侧 AVM 累

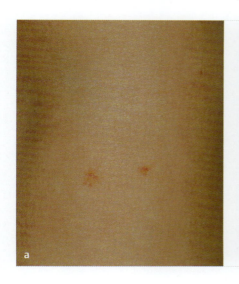
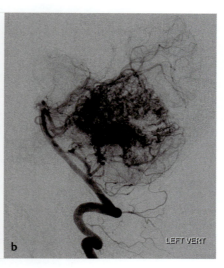

图 5.16 毛细血管畸形-AVM 综合征。（a）该年轻患者前臂照片显示两个皮肤发红的毛细血管畸形。（b）左椎动脉脑血管造影显示小脑典型的血管巢样 AVM。这是 RASA1 突变引起的 CM-AVM 综合征的典型特征。

表 5.5　AVM 相关综合征特征

综合征	其他中枢神经系统表现	全身表现	疾病发生率	AVM 特征
遗传性出血性毛细血管扩张症 HHT1 HHT2 少年息肉综合征-HTT 重叠	脊髓 AVMs、继发于肺 AVM 的缺血性脑卒中、脑脓肿	肺 AVMs、鼻衄、胃肠道 AVMs、肝脏 AVMs、皮肤黏膜毛细血管扩张、息肉相关疾病中的结肠息肉	1：5 000～1：10 000	一般比散发 AVM 小、AVM 多样性和 HHT 标记物、毛细血管畸形 / 微小 AVMs 高发、软脑膜 AVF 占 AVMs 的 10%
毛细血管畸形-AVM	脊髓 AVMs	面部或四肢 AVMs、面部和颈部鲜红斑痣（黏膜上少见）、多灶性毛细血管病变、肿瘤发生率高	1：10 000	血管巢样 AVMs（80%）、软脑膜 AVFs（10%）、Galen 畸形（10%）
Wyburn-Mason 综合征	眼 / 视网膜 AVMs	面部 AVMs	罕见，文献仅报道 50 例	眼眶、视束、视辐射和枕叶血管病变

缩写：CNS，中枢神经系统；AVM，动静脉畸形。

及面部和视觉通路，包括眼球、视神经、视束和视辐射。Wyburn-Mason 综合征的发病率远低于 HHT 和 CM-AVM 综合征。文献仅有约 50 例报道。该病没有已知的基因突变，大多数病例都是零星的。Wyburn-Mason 综合征被认为是原始血管胚层中视杯和前神经管发育异常的结果。这些结构产生视网膜血管以及中脑血管。这种发育性损伤被认为是发生在妊娠的前 7 周内，导致视网膜和中脑中原始血管组织持续存在。

5.5.4　影像表现

HHT 相关 AVM 分为：① 大型单孔软脑膜动静脉瘘（AVF）；② 带有血管巢的 AVM（通常较小、表浅和单室）；③ 微小 AVM 或毛细血管畸形。如果还没有确诊的话，那么有一些突出的特征可以让你考虑确诊为 HHT。一些作者认为微小 AVMs/ 毛细血管畸形是定义 HHT 的一个特征。软脑膜 AVF，尤其是多发性软脑膜 AVF，被认为在散发 AVM 的人群中非常罕见，但在 HHT AVM 患者中高达 10%。因此，出现这些病变应启动检查以确定是否是

HHT。关于巢样 AVM，病变多发，尤其当见于浅表部位时，应启动检查以确定是否是 HHT。

软脑膜 AVFs 在供血动脉和引流静脉之间无血管巢，即由一个"单腔"瘘和扩张的静脉囊组成。这些病变通常位于表层，只有极少数位于脑深部。这些病变有许多能够预示较差自然病史的特征，包括动脉狭窄、供血动脉动脉瘤、多条引流静脉、静脉膨大和假静脉炎征象（图 5.17）。

巢样 AVM 是指动脉静脉连接处有血管巢介入其中。约 40% 的病变位于功能区而约 15% 的病变有深静脉引流。这些病变中 90% 以上 Spetzler-Martin 评分在 2 分或以下。这些病变的血管构筑通常是良性的。这些病变往往小于 2 cm、缺乏动脉狭窄、伴随动脉瘤、多条静脉引流、静脉怒张和静脉逆流等特征。伴随动脉瘤和长期静脉高血压的征象都很罕见。

微小 AVMs 和毛细血管畸形在血管造影上缺乏明确的分流，供血动脉和引流静脉均无扩张。这些病变的特点是动脉期出现一束异常血管并持续到动脉末期和毛细血管期。在血管造影上，这些病变与

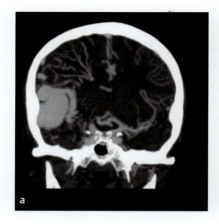

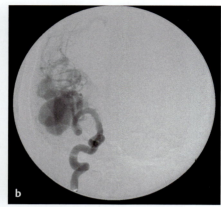

图 5.17　HHT 患者软脑膜 AVF。(a) 冠状 MIP CTA 显示右外侧裂软脑膜大型 AVF。主要供血动脉为扩大的 MCA，直接引流到扩张的静脉囊。(b) 右 ICA 脑血管造影较好地显示软脑膜 AVF 伴 ICA 和 MCA 明显肥大和迂曲。

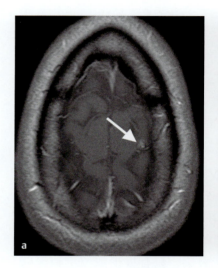

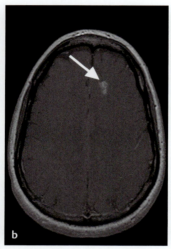

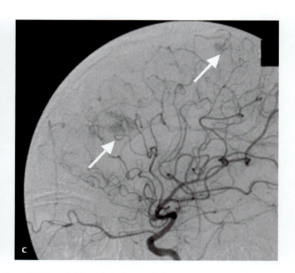

图 5.18　HHT 中毛细血管畸形。(a) 和 (b) 增强后 MRI 显示左额叶存在 2 个增强病灶。它们沿大脑皮质表面分布 (箭头)。(c) 左 ICA 脑血管造影显示这些病变 (箭头) 的微弱的造影剂染色。没有相关的动脉增粗的动静脉分流，也没有，如果有的话，缓慢的动静脉分流。这些病变是 HHT 患者毛细血管畸形的病理特征。

毛细血管扩张症和 AVMs 都有区别，其特点是毛细血管床异常扩张。在传统的 MRI 上，这些病变的特点是大脑沟或小脑沟内的点状增强区域，周围无磁敏感伪影。这些病变直径通常小于 5 mm，80% 为浅表性病变 (图 5.18)。

　　CM-AVM 综合征患者的 AVM 类型有很大范围的变异 (图 5.16)。大脑内 AVM、AVFs、大脑大静脉畸形在本综合征中较为常见。此外，还有相当一部分患者患有面部 AVM 和脊髓 AVM。软脑膜 AVFs 在一般人群中极为罕见，但在 HHT 和 CM-AVM 综合征患者中的发病率高得惊人。区别 CM-AVM 综合征伴随 AVM 和散发 AVM 的突出特

征是皮肤上有血管畸形。由于这些血管畸形与 HHT 患者的皮肤病变难以区分，一般强烈建议由经验丰富的皮肤科医生对患者进行评估。Wyburn-Mason 综合征和其他 CAMS 型综合征患者通常在生命的头 30 年内出现。Wyburn-Mason 综合征最常见的表现是视网膜 AVM 导致视觉敏锐度丧失和视野障碍。视网膜 AVM 大小不一，在常规影像学上往往无法识别。除视网膜外，Wyburn-Mason 综合征 AVM 最常见的部位是眼眶，其次是丘脑和下丘脑、视交叉、视束和视辐射 (图 5.19)。与 Wyburn-Mason 综合征相关的头颈部血管畸形主要位置随三叉神经分布，可累及额窦或上颌窦。有 1/3～1/2 的 Wyburn-Mason 综

图 5.19　17 岁 Wyburn–Mason 综合征患者左眼失明以及右眼视觉丧失。（a）钆造影剂团注增强 MRA 显示大型血管畸形累及左海绵窦和梅克尔氏囊。（b）冠状 T2 MRI 显示 AVM 延伸至左视束，并累及左视神经。（c）轴向 T2 MRI 显示 AVM 以左视神经区域为中心。（d）左 ICA 脑血管造影显示 AVM 累及左后眼眶和海绵窦，并沿视束延伸。

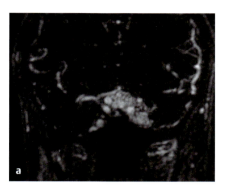
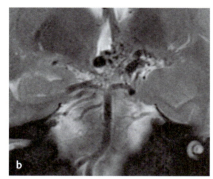
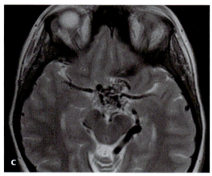
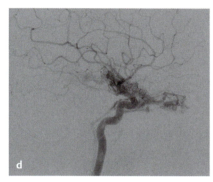

合征患者会出现这些畸形。

5.5.5　临床医生须知

- 出现多发性脑 AVM 应鼓励检查 HHT 或 CM–AVM 综合征。皮肤科评估可以帮助确诊。
- 沿单一体节（如眼睛、眼眶、视束、枕叶）的多发性脑 AVM 是 CAMS 的特征。CAMS 是一种没有相关生殖系突变的 AVM 综合征。
- 毛细血管畸形仅见于 HHT 患者，被许多作者认为是 HHT 的界定性病变。

5.5.6　重点内容

- 综合征相关的 AVM 通常具有特殊的血管构筑特征。这有助于将其与散发性 AVM 区分开来。
- 遗传性出血性毛细血管扩张症是最常见的伴发脑 AVM 的综合征。
- 软脑膜动静脉瘘在一般人群中极为罕见。出现其中一种病变应及时进行检查以发现 HHT 或 CM–AVM 等 AVM 综合征。

参考文献

[1] Krings T, Kim H, Power S, et al. Brain Vascular Malformation Consortium HHT Investigator Group. Neurovascular manifestations in hereditary hemorrhagic telangiectasia: imaging features and genotype-phenotype correlations. AJNR Am J Neuroradiol. 2015; 36(5): 863–870.

[2] Larralde M, Abad ME, Luna PC, Hoffner MV. Capillary malformation-arteriovenous malformation: a clinical review of 45 patients. Int J Dermatol. 2014; 53(4): 458–461.

[3] Brinjikji W, Iyer VN, Sorenson T, Lanzino G. Cerebrovascular Manifestations of Hereditary Hemorrhagic Telangiectasia. Stroke. 2015; 46(11): 3329–3337.

5.6 颅内硬脑膜动静脉瘘血管结构与分类

5.6.1 临床案例

一例 64 岁男性患者延髓功能障碍伴呼吸窘迫（图 5.20）。

5.6.2 影像表现描述与诊断

诊断

舌下神经管硬脑膜动静脉瘘（dAVF）伴髓静脉逆流（Cognard V 型）。

5.6.3 背景资料

与软脑膜 AVM 不同，颅内 dAVF 由硬脑膜供血动脉和硬脑膜静脉窦或脑膜 / 皮质静脉之间的病理分流组成，之间无血管巢介入。这些病变有几种病理生理机制，其中最常见的有 2 种：① 各种情况（硬脑膜窦或皮质静脉血栓形成、外伤、炎症或手术）刺激新血管生成异常激活，促进硬脑膜动脉和薄壁静脉通道之间的异常连接；② 静脉高血压。成人 dAVF 通常被认为是后天性病变，相当一部分是由外伤、开颅手术、静脉窦血栓形成、感染、妊娠或肿瘤引起的。在儿童中，dAVF 通常是先天性的，其特点是存在顽固的胚胎性血管。

dAVF 的临床表现从"良性"直到更恶性。前者如耳鸣、血管杂音、眩晕，后者如出血、局灶性神经功能障碍、认知功能障碍、癫痫发作和痴呆 / 脑病。dAVF 的自然病史和临床表现在很大程度上取决于血管结构和静脉引流模式。dAVFs 主要是一种静脉疾病，在病理生理学和影像学上大部分作用是在静脉侧。这一点怎么强调都不为过。因此，dAVFs 分类重点是静脉引流模式。表现为软脑膜 / 皮质静脉引流 / 逆流和静脉怒张的病变，其神经系统并发症（包括出血、癫痫发作和其他局灶性神经功能障碍）的发生率明显高于那些通过大而开放的硬脑膜静脉窦进行良性顺行引流的病变。在此，我们将总结出 3 种

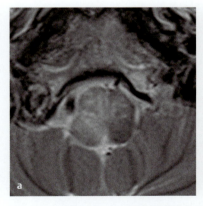
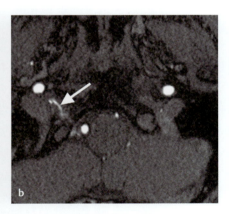
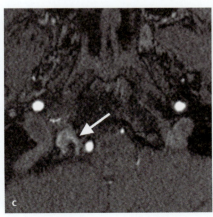
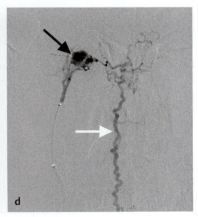

图 5.20 伴有延髓功能障碍的 Cognard V/ Borden Ⅲ 型瘘患者。（a）T2 MRI 显示延髓内血管源性水肿。（b）三维 TOF MRA 显示明显的起源于右侧舌下动脉管的动脉（箭头）。这是咽升动脉的神经脑膜干。沿髓质腹侧也有一条明亮的静脉。（c）3D TOF MRA 还显示右髁静脉高信号以及沿髓质腹侧扩张而明亮的静脉高信号（箭头）。（d）右咽升动脉血管造影显示舌下动脉管处一个硬脑膜动静脉瘘（黑色箭头），直接引流至椎前静脉（白色箭头），导致患者延髓功能障碍。

常用的 dAVF 分类系统，重点是横断面影像学检查结果以及这些分类对 dAVF 自然病史的影响。

5.6.4 影像表现

在深入研究各种 dAVF 分类系统及其临床意义之前，有必要先回顾一下 dAVF 突出的造影和血管构筑（即 CTA 和 MRA）成像表现。在动脉侧，由于 TOF MRA 可以很容易识别扩大的 ECA 分支以及多个较小的硬脑膜供血支或穿骨供血支汇聚在引流静脉上，因此很容易识别出主要供血动脉（图 5.21）。dAVFs 最常见的供血支是脑膜中动脉（MMA）后支、枕动脉和咽升动脉。这些动脉中的任何一条扩大都应提示存在 dAVF。CTA 也可以使用，但缺乏 TOF MRA

的信噪比，来自相邻骨的条纹伪影可以掩盖 ECA 供血动脉的可视化。

其次是动静脉连接。动静脉连接的部位可通过一丛小动脉聚集在硬膜窦上的一个病灶部位或代表静脉囊的局灶性扩张来确定。后者在 TOF MRA 上有血管内高信号而在 CTA 上与动脉血流密度相似。dAVF 可以存在多处动静脉连接，所以确认任何和所有这些连接对治疗选择来说非常重要。

评估 dAVF 的最重要工作是确定其静脉引流模式的特征。以顺行血流直接引流到硬脑膜静脉窦是最良性的静脉引流模式。静脉反流到皮质静脉或直接静脉引流到皮质静脉，则被认为是恶性静脉引流模式（图 5.22）。因此，如果在 TOF 上发现皮质静

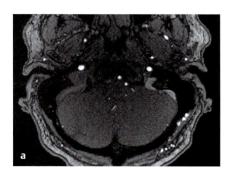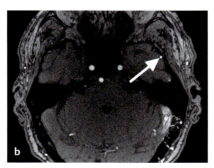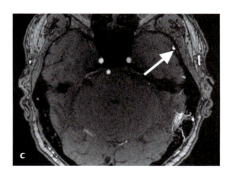

图 5.21 Cognard Ⅰ/Borden Ⅰ型瘘的 MRA。（a）3D TOF MRA 显示一个明亮和动脉化的左乙状窦和一个正常的，低信号的右乙状窦。（b）其上几层的 3D TOF MRA 显示动脉化的窦和多条扩大的穿骨供血支以及扩大的 MMA（箭头）。请注意，你如何在右侧看不到这些动脉。（c）三维 TOF MRA 显示瘘位于横窦-乙状窦连接处（所有穿骨供血支汇聚的部位）的位置。同时注意到的是扩大的 MMA（箭头）。

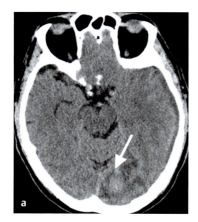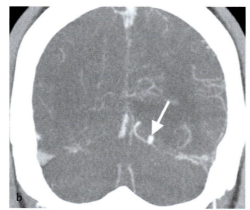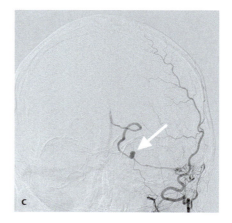

图 5.22 Cognard Ⅳ/Borden Ⅲ型瘘的例子。（a）CT 平扫显示左枕叶内有一个亚急性血肿极其相关血管源性水肿（箭头）。（b）冠状 CTA 显示沿枕叶下侧有一突出静脉伴有局灶性静脉膨大 / 动脉瘤（箭头）。（c）左 ECA 血管造影再次显示瘘直接引流到蛛网膜下隙静脉 / 皮质静脉，并有一处静脉膨大 / 动脉瘤（箭头）。

脉有异常的高流量信号，应及时予以确认。蛛网膜下隙静脉的静脉曲张应予以鉴别，因为它们代表了 dAVF 的潜在破裂点。最后，评估硬脑膜静脉窦的通畅性很重要，因为：① 硬脑膜静脉窦血栓形成是 dAVF 病理生理学的一部分；② dAVF 引流到静脉窦的孤立节段伴随更差的自然病史，而这类病变的治疗风险一般认为很低。

Borden 系统是最简单的 dAVF 分类。它分为 3 个独立等级（表 5.6）。

Borden Ⅰ 型瘘直接引流到硬脑膜静脉窦。引流窦及该窦的引流系统内为顺行血流。Ⅰ 型瘘的一个例子是横窦–乙状窦瘘，其血流按正常预期流向流动，即横窦→乙状窦→颈内静脉。这类病变的年出血率为

表 5.6 Borden 分型与 Cognard 分型方案

分型	定 义	意 义
Borden		
Ⅰ	静脉引流直接引流到硬脑膜静脉窦或脑膜静脉	良性自然病史
Ⅱ	静脉引流到硬脑膜窦伴皮质静脉反流	出血风险 5%/ 年
Ⅲ	静脉引流直接引流到皮质静脉或孤立窦节段	出血风险 10%/ 年
Cognard		
Ⅰ	静脉引流以顺行血流到硬脑膜窦	良性自然病史
Ⅱ a	静脉引流以逆行血流到硬脑膜窦	良性自然病史
Ⅱ b	静脉引流以顺行血流到硬脑膜窦伴皮质静脉反流	出血风险 5%/ 年
Ⅱ a+b	静脉引流以逆行血流到硬脑膜窦伴皮质静脉反流	出血风险 5%/ 年
Ⅲ	静脉引流直接引流到蛛网膜下隙静脉	出血风险 10%/ 年
Ⅳ	Ⅲ型伴引流的蛛网膜下隙静脉膨大	出血风险 20%/ 年
Ⅴ	直接引流到脊髓髓周静脉	SAH 和脊髓疾病高风险

缩写：SAH, subarachnoid hemorrhage. 蛛网膜下隙出血。

0%。不到 2% 的此类病变会发展成皮质静脉引流。

Borden Ⅱ 型瘘引流到硬脑膜静脉窦，但有静脉回流到蛛网膜下隙静脉（即皮质静脉回流）。Ⅱ 型瘘的一个例子是横窦瘘，血液在横窦内流动但回流到 Labbe 静脉。这些病变每年的出血率为 6%，高达 20% 的 Ⅱ 型瘘会出现出血。

Borden Ⅲ 型瘘直接引流到蛛网膜下隙静脉或孤立静脉窦（即夹在 2 个血栓节段之间被孤立的一段硬膜窦）。这些病变的每年出血率为 10%，若伴有静脉膨大则增至 20%。约 33% 患者存在出血。

Cognard 分级表将 dAVF 按血管结构按五分制分类，也总结在表 5.6 中。Cognard Ⅰ 型和 Ⅱ a 型与 Borden Ⅰ 型相似，Cognard Ⅰ 型和 Ⅱ a 型的不同之处在于 Ⅰ 型窦内顺流而 Ⅱ a 型窦内反流（但无皮质静脉引流）。Cognard Ⅱ b 型和 Ⅱ a+b 型与 Borden Ⅱ 型相似。相似之处在于引流到硬脑膜静脉窦并伴有皮质静脉回流。Ⅱ b 型为静脉窦顺流伴皮质静脉回流，而 Ⅱ a+b 型为静脉窦内反流伴皮质静脉回流。Cognard Ⅲ 型与 Borden Ⅲ 型相同，均将 dAVF 直接引流至皮质静脉。Cognard Ⅳ 型与 Borden Ⅲ 型相同，但有静脉膨大。Cognard Ⅴ 型瘘是一种直接引流到脊髓髓周静脉的病变。

5.6.5 临床医生须知

- 主要供血动脉的位置和口径。是否存在可影响血管通畅的动脉病变（如迂曲等）。
- 动静脉分流的位置（即横窦、舌下孔、窦汇、小脑幕、上矢状窦、前颅窝等）。
- 静脉引流模式（即硬脑膜窦顺行引流、皮质静脉引流、皮质静脉回流、软脑膜静脉回流 / 引流）。
- 髓静脉回流和髓静脉充血证据。
- 正常脑静脉回流的可能通路。
- 硬脑膜静脉窦血栓形成证据。

5.6.6 重点内容

- 静脉引流模式是 dAVF 自然病史的主要决定因素。

- 与 dAVF 仅伴皮质静脉引流相比，皮质静脉引流或回流伴静脉膨大的出血发生率高 2 倍。

- dAVF 伴髓周静脉引流与 SAH 和脊髓疾病发生率高有关。

参考文献

[1] Cognard C, Gobin YP, Pierot L, et al. Cerebral dural arteriovenous fistulas: clinical and angiographic correlation with a revised classification of venous drainage. Radiology. 1995; 194(3): 671–680.

[2] Awad IA, Little JR, Akarawi WP, Ahl J. Intracranial dural arteriovenous malformations: factors predisposing to an aggressive neurological course. J Neurosurg. 1990; 72(6): 839–850.

[3] Geibprasert S, Pereira V, Krings T, et al. Dural arteriovenous shunts: a new classification of craniospinal epidural venous anatomical bases and clinical correlations. Stroke. 2008; 39(10): 2783–2794.

[4] Borden JA, Wu JK, Shucart WA. A proposed classification for spinal and cranial dural arteriovenous fistulous malformations and implications for treatment. J Neurosurg. 1995; 82(2): 166–179.

[5] Gross BA, Du R. The natural history of cerebral dural arteriovenous fistulae. Neurosurgery. 2012; 71(3): 594–602, discussion 602–603.

[6] Bhogal P, Yeo LL, Henkes H, Krings T, Söderman M. The role of angiogenesis in dural arteriovenous fistulae: the story so far. Interv Neuroradiol. 2018; 24(4): 450–454.

5.7 颅 dAVF 的 MRI 和 CT 特征

5.7.1 临床案例

一例 76 岁男性患者阿尔茨海默病（痴呆）快速发作（图 5.23）。

5.7.2 影像表现描述与诊断

诊断

上矢状窦 dAVF 伴髓静脉充血扩张，继而降低 CSF 重吸收。

5.7.3 背景资料

颅 dAVF 有多种临床表现形式。一般来说，dAVF 的症状因瘘口位置和静脉引流模式不同而不同。良性静脉引流模式的特点是硬脑膜静脉窦内顺行血流，无皮质静脉回流或静脉充血。这类患者典型的表现为血管杂音、耳鸣、头晕或结膜水肿。恶性静脉引流模式的特点是皮质静脉回流/动脉化和髓静脉回流/动脉化，可导致出血、阿尔茨海默病、

脑病、癫痫发作、脑神经功能障碍和肿块效应。

MRI 结构成像不仅可以鉴别 dAVF 的存在，还可以描述 dAVF 对周围脑实质的影响进而解释患者神经系统表现。本章的目的是为了鉴别非血管造影成像上的发现。这些发现不仅可以提示 dAVF 的存在，而且还可以鉴别良性与恶性 dAVF 的存在。

5.7.4 影像表现

dAVFs 在常规横断面 MRI 上的典型影像学表现包括静脉血栓形成、与脑膜或硬脑膜窦壁相邻的硬膜内血管充血、硬脑膜静脉窦内信号异常、颈静脉不对称性造影剂不透明等。

鉴定在硬膜窦或脑膜附近强劲增强的簇状血管流空是 dAVF 的直接影像学标志。通常具有类似于颈动脉体瘤中描述的"椒盐样"外观，应提示血管造影评估。通常情况下，这些类似"椒盐样"流空存在于栓塞的静脉窦。

静脉窦血栓在 dAVF 中比较常见，因为很多 dAVF 被认为是由静脉窦血栓引发的；反之，已知的 dAVF 患者可发生静脉窦狭窄甚至闭塞，这也是 dAVF 随

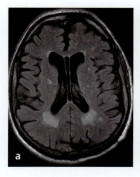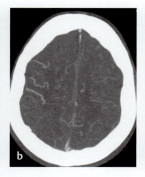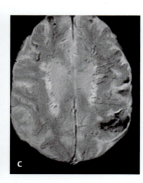
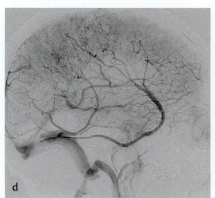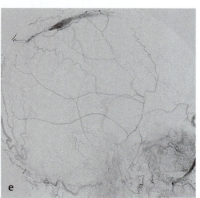

图 5.23 一例 76 岁男性患者继发于上矢状窦瘘痴呆快速发作。（a）T2/FLAIR MRI 显示中度脑积水伴脑室周围 T2 信号增加，符合 CSF 流经脑脑实质。（b）CTA 显示多发穿髓血管扩张，最符合穿髓静脉。（c）SWI MRI 显示多条 T2* 高密度的经髓静脉以及左顶叶慢性出血病灶区。这些静脉内含脱氧血红蛋白，本质上是充血的髓静脉，无法通过正常途径引流。（d）静脉相左 ICA 脑血管造影显示左半球多条螺旋状髓静脉。请注意缺少上矢状窦。（e）选择性注射血管造影显示上矢状窦孤立段瘘口。

着时间的推移自发消失或转化的原因之一。尽管孤立的窦血栓不一定是侵袭性瘘的危险因素，但双窦血栓之间存在孤立的窦内通畅节段可预示着较差的预后，因为皮质静脉回流和（或）皮质静脉充血的必然存在（图 5.24）。

恶性 dAVF 的影像学表现摘要见表 5.7。恶性 dAVF 常伴有静脉充血性水肿、蛛网膜下隙或脑实质内出血，以及扩张的螺旋状髓静脉（假静脉炎征象）。

dAVFs 引起的脑水肿可能是静脉曲张的肿块效应或更常见的慢性静脉高血压／充血所致。在大静脉曲张情况下，水肿（T2/FLAIR 超强）往往是局灶性的，围绕着曲张本身，有时伴有腔内血栓形成。静脉高压引起的脑水肿较为复杂，因为它常发生在离瘘管较远的部位。双侧幕上水肿时，瘘管常位于中线结构，如上矢状窦大脑大静脉／大脑镰–小脑幕区域。如果水肿累及脑干，常有沿正中脑桥中脑静脉充血（图 5.25）。同时，单侧脑水肿常为横窦或乙状窦型瘘，累及下吻合静脉。表 5.8 总结了颅 dAVF

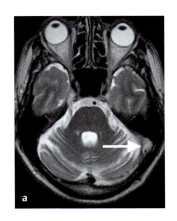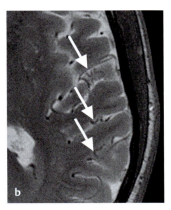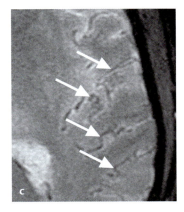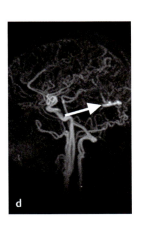

图 5.24　孤立窦及同侧皮质静脉充血。（a）T2 MRI 显示左侧横窦流空消失，符合局部血栓形成（箭头）。（b）T2 MRI 显示左脑半球上覆盖着病因不明的增生血管（箭头）。（c）SWI MRI 显示左脑半球上覆盖着扩张和迂回的 T2* 高密集血管，提示存在脱氧血红蛋白（箭头）。（d）TRICKS MRA 显示孤立窦节段内的瘘管（箭头）。这导致了怒张皮质静脉回流及相关皮质静脉充血。

表 5.7　恶性硬脑膜动静脉瘘影像表现

影像表现	MRI 特征	临床意义
硬脑膜内部或紧邻处扩张血管簇	多点 T2 血管流空、T1CE 上"椒盐样"增强征	硬脑膜动静脉瘘位置
静脉窦血栓形成	T2* 上局灶区晕状伪影或 T2/T1 上正常血管流空消失。有时强劲增强	硬脑膜动静脉瘘位置，如果独立间隔节段通畅则提示自然病史较差。
肿块效应	T2/FLAIR 上正常结构移位伴周围血管源性水肿	可导致神经功能障碍、癫痫发作或头痛
弥漫性或散在大脑水肿	T2/FLAIR 上散在区域高密度	反映慢性静脉充血／高压
皮质静脉回流／柔脑膜静脉回流	T2 流空或脑沟血管肿胀增强。柔脑膜增强。SWI 上高密度血管征	预示将来静脉充血或出血风险
髓静脉充血	脑水肿，扩张的穿实质 T2 流空，在 SWI 上 T2 低信号穿实质静脉血流	可能伴发脑病、认知功能障碍、脑积水或癫痫发作
出血	T2* 上晕状伪影	将来出血风险较高，必需紧急治疗。A23

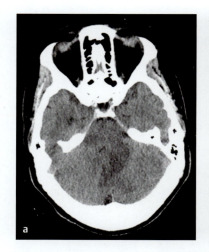 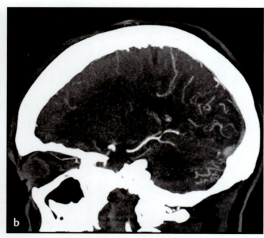 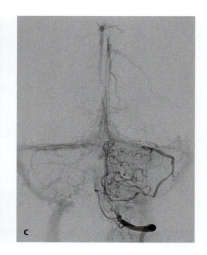

图 5.25 Cognard Ⅲ/Borden Ⅲ型瘘病例。(a) CT 平扫显示左小脑半球和蚓部血管源性水肿。(b) CT 血管造影显示多条扩张的螺旋形小脑皮质静脉，这几乎是硬脑膜瘘的特征性表现。(c) 脑血管造影显示直接引流到皮质静脉的瘘管，与小脑静脉严重充血有关。

表 5.8 硬脑膜动静脉瘘位置特异性结构成像表现

瘘 位 置	一 般 成 像 表 现
前颅窝/筛部	前额下部血管流空，前额叶下部水肿。出血
间接 CCF	不对称海绵窦增强、SOV 扩张、海绵窦增大、眼球突出、眶后水肿——警惕经过罗森塔尔基底静脉或蝶顶窦的皮质静脉回流
上矢状窦	脑实质水肿或出血。颅内高血压。脑室扩大。沿上矢状窦的皮质静脉段内血流动脉化。血栓形成情况下的孤立窦室
横窦-乙状窦	常见无症状性流质空洞。经颅盖小动脉、椒盐外观。小脑或颞叶水肿或出血
小脑幕	出血。致命性的静脉充血，后颅窝蛛网膜下隙静脉曲张
髁突/舌下	髁管/舌下管椒盐外观。髓周血管流空扩张，脑干水肿

的位置特异性表现。

皮质静脉回流是恶性瘘的重要影像学表现。当在脑沟内发现充血血管（被视为 T2 流空或 T1-CE 上的增强静脉）时，很可能是静脉回流引起的皮质静脉扩张。柔脑膜增强是自然病史较差和皮质静脉回流的一个特别强烈的信号。在 SWI 上，皮质静脉回流表现为在动静脉分流的情况下由于含氧血液快速冲入而出现的超强静脉信号（图 5.26）。如果 SWI 上的超强静脉信号延伸至髓静脉系统，则提示髓静脉回流。这是一个预后特别差的信号，使患者面临出血和 CSF 流体动力学受损的风险，因为 CSF 的重吸收大部分发生在髓静脉水平。

髓静脉充血不同于皮质静脉或髓静脉回流，因为在皮质静脉或硬膜静脉窦内静脉高压的情况下，它是髓静脉系统流出不畅的信号。髓静脉充血常同时伴发脑水肿。髓静脉双侧充血时，由于脑脊液引流不畅而出现脑积水。在影像学上，其表现为脑白质内扩张的穿实质 T2 流空，在造影剂的作用下会增强。在 SWI 上，由于脱氧血红蛋白的存在，这些结构通常是 T2 低信号的（图 5.23）。慢性静脉充血偶尔可导致静脉缺血和皮质钙化（图 5.27）。

dAVF 出血可以是脑实质内出血、蛛网膜下隙出血、脑室内出血、硬膜下或多发性出血。在没有外伤的情况下，多发性出血应提示 dAVF 的检查

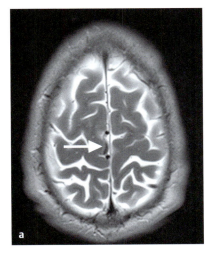 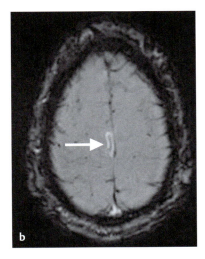 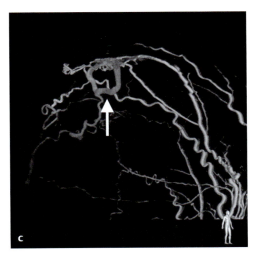

图 5.26 SWI 上的静脉动脉化病例。（a）头痛患者。T2 MRI 显示异常血管流空覆盖右额叶内侧（箭头）。（b）SWI MRI 显示，SWI 上显示这个血管流空为高信号提示血流动脉化（箭头）。（c）ECA 脑血管造影显示在上矢状窦和动脉化的皮质静脉内的瘘口（箭头）。

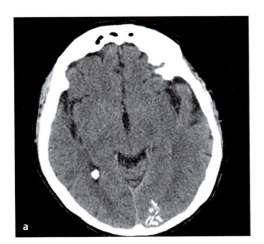 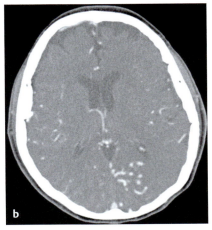 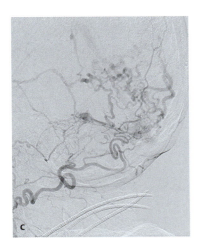

图 5.27 慢性静脉高压导致的皮质钙化。（a）CT 平扫显示左侧枕叶内侧脑回状钙化。（b）CTA 显示钙化区域内有多条迂曲扩张的血管，但这些血管本身没有钙化。（c）左 ECA 脑血管造影显示硬脑膜动静脉瘘，直接引流至皮质静脉，并有明显的皮质静脉回流。我们认为这些皮质钙化是慢性静脉缺血所致。

（图 5.28）。沿小脑或大脑皮质出现含铁血黄素染色是既往出血的一个信号，应及时治疗。

最后，占位效应可导致许多 dAVF 患者的神经系统衰弱。静脉曲张的质量效应，特别是那些急性血栓形成的静脉曲张，可导致头痛、癫痫发作和局灶性神经功能障碍。对小脑幕下 dAVF 或者回流至脑干静脉的 dAVF，占位效应可导致脑神经病变，包括面部疼痛（三叉神经肿块效应）、面无力（面神经占位效应）及眼病症状（图 5.29）。因此，有必要思考 dAVF 静脉曲张影响到哪些结构。

5.7.5 临床医生须知

- 出现孤立静脉窦（即两段栓塞的节段之间出现的通畅的静脉窦节段）。
- 是否出现皮质静脉引流 / 静脉回流或髓静脉回流。
- 是否存在髓静脉高压及相关的白质信号改变。
- 含铁血黄素染色所显示的既往出血证据。

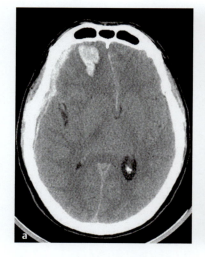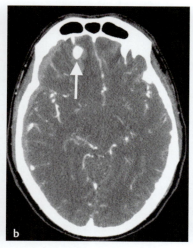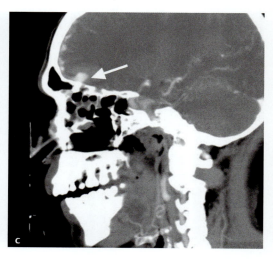

图 5.28 硬脑膜动静脉瘘多室出血。（a）CT 平扫显示右额叶上方有脑实质内和硬脑膜下出血。（b）CTA 显示右额叶内有大型静脉血管瘤，是患者出血的来源（箭头）。（c）矢状 CTA 显示静脉血管瘤（箭头）和迂曲扩张的额叶静脉。该患者被确诊为筛骨区瘘。

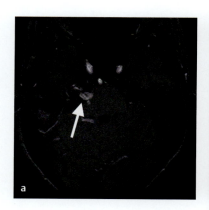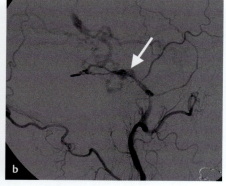

图 5.29 dAVF 所致静脉曲张引起的牙痛。（a）TOF MRA 显示外侧脑桥中脑静脉扩张和动脉化导致的占位效应，累及右侧第 V 脑神经及其根部入颅区（箭头）。怀疑为 AVM 或 AVF 诱发的静脉曲张。（b）右侧 ECA 侧位脑血管造影显示 Cognard IV 型瘘（箭头）导致的大静脉曲张。

- 包括髓周/皮质静脉和静脉曲张在内的静脉结构引起的占位效应

5.7.6　重点内容

- 提示恶性 dAVF 的横断面影像学表现包括：脑沟血管流空、软脑膜增强、髓静脉扩张、皮质/脑沟静脉扩张、脑实质水肿、脑积水、脑沟含铁血黄素沉积和静脉曲张。

- 出现脑干水肿以及血管流空异常或软脑膜增强应至少考虑颅 dAVF 的存在。一些 Cognard V 型 dAVF 患者已经被误诊为结节病或脑干胶质瘤。

- dAVF 存在的位置特异性影像学表现总结在表 5.8 中。

参考文献

[1] Hacein-Bey L, Konstas AA, Pile-Spellman J. Natural history, current concepts, classification, factors impacting endovascular therapy, and pathophysiology of cerebral and spinal dural arteriovenous fistulas. Clin Neurol Neurosurg. 2014; 121: 64–75.

[2] Gandhi D, Chen J, Pearl M, Huang J, Gemmete JJ, Kathuria S. Intracranial dural arteriovenous fistulas: classification, imaging findings, and treatment. AJNR Am J Neuroradiol. 2012; 33(6): 1007–1013.

[3] Letourneau-Guillon L, Cruz JP, Krings T. CT and MR imaging of non-cavernous cranial dural arteriovenous fistulas: Findings associated with cortical venous reflux. Eur J Radiol. 2015; 84(8): 1555–1563.

5.8 分流病变的时间分辨（动态）成像

5.8.1 临床案例

一例 MRI 偶然发现的 35 岁男性患者（图 5.30）。

5.8.2 影像表现描述与诊断

诊断

在左顶叶未破裂脑 AVM。动态 CTA 显示一个 Spetzler Ⅰ型血管巢样 AVM，由左 MCA 的顶叶支供血。该 AVM 有一个单一的浅表皮质引流静脉，无危险性血管结构特征。

5.8.3 背景资料

传统血管造影是评估脑 AVM 和 AVF 等分流病变的金标准，因为它可以获得良好的空间、对比度和时间分辨率。过去 10 年人们对无创动态成像技术的使用越来越感兴趣。这种技术可以识别动静脉分流，并对基本的 AVM 和 AVF 的血管结构和静脉引流模式进行识别。

5.8.4 影像发现

4D-CTA 是一种动态的时间分辨成像。最佳时间分辨 CTA 需要使用较新的 320 排 CT 扫描，它可以提供高分辨率（0.5 mm 切片厚度）成像。与单相 CTA 不同的是，4D-CTA 需要串行成像，覆盖动脉、实质和静脉相，通常可获得 20～30 个脑体积量，因此每 2 秒获得 1 个体积的时间分辨率。4D-CTA 已被证明对脑 AVM 的诊断和手术分类很有效。4D-CTA 可以高度准确地识别巢内血管瘤，在放射外科手术前划定 AVM 的轮廓，区分新血管生成和血管巢，并能识别供血动脉和引流血管。最终，4D-CTA 是脑部 AVM 筛查和放射外科手术规划的最佳方式。

4D-CTA 已被证明足以用于颅 AVF 的诊断和手术分类。可以用现有技术划定的基本特征包括瘘口位置、有无皮质静脉引流、血流流向、静脉膨大或动脉瘤的存在（图 5.30 和图 5.31）。皮质静脉反流已被证明可增加出血风险，可通过 4D-CTA 直观地观察到。

时间分辨 MR 血管造影序列以首字母缩略形式被称为 4D-TRAK（飞利浦）、TWIST（西门子）和 TRICKS（GE）。这些序列随造影剂通过血管系统而获得一系列图像，其速度高达每秒一整个脑三维体积。根据方案的不同，注射造影剂后可获得多达 30～40 张动态图像，可用于识别和区分动脉、毛细

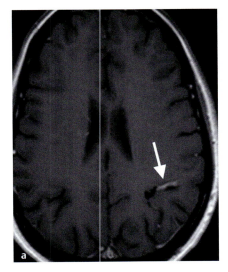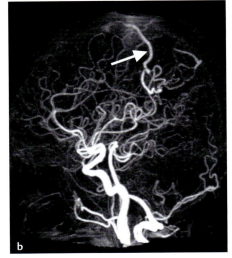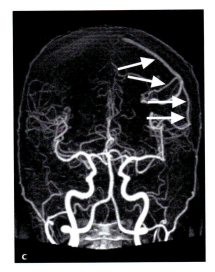

图 5.30　4D-CTA 上意外发现的 AVM。（a）T1 增强后 MRI 显示左侧顶叶局灶性异常流空区（箭头）。（b）和（c）行 4D-CTA 发现左侧顶叶内一条 MCA 供血动脉（箭头）和一处病灶性血管巢伴早期静脉染色（即分流）流入到浅表皮质静脉（白色箭头）。

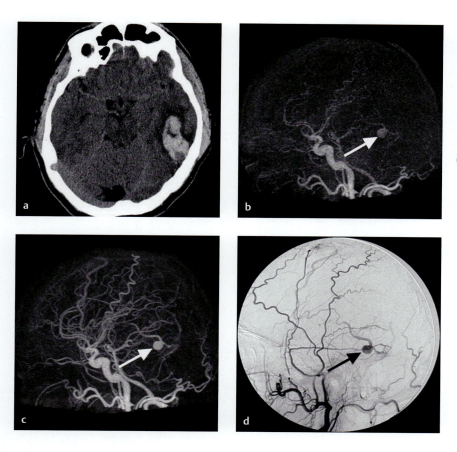

图 5.31　4D-CTA 用于评估颅 dAVF 血管结构。（a）CT 平扫显示患者存在累及脑实质内和硬膜下腔的多室出血。（b）早期动脉相和（c）晚期动脉相 4D-CTA 显示静脉血管瘤的早期染色（箭头），这是血肿的罪魁祸首。静脉血管瘤的主干静脉在晚期动脉相清晰可见。（d）左 ECA 血管造影清晰显示伴有静脉血管瘤（箭头）及其主干皮质静脉的 AVF。

血管和静脉相。

　　时间分辨 MRA 已被证明在未经治疗的 AVM 的诊断和手术分级中非常有效。它可以帮助识别和表征供血动脉、引流静脉和血管巢大小。然而，与脑 AVM 血管结构相关的其他影像学特征（巢内动脉瘤、静脉转流模式）可能对脑 AVM 的决策同样重要，但由于需要较高的空间或时间分辨率，因此不能完全定性。由于同样的原因，缓流性 AVMs 或微小 AVMs 可能在动态 MRA 上也无法发现。时间分辨成像已被证明对治疗后残留 AVM 的检测非常特异性，但不敏感。4D-MRA 阴性并不代表治愈。对于接受过放射外科手术的患者，随着时间推移 AVM 逐渐被堵塞，一个有效的策略是进行 4D-MRA，直到血管巢不再可见为止。一旦在横断面成像上血管巢不再明显，可以用 DSA 来验证 AVM 的闭塞状态。

　　时间分辨 MRA 也是评估颅 dAVF 的有效工具。它可以帮助确定和描述供血动脉、引流静脉，明确

指出硬脑膜动静脉分流的具体位置，但不能描述颅内 dAVF 更精细方面的血管结构特征（图 5.32 和图 5.33）。可以用现有技术显示的基本特征包括瘘的位置、皮质静脉引流的存在、静脉流方向和静脉膨大的存在。时间分辨成像已被证明对检测治疗后残余 AVF 特异性很高，但敏感性不高。4D-MRA 阴性并不代表治愈。对于接受过放射外科手术的患者，随着时间的推移，AVF 逐渐闭塞，一个有效的策略是行 4D-MRA 检查直到分流不再可见为止。一旦分流在横断面成像上不再明显，可以用 DSA 来验证 AVF 的闭塞状态。

　　这些成像序列并不是万能的，也不可能取代脑血管造影在动脉血管分流病变的诊断工作中的作用。在核磁共振成像中，空间分辨率和时间分辨率之间存在着一种权衡。空间分辨率越高，时间分辨率越差，反之亦然。同样，在 4D-CTA 中，随着时间分辨率的增加，由于图像采样和患者剂量的权衡，空间分辨率会降低。目前 4D-CTA 技术的估计剂量为

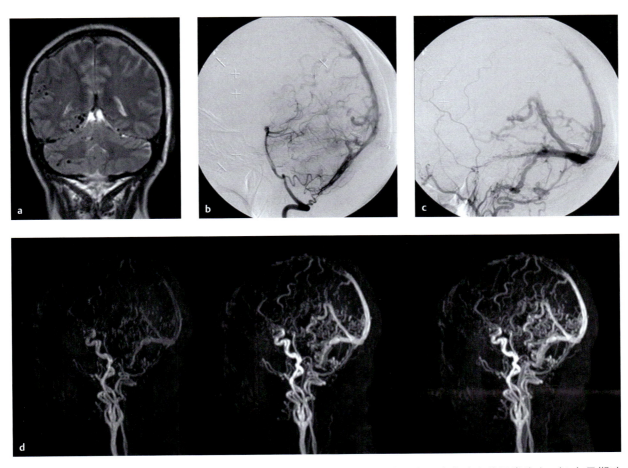

图 5.32　TRICKS MRA 评估颅 dAVF。（a）冠状 T2 MRI 显示右小脑半球和右大脑半球多处异常流空。（b）早期动脉相椎动脉 DSA 显示由脑膜后动脉供血的瘘管，并伴有皮质静脉回流。（c）静脉相 DSA 显示小脑内假静脉炎征象伴迂曲扩张静脉。（d）早期动脉相、中期动脉相和晚期动脉相 TRICKS MRA（左至右）显示上矢状窦和横窦远端的动静脉分流，小脑半球和枕叶皮质静脉回流以及假静脉炎征象。

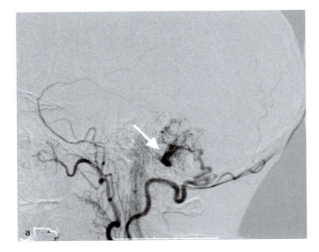 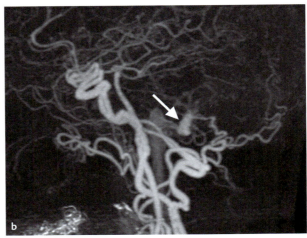

图 5.33　TRICKS 评估 dAVF 血管结构。（a）DSA 显示 dAVF 伴皮质静脉回流，由 MMA 后支和穿枕支供血。瘘口部位清晰可见。也存在皮质静脉回流（箭头）。（b）TRICKS MRA 显示 dAVF 伴皮质静脉回流完全相同的血管结构特征，由 MMA 后支和穿枕支供血。瘘口部位清晰可见（箭头）。

5 mSV，而单相 CTA 的剂量仅为 0.6 mSV，DSA 为 2.7 mSV。

管巢类型（紧密型与弥漫型）以及静脉引流模式。

5.8.5　临床医生须知

- 时间分辨 MRA 技术可以有效识别动静脉分流以及脑 AVM 和 AVF 基本分类（即 Spetzler-Martin 或 Cognard 分类），但缺乏足够的空间分辨率来详细识别 AVM 血管结构。
- 可在 4D-CTA 上显示的基本特征包括血管巢大小、供血血管、硬脑膜供血动脉、新血管形成、血流相关动脉瘤和巢内动脉瘤、血

5.8.6　重点内容

- 与单相 CTA（0.6 mSv）和 DSA（2.7 mSv）相比，时间分辨 CTA 技术提供了比时间分辨 MRA 更高的空间和时间分辨率，但代价是剂量增加（5.2 mSv）。
- 时间分辨 MRA 用于治疗后 AVM 和 AVF 的成像随访很有效，因为它具有很高的特异性，但其灵敏度有限。

参考文献

[1] Tranvinh E, Heit JJ, Hacein-Bey L, Provenzale J, Wintermark M. Contemporary Imaging of Cerebral Arteriovenous Malformations. AJR Am J Roentgenol. 2017; 208(6): 1320–1330.

[2] ChangW,Wu Y, Johnson K, et al. Fast contrast-enhanced 4D MRA and 4D flow MRI using constrained reconstruction (HYPRFlow): potential applications for brain arteriovenous malformations. AJNR AmJ Neuroradiol. 2015; 36(6): 1049–1055.

[3] Willems PW, Taeshineetanakul P, Schenk B, Brouwer PA, Terbrugge KG, Krings T. The use of 4D–CTA in the diagnostic work-up of brain arteriovenous malformations. Neuroradiology. 2012; 54(2): 123–131.

[4] Kortman HGJ, Smit EJ, Oei MTH, Manniesing R, Prokop M, Meijer FJ. 4D–CTA in neurovascular disease: a review. AJNR AmJ Neuroradiol. 2015; 36(6): 1026–1033.

[5] Alnemari A, Mansour TR, Bazerbashi M, Buehler M, Schroeder J, Gaudin D. Dynamic Four-Dimensional Computed Tomography Angiography for Neurovascular Pathologies. World Neurosurg. 2017; 105: 1034.e11–1034.e18.

5.9　颈动脉海绵窦瘘

5.9.1　临床案例

一例 56 岁女性患者眼球突出疼痛伴红眼，无既往创伤史（图 5.34）。

5.9.2　影像表现描述与诊断

诊断

CT 平扫显示左眼球轻度凸出。T2 MRI 显示左眼眶内有一扩张的流空，代表眼上静脉扩大。动脉相 TRICKS MRA 显示肿大的眼上静脉早期染色，向下引流至面静脉。这是诊断性的颈动脉海绵窦瘘（CCF）。

5.9.3　背景资料

CCF 是颈动脉海绵窦段（CCA）、颈动脉海绵窦分支或 ECA 分支与海绵窦本身之间的复杂分流病变。这些瘘的解剖结构和血管构筑，特别是有无皮质静脉回流，将决定这些病变的自然病史和治疗方案。评估海绵窦-颈动脉瘘是一项解剖学锻炼。正因为如此，我们将简要介绍海绵窦-颈动脉瘘的突出解剖学特征。

海绵窦是一个多腔室硬膜外静脉结构，有许多主要支流。通常引流到海绵窦的静脉包括眼上静脉、蝶顶窦、Rosenthal 基底静脉通过钩静脉、脑桥前和桥小脑角池的岩部静脉或桥静脉。这些静脉中，眼上静脉是始终引流到海绵窦的唯一静脉。在收集上述静脉的静脉供血后，海绵窦再引流至岩上窦、岩下窦、经卵圆孔引流到翼静脉丛、对侧海绵窦、斜坡静脉丛向下引流到枕骨大孔，汇入边缘窦。

除复杂的静脉流入和流出途径外，海绵窦还有来自 ICA 和 ECA 分支的复杂窦动脉供应。来自颈内动脉的主要供给是下外侧动脉干和脑膜垂体干。来自眼动脉的硬脑膜支，如脑膜返支，也供应海绵窦。供给海绵窦的 ECA 分支包括从圆孔动脉、MMA、脑膜副动脉和咽升动脉斜坡支。

CCF 的分类体系多种多样（低流量与高流量、创伤性与自发性、直接与间接等）。但是，神经外科医生最常用的分类系统是 Barrow 分类法。Barrow 分类系统定义了 4 种类型的 CCF。A 型瘘是指颈内动脉海绵窦段与海绵体窦直接相连的瘘。这类瘘管一般是很高流量的瘘管，是钝性或穿透性外伤、神经血管内治疗引起的医源性并发症、动脉瘤破裂或结缔组织疾病如 Ehlers-Danlos 综合征的结果。B 型-D 型为硬脑膜分流，通常称为间接瘘。B 型病变是颈内动脉海绵窦段的脑膜分支和海绵窦之间的间接分流。C 型病变是指颈外动脉脑膜分支与海绵

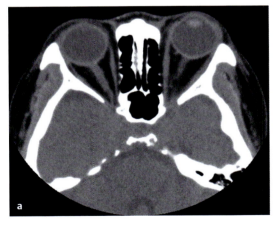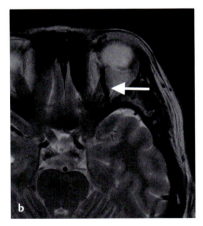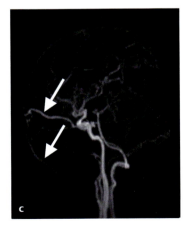

图 5.34　CCF 引起的左眼疼痛性突眼患者。（a）CT 平扫显示左眼轻度的突眼。（b）T2 MRI 显示左眼眶内有扩张的流空，代表扩大的眼上静脉（箭头）。（c）动脉相 TRICKS MRA 显示扩大的眼上静脉（箭头）与向下引流的面静脉（箭头）早期染色。该诊断为 CCF。没有皮质静脉引流。

窦之间的间接分流，D 型病变是指海绵窦与颈外动脉脑膜分支和颈内动脉脑膜分支之间都存在的间接分流。

患者临床病史是评估 CCF 的根本。眼部症状缓慢进展的患者，包括结膜充血或搏动性突眼，应考虑间接 CCF。对于创伤和神经-眼部症状快速进展的患者，应考虑外伤后 CCF。尽管如此，对于所有出现非特异性眼部症状的患者，都应仔细注意海绵窦和眼眶。

5.9.4 影像表现

在血管内治疗时代，几乎所有的 CCF 都会采用脑血管造影或静脉造影进行评估、定性和治疗。无

创造影的目的是：① 检测 CCF；② 鉴别那些与较差预后或自然病史有关特征。

在 CT/CTA 上，CCF 的主要影像特征包括扩张性或膨大性 SOV、眼外肌增厚和眶外脂肪滞留（图 5.34）。高达 90% 的患者在 CTA 上有扩张的造影剂填充的 SOV。CCF 中血流增加也可导致海绵窦扩张。CTA 可用于区分直接瘘和间接瘘，因为在间接瘘中，造影剂增强的时间和强度大大低于直接瘘，后者表现为造影剂的快速和浓密的染色。在海绵窦区域出现颅底骨折，也应提示存在直接 CCF（图 5.35）。关于自然病史，皮质静脉回流的程度应在 CTA 成像上确定。皮质静脉回流表现为皮质静脉的扩张变大，其对比度与动脉的对比度相近，衰减程

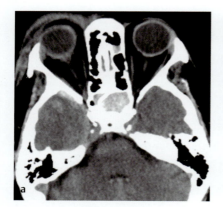
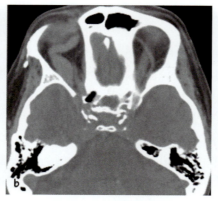
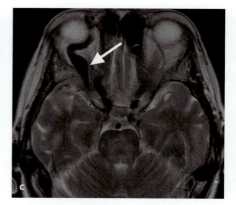

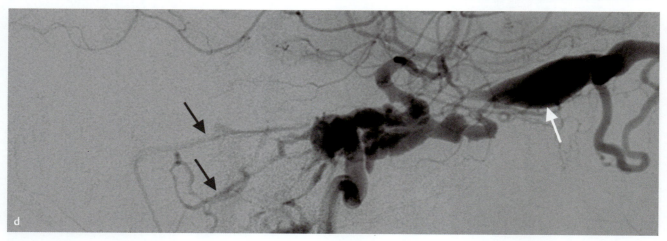

图 5.35　MVA 后患者直接 CCF。（a）MVA 后的 CT 平扫显示蝶窦有血迹。蝶窦壁上有一处小的非移位骨折（未显示）。（b）2 个月后，患者出现右眼疼痛和红眼球。复查 CT 显示明显的眼上静脉充血。左眼上静脉也有轻度扩张。（c）T2 MRI 显示右眶内增大的流空（箭头），大于左眶内。CCF 的典型影像学表现。（d）右 ICA 脑血管造影显示右侧颈内动脉海绵窦段和海绵窦之间创伤后的直接 CCF。有逆行皮质静脉引流（黑色箭头），以及通过右侧大于左侧的 SOVs（白色箭头）引流。

度明显高于其他静脉结构。皮质静脉破裂可导致蛛网膜下隙出血（SAH）或 ICH。

MRI 和 MRA 在 CCFs 的检测和定性方面优于 CT（图 5.36 和图 5.37）。微小的 SOV 扩张、轻微的突出以及眼外肌增厚在 MRI 上更容易识别。CCF 本身可以通过海绵窦的对比度增强和异常海绵窦血管流空来鉴别。时间飞跃 MRA 对 CCF 的诊断尤其有用。在 TOF MRA 中，动脉血流是高密度的。在海绵窦、岩静脉或 SOV 中存在高密集信号对 CCF 有较高的预测价值。皮质静脉回流可通过在 SWI 上出现皮质静脉高密度、T2 上出现迂曲扩张的血管流空、或在增强后 T1 加权成像上出现迂曲扩张的静脉结构增强（图 5.36）来鉴别。高达 80% 的患者可

在 T2、T1CE 和 SWI 成像上高灵敏度地检测到的膨大 SOV。慢性静脉高血压可导致静脉出血或静脉充血，分别表现为 T2* 晕状伪影和 T2 高密度。

5.9.5　临床医生须知

- 是否存在创伤的影像学后遗症，它能提示直接 CCF 的存在。
- 是否存在皮质静脉引流，它预示着较差的自然病史。
- 存在实质静脉充血或实质内出血 /SAH。

5.9.6　重点内容

- 直接 CCF 在西方国家极为罕见。而在越南、泰

图 5.36　TOF MRA 显示 CCF 的恶性静脉引流模式。（a）TOF MRA 显示一名有搏动性耳鸣病史的患者海绵窦（箭头）以及岩上静脉和岩静脉（箭头）的动脉化。（b）左侧颈总动脉血管造影显示左侧 CCF，并引流到岩上窦（箭头），然后引流到小脑皮质静脉（箭头）。

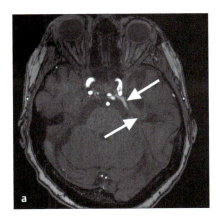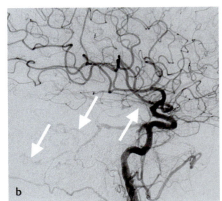
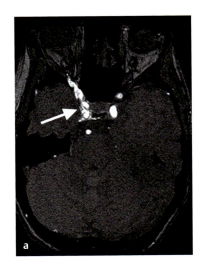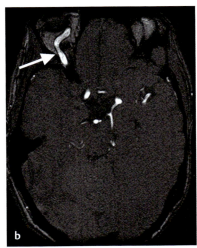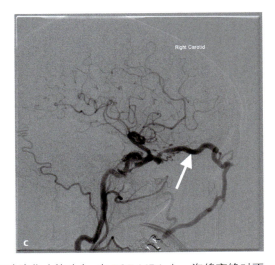

图 5.37　TOF MRA 上无恶性静脉引流的 CCF。（a）TOF MRA 显示海绵窦动脉化（箭头）。在 TOF MRA 上，海绵窦绝对不应该是明亮的。（b）TOF MRA 还显示增大的眼上静脉动脉化，这是 CCF 的典型影像学表现（箭头）。（c）右 CCA DSA 显示 CCF 引流到大的眼上静脉（箭头），然后流入面静脉。

国和中国比较常见。在出现神经-眼部症状急性发病和颅底外伤时，应高度考虑直接 CCF。

- CCF 皮质静脉回流与静脉缺血和实质出血引起的神经功能障碍高发有关。

- 对疑似 CCF 患者的诊断性血管造影，门槛应该较低。

参考文献

[1] Dos Santos D, Monsignore LM, Nakiri GS, Cruz AA, Colli BO, Abud DG. Imaging diagnosis of dural and direct cavernous carotid fistulae. Radiol Bras. 2014; 47(4): 251−255.

[2] Razek AA, Castillo M. Imaging lesions of the cavernous sinus. AJNR Am J Neuroradiol. 2009; 30(3): 444−452.

[3] Rahman WT, Griauzde J, Chaudhary N, Pandey AS, Gemmete JJ, Chong ST. Neurovascular emergencies: imaging diagnosis and neurointerventional treatment. Emerg Radiol. 2017; 24(2): 183−193.

儿童神经
血管疾病

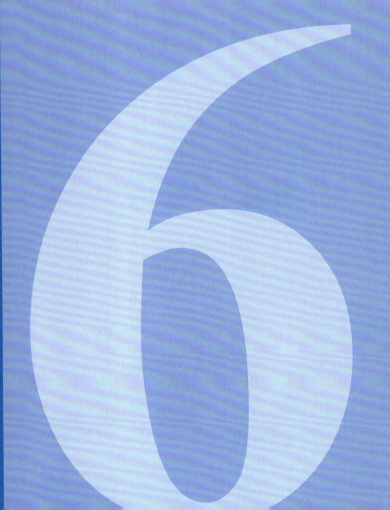

6.1　儿童血管瘤

6.1.1　临床案例

一例 6 个月大男婴，迟钝伴右侧肢体无力（图 6.1）。

6.1.2　影像表现描述与诊断

诊断

部分栓塞的左侧 MCA 巨大动脉瘤。

6.1.3　背景资料

小儿颅内动脉瘤极为罕见，仅占所有脑动脉瘤的 0.6%。小儿脑动脉瘤的发病机理和病理生理学与成人脑动脉瘤有很大的区别。这些病变通常是由夹层疾病引起的，可与血管病或结缔组织病有关。其他原因包括感染、免疫缺陷或外伤等。事实上，既往（即使是轻微的）外伤已被确定为小儿脑动脉瘤的主要致病因素，因为高达 40% 的动脉瘤被认为与外伤有关。与成人不同的是，小儿颅内动脉瘤多发于男性，而非女性。与成人相比，小儿年龄组"经典"囊状动脉瘤相对较少见。

鉴于其病因与成人不同，其临床表现也与成人不同。小儿脑动脉瘤可表现为压迫效应、局灶性缺血性功能障碍、实质内出血、癫痫发作或蛛网膜下隙出血（SAH）。60% 以上小儿 SAH 患者有脑动脉瘤。

6.1.4　影像表现

疑似 SAH 患儿首选影像诊断方式为 CT 平扫。确诊 SAH 后，MR 血管造影可能比 CT 血管造影更可取，因为 CTA 辐射剂量更大。然而在许多机构中，由于传统的横断面成像的假阴性率相对较高，

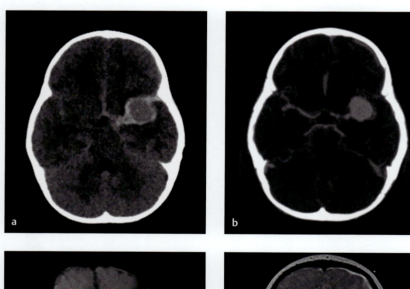
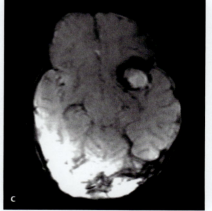
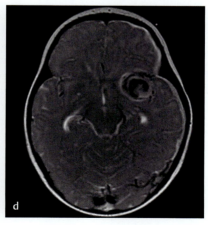

图 6.1　一例 6 个月大男婴，左侧 MCA 动脉瘤血栓形成引起动脉瘤性 SAH。（a）CT 平扫显示，动脉瘤位于左外侧裂，周围有血管源性水肿，外侧裂和半球间裂内有蛛网膜下隙出血。（b）CTA 证实左侧 MCA 巨大动脉瘤。（c）轴向 SWI 图像显示，动脉瘤周围有晕状伪影，反映出血液所致。沿动脉瘤前侧也存在一些较厚的晕状伪影，符合动脉瘤囊中血栓。（d）轴向 T2-加权 MRI 显示动脉瘤前壁分层血栓，符合部分血栓化的巨大动脉瘤。

且未确诊的动脉瘤破裂可能会危及生命，CT 上出现 SAH 即要求进行包括 MR/MRA、CTA 和诊断性脑血管造影在内的多种成像检查。

　　管腔成像上必须加以区分的重要因素包括动脉瘤的大小、位置和形态学。这些因素可能会提供基础病因的线索。与成人人群不同，巨大动脉瘤在小儿人群中相对常见，在某些系列中高达 40%。对于位置，有 5%～10% 的动脉瘤位于大脑前动脉（ACA）/ 前交通动脉（Acom），25% 位于 ICA 末端，约 25% 位于后循环。这种位置分布与成人人群有很大区别。成人人群中 30% 的动脉瘤位于 ACA/Acom，5% 位于 ICA 末端，10% 位于后循环。与成人人群相似，约 20% 的动脉瘤沿 MCA 分布。

　　更大病例系列将动脉瘤病因分为四类：囊性、感染性、夹层性和创伤性。了解动脉瘤病因很重要，因为它决定了治疗决策的选择和临床表现。最常见的动脉瘤类型是"经典"的囊性动脉瘤，尽管其比例（约占所有小儿动脉瘤的 40%～50%）与成人相

比较低。这些动脉瘤可能很大，可能有腔内血栓。囊性动脉瘤最容易破裂到蛛网膜下隙。夹层性或"纺锤形"动脉瘤占小儿动脉瘤的 30%～40%，尤其常见于结缔组织疾病患者（图 6.2）。夹层内包含的层数和穿支受累程度决定其临床表现。夹层纺锤形动脉瘤可能由于夹层再通入主干动脉、壁内血肿进展导致穿支闭塞或完全性血管闭塞表现为梗死。在极少数情况下，反复出现的夹层可表现为"生长型"部分栓塞动脉瘤。壁间夹层动脉瘤可出现出血。感染性动脉瘤可以是远端"真菌性"动脉瘤，与那些心内膜炎患者或者病毒感染或免疫缺陷 [HIV、家族性假丝酵母菌（念珠菌）病] 相关的近端纺锤形动脉瘤患者所表现出的典型症状相同。这些动脉瘤可表现为继发于炎症过程（其发病机理）的血管壁增强，并常伴有梗死（图 6.3）。外伤性动脉瘤一般位于颅底或周边，并伴有邻近骨折。

　　在解释小儿脑动脉瘤患者的扫描时，放射科医生必须考虑一些重要因素。密切关注动脉瘤周围的

图 6.2　夹层动脉瘤出现中风和出血症状案例。（a）CT 平扫显示左外侧裂和鞍上池 SAH 大于右侧。左外侧裂明显存在结构异常。（b）CT 平扫也显示左豆状核内穿支血管梗死。（c）和（d）。AP 脑血管造影和三维重建显示出一个大型梭形夹层动脉瘤，累及整个左侧 MCA 段的整个节段。该夹层动脉瘤累及供应左侧豆状核的外侧豆纹动脉群起始部，这就是为什么它出现出血和梗死的原因。

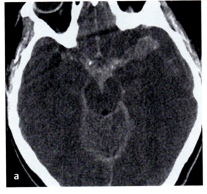
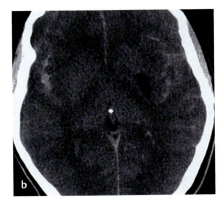
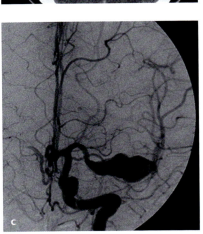
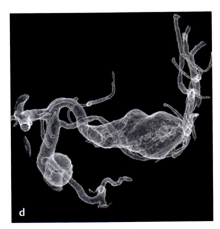

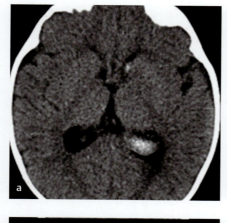
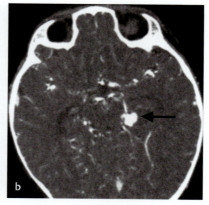
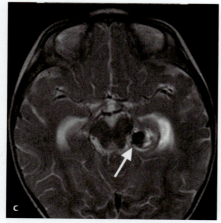
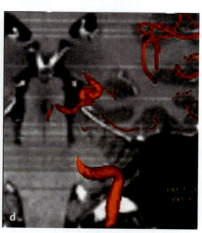

图 6.3 左侧大脑后动脉外伤性夹层动脉瘤破裂。（a）CT 平扫显示左侧脑室前角和三角区出血。（b）轴向 CTA 显示左侧 PCA 部分血栓性纺锤形动脉瘤（箭头）。（c）轴向 T2-加权 MRI 显示动脉瘤伴分层血栓和相邻海马的轻度相关水肿（箭头）。对左侧中脑也有少量的占位影响。（d）MRI 和血管造影融合图像显示动脉瘤位于左侧 PCA 从幕下位置转幕上位置处。这是轻微外伤引起夹层动脉瘤的常见位置。

环境，重点是动脉瘤周围水肿、瘤壁增强 / 炎症、占位效应和动脉瘤血管区域梗死极其重要。注意脑血管的其余部分，评估是否存在其他动脉瘤很重要，因为大约 15% 小儿患者有多发性动脉瘤。还应排除颅内狭窄，尤其是 ICA 末端的颅内狭窄，因为动脉瘤可继发于闭塞性动脉疾病，如烟雾病、镰刀细胞或 ACTA1 突变等。颈动脉迂曲应予评论，因为它可能提示潜在的结缔组织疾病（Marfan 综合征、Loeys-Dietz 综合征），并涉及血管内治疗。

6.1.5 临床医生须知

- 动脉瘤大小与位置。
- 动脉瘤病因（即囊性、夹层性、外伤性或感染性）。
- 动脉瘤内或壁内栓子的存在。
- 动脉瘤相关脑水肿、肿块效应或梗死的存在。

- 颈部血管迂曲影响血管内治疗入路。
- 动脉瘤多发性。
- 其他部位的血管异常（狭窄和迂曲），提示有潜在的烟雾病、镰状细胞或其他闭塞性动脉病变。

6.1.6 重点内容

- 小儿动脉瘤的病因及形态与成人有很大区别，更可能巨大、非囊性和位于后循环。
- 小儿脑动脉瘤常继发于结缔组织疾病、感染或外伤；评估额外影像检查结果以提示有无潜在的疾病过程很重要。
- 纺锤形和感染性动脉瘤多伴有梗死，而囊性动脉瘤多伴有 SAH。
- 小儿 SAH 患者，考虑诊断性脑血管造影代替 CT 血管造影是合理的。

参考文献

[1] Gemmete JJ, Toma AK, Davagnanam I, Robertson F, Brew S. Pediatric cerebral aneurysms. Neuroimaging Clin N Am. 2013; 23(4): 771−779.

[2] Jian BJ, Hetts SW, Lawton MT, Gupta N. Pediatric intracranial aneurysms. Neurosurg Clin N Am. 2010; 21(3): 491−501.

[3] Kanaan I, Lasjaunias P, Coates R. The spectrum of intracranial aneurysms in pediatrics. Minim Invasive Neurosurg. 1995; 38(1): 1−9.

[4] Krings T, Choi IS. The many faces of intracranial arterial dissections. Interv Neuroradiol. 2010; 16(2): 151−160.

[5] Chen L, Yau I, deVeber G, Dirks P, Armstrong D, Krings T. Evolution of a chronic dissecting aneurysm on magnetic resonance imaging in a pediatric patient. J Neurosurg Pediatr. 2015; 15(2): 192−196.

[6] Krings T, Geibprasert S, terBrugge KG. Pathomechanisms and treatment of pediatric aneurysms. Childs Nerv Syst. 2010; 26(10): 1309−1318.

6.2 小儿硬脑膜动静脉瘘

6.2.1 临床案例

一例 6 岁男童头围从婴儿期开始增大（图 6.4）。

6.2.2 影像表现描述与诊断

诊断

窦汇硬脑膜窦畸形。

6.2.3 背景资料

小儿硬脑膜动静脉分流是小儿群体中一种罕见血管疾病。文献报道病例不到 200 例，对其自然病史知之甚少。Lasjuanias 等人对小儿硬脑膜动静脉分流的分类被最广泛接受，包括 3 种类型：① 硬脑膜窦畸形；② 小儿特有硬脑膜动静脉分流；③ 成人型硬脑膜动静脉分流。这些病变的常见临床表现有癫痫发作、大头颅、脑积水和出血等。

关于这些病变的分类，硬脑膜窦畸形常累及窦汇，但可见于沿硬膜窦的任何部位。其特点是巨大的硬膜湖和缓慢流动的壁画状动静脉分流，其动脉供应来自脑膜分支。这些病变可累及其他窦或颈静脉球。这种情况可伴有大流量动静脉分流。小儿特有硬脑膜动静脉分流是高流量低压病变，引流至通畅的窦，与窦畸形无关。成人型硬脑膜动静脉分流是在窦壁血栓形成或窦外伤后形成的。

这些病变的发病机理尚不清楚。这些病变大多被认为是先天性的（图 6.5）。硬脑膜窦畸形，如本处提到的病例，被认为是在母体子宫内窦汇持续膨胀导致的。这导致窦壁过度生长并发展为异常静脉腔 / 湖。这可能诱发动静脉分流。与成人人群不同，脑窦血栓形成被认为是小儿硬脑膜动静脉分流的罕见原因。

6.2.4 影像表现

许多影像学技术可用于评估小儿硬脑膜动静脉

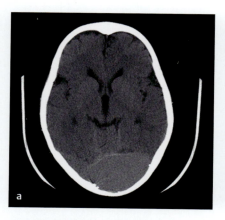
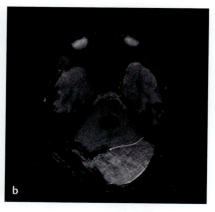
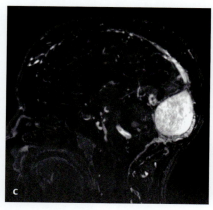
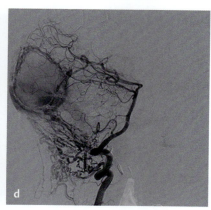

图 6.4 一例 6 岁男孩硬脑膜窦畸形。（a）CT 平扫显示，窦汇和双侧横窦明显扩张。（b）轴向 T2* 加权 MRI 显示窦汇内高信号与动脉化血流一致。（c）矢状位 MR 静脉造影显示窦汇明显扩张，与硬脑膜窦窦汇畸形一致。（d）右椎动脉脑血管造影显示，脑膜后动脉分出的硬脑膜血管向窦汇硬脑膜 AVF 供血。

瘘（dAVFs），包括 CTA、MRA/MRI、超声和常规血管造影。在产前和新生儿超声检查中，硬脑膜窦畸形可通过多普勒上存在窦汇增大伴动脉化血流来鉴别（图 6.5）。偶尔也可在宫内超声上看到窦汇腔内血栓。这可能被误认为是硬膜外血肿。在 CT 平扫上，典型的硬脑膜窦畸形表现为窦汇明显增大。持续静脉高压也可导致脑积水。在无创性神经血管成像方面，CTA/V 和 MRA/V 均可用于评估这些病变。然而，考虑到需要多次重复成像的患者人群中明显的辐射剂量问题，MRA/V MRI 是最好选择。

在评估小儿硬膜动静脉分流患者时，有许多重要的影像学检查结果是必须注意的。分流的位置很重要，因为它可以决定自然病史。一般情况下，累及窦汇的分流比累及上矢状窦或横窦的分流预后更差（图 6.6）。MR 静脉造影对评估引流静脉或引流窦内的血栓和狭窄非常有帮助。颈静脉球狭窄的存在尤其重要，因为它预示着预后较差。这起因于静脉高血压和未来出血的发生率增加。MR 静脉造影还应检查是否有螺旋扩张的软脑膜静脉和髓质静脉。这提示皮质静脉回流时有慢性静脉高压。在 MR 血管造影时，应评估瘘供血动脉类型，特别注意脑膜中动脉和枕动脉。如果有慢性静脉高压，MRI 可显示引流动静脉瘘（AVF）的血管区域有血管源性水肿。在新生儿和婴儿中，这可导致髓鞘形成延迟、局灶性或弥漫性静脉缺血、静脉梗死或出血、严重脑积水以及晚期病例局灶性或弥漫性熔脑综合征引起的脑钙化（图 6.7）。

硬膜窦畸形的独特之处在于，与其他硬膜窦动

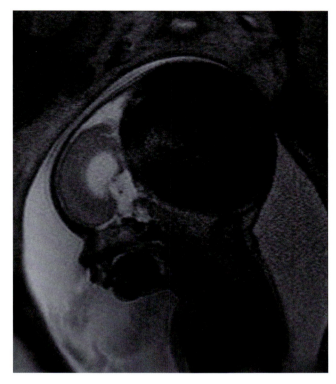

图 6.5 胎儿 MRI 显示，胎儿窦汇严重扩张伴胎儿脑积水，符合硬脑膜窦畸形。

脉分流相比，它们通常降低流速。因此，它们更容易发生自发性血栓形成（图 6.6）。这可能导致破坏性的后果，包括静脉梗死和实质内出血。如果硬脑膜窦畸形发生自发性血栓，放射科医生必须设法弄清楚脑部的引流情况。如果这种情况发生在婴儿期晚期，在基底静脉和侧裂静脉的海绵窦汇合之后，海绵窦将是主要的静脉引流出口。如果发生在海绵窦汇合前，则会优先使用皮质静脉和髓质静脉引流

图 6.6 自发性血栓性上矢状窦硬膜窦畸形。（a）矢状 T1 加权 MRI 显示上矢状窦明显的局灶性扩张，符合上矢状窦硬膜窦畸形（箭头）。（b）3 年后随访矢状 T1 加权 MRI 显示，硬膜窦畸形的自发性血栓形成伴脑其他部位发育正常（箭头）。

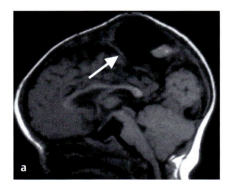
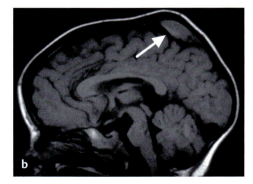

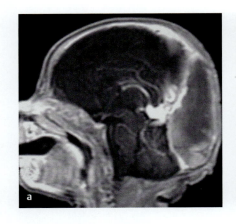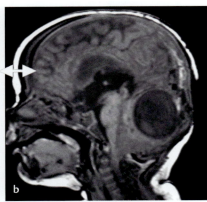

图 6.7 硬膜窦畸形预后不良。(a) 矢状 T1 加权增强 MRI 显示窦汇大型硬脑膜窦畸形。(b) 随访矢状 T1 加权 MRI 显示上矢状窦血栓形成间隔性进展和明显的脑积水。这是窦汇硬膜窦畸形的常见并发症。

脑部,造成静脉高压和出血。

因此,对这些疑难病变的治疗由分期栓塞组成。分期可让硬膜窦得以重塑。新生儿期的所有分流术均为禁忌证。

6.2.5　临床医生须知

- 分流的分类(即硬膜窦畸形、婴儿特有 dAVF 和成人型 dAVF)。
- 静脉血栓形成和静脉狭窄的出现。
- 颈静脉球部通畅性。
- 存在侧裂静脉或基底静脉引流到海绵窦。
- 供血动脉的位置。
- 慢性静脉高压的影像学证据(即螺旋扩张的髓静脉、血管源性水肿)。

6.2.6　重点内容

- 硬膜窦畸形的特征是显著扩张畸形的硬膜窦和动静脉分流缓流。
- 与仅累及横窦相比,累及窦汇与预后不良有关。
- 婴儿特有硬膜动静脉分流应考虑为先天性的,而不是静脉窦血栓形成的结果。
- 颈静脉狭窄和引流静脉窦血栓形成或任何其他静脉流出道梗阻预示着预后不良并出血和静脉高压风险升高。
- 引流静脉血栓形成在基底静脉和侧裂静脉汇合之前预示着预后不良。
- 静脉高压体征包含螺旋扩张的髓静脉和静脉源性水肿。

参考文献

[1] Barbosa M, Mahadevan J, Weon YC, et al. Dural Sinus Malformations (DSM) with Giant Lakes, in Neonates and Infants. Review of 30 Consecutive Cases. Interv Neuroradiol. 2003; 9(4): 407–424.

[2] Yang E, Storey A, Olson HE, et al. Imaging features and prognostic factors in fetal and postnatal torcular dural sinus malformations, part I: review of experience at Boston Children's Hospital. J Neurointerv Surg. 2017.

[3] Yu J, Lv X, Li Y, Wu Z. Therapeutic progress in pediatric intracranial dural arteriovenous shunts: A review. Interv Neuroradiol. 2016; 22(5): 548–556.

[4] Krings T, Geibprasert S, Terbrugge K. Classification and endovascular management of pediatric cerebral vascular malformations. Neurosurg Clin N Am. 2010; 21(3): 463–482.

6.3 小儿软脑膜动静脉瘘

6.3.1 临床案例

一例 2 天大男婴多器官衰竭。

6.3.2 影像表现描述与诊断

诊断

软脑膜动静脉瘘伴大脑萎缩（图 6.8）。

6.3.3 背景资料

小儿软脑膜动静脉瘘是一种极为罕见的颅内血管畸形，占所有动静脉畸形的 2% 以下。迄今为止，这些病变的文献报道不到 200 例，其确切的发病率尚不清楚。这些病变通常在儿童时期才出现症状，尽管其中一些可能在产前就已确诊。有大分流的新生儿可能会出现充血性心力衰竭，而婴儿则会出现头围增大和局灶性神经功能障碍。在儿童期后，这些病变可出现头痛、癫痫发作和局灶性神经功能障碍。由于这些病变是由软脑膜动脉和皮质静脉之间的高流量直接分流组成，保守治疗预后较差。这要归因于静脉充血、静脉球的占位效应或正常脑实质

的动脉盗血等问题。自然病史资料缺失，这些分流在 ARUBA 试验或其他脑血管畸形自然病史研究中也不能归入标准设定作为一个亚组。

超过 90% 的软脑膜 AVF 在 5 岁前确诊。男性占多数（M∶F = 2∶1），与 Galen 静脉畸形相似。

软脑膜动静脉瘘多发是先天性起源 [遗传性出血性毛细血管扩张症（HHT ）] 的有力预测因素。

6.3.4 影像表现

软脑膜 AVF 在产前超声上诊断为扩张的高流量分流，有扩张的高流量分流伴有扩张的软脑膜动脉和静脉，但无实质内血管巢。在大多数软脑膜 AVF 的大型系列中，产前诊断未发现与患者预后相关。诊断这些病变的关键是识别扩张的软脑膜动脉直接连接到扩张膨大的引流静脉。在动静脉连接部位，静脉通常明显扩张（图 6.10 ），大多数病变位于幕上区，绝大多数病变位于额叶或颞叶。

在解读软脑膜 AVF 患者扫描图像时，有很多重要的血管结构特征应该转述给主治医生。在动脉方面，识别动脉供体及其最大直径、是否存在供血动脉动脉瘤或狭窄非常重要。值得注意的是，这些病变的动脉病变很少见，只有不到 5% 的患者有动脉

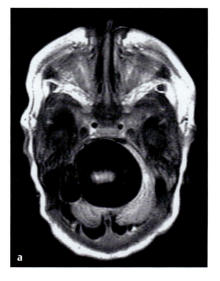 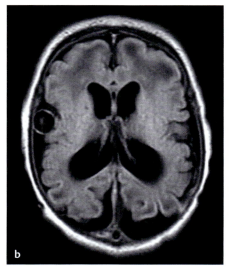 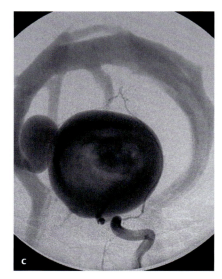

图 6.8　一例 1 天大男婴患软脑膜动静脉瘘、多器官衰竭及脑萎缩。（a ）和（b ）轴向 T1 加权 MRI 显示颅后窝和右外侧裂内大型静脉球。明显的脑萎缩可能继发于慢性静脉充血。（c ）左侧 ICA 血管造影 AP 投影显示软脑膜动静脉瘘。请注意，双侧横窦内有静脉血流动脉化。这很可能是患者脑萎缩的原因，因为患者很可能在整个子宫内生活期间脑静脉引流不畅。

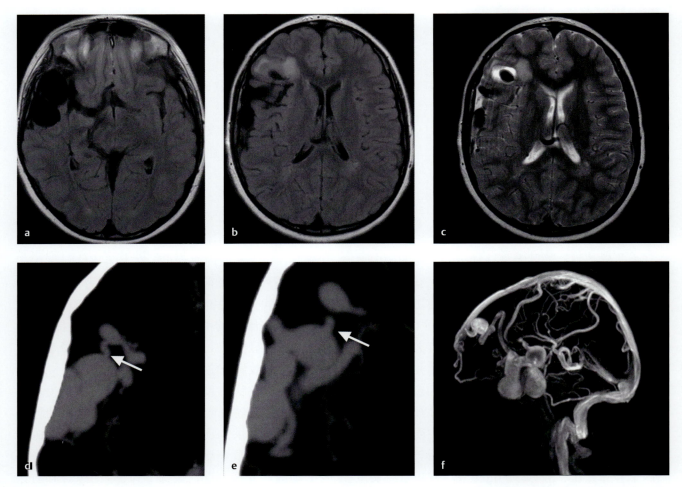

图 6.9　一例 12 岁软脑膜动静脉瘘患者伴 HHT。（a）和（b）轴向 FLAIR（流体衰减反转恢复）图像显示明显的静脉扩张覆盖在右颞叶上，是静脉扩张症的特征。请注意扩张静脉周围的水肿在轴向 FLAIR 和 T2-加权成像上显示出部分血栓形成（c）。（d）和（e）是软脑膜 AVF 的 CTA 成像，显示出动静脉瘘部位供血动脉和引流静脉大小的过渡（箭头）。（f）矢状 MRV 显示静脉扩张和三条大引流静脉相。请注意引流到上矢状窦的额静脉扩张。

狭窄或动脉瘤。许多病变会有多条供血动脉汇聚在一个静脉袋上。

　　然而，神经放射科医生必须特别注意静脉侧，因为这可能影响病变表现和自然病史。静脉扩张在高达 90% 的患者中出现，应予以评论（图 6.8，图 6.9 和图 6.10）。40% 的患者可见软脑膜静脉狭窄。它也很重要，因为任何限制静脉流出的原因都是出血的危险因素。硬膜静脉窦通畅性非常重要，因为硬膜静脉窦血栓形成的存在会大大增加瘘管破裂率。高达 20% 的患者会出现硬膜静脉窦血栓形成。假性静脉血管瘤是潜在的出血源，应予以鉴别（图 6.9）。

　　大约 40% 患者会有多个 AVF。按照惯例，多条动脉供体汇聚到一条引流静脉上，就构成一个单一 AVF。多发 AVF 是指多条不同动脉为不同引流静脉供血，形成不同的瘘点。多发 AVF，或 AVF 与 AVM 同时存在应促使探查 HHT 或 RASA1 突变。近 30% 的软脑膜 AVF 患者有这样的突变。

　　软脑膜 AVF 出血并不罕见。有 3 种不同的出血方式：① 瘘口部位——常伴有静脉假性血管瘤；② 软脑膜静脉回流引起的局部静脉高血压导致区域性静脉出血；③ 全身性静脉高压伴窦充血和软脑膜回流继发的远端静脉出血。

　　"熔脑综合征"是这些病变的一种罕见表现。它与进行性脑细胞凋亡有关，大概与动脉从正常脑实

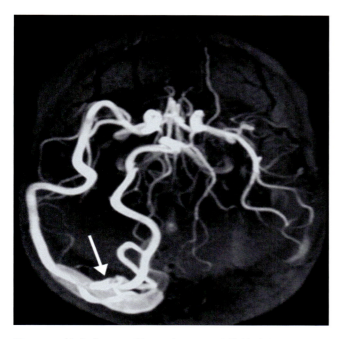

图 6.10 软脑膜 AVF 时间飞跃 MRA。直接软脑膜 AVF 由右侧 PCA 和 MCA 供血，引流到横窦和枕窦。引流静脉的动脉化明显存在。AV 分流很可能是 PCA 和 MCA 分支汇合的地方（箭头）。

质盗血以及随后的脑死亡有关。存在时，它通常位于瘘口的范围内（即盗血发生处）。由于通常没有与这些 AVF 相关的软脑膜下引流，所以髓静脉充血的情况比较少见。

6.3.5　临床医生须知

- 软脑膜 AVF 位置、是否存在多发、动脉供体数量。
- 引流软脑膜静脉和硬膜静脉窦血栓形成或流出道狭窄的存在。
- 静脉假性血管瘤的存在。
- 能够促使探查 HHT 或 RASA1 的其他脑 AVM 或 AVF 的存在。
- 慢性髓静脉高压（即螺旋扩张的髓静脉、血管源性水肿）或软脑膜静脉回流的影像学证据。
- 脑融化综合征影像学证据。
- 动脉瘤或动脉狭窄。

6.3.6　重点内容

- 软脑膜动静脉瘘的特征是软脑膜动脉和增大的皮质静脉直接连接。
- 无脑实质内血管巢。
- 出血的危险因素包括引流静脉狭窄、硬膜静脉窦血栓形成、静脉假性血管瘤。
- 瘘的局部影响包括出血或脑融化综合征（当从正常脑实质有明显动脉盗血时）。
- 多大 AVF 或存在其他脑 AVM，则要诊断是否存在 HHT 或 RASA1 突变。

参考文献

[1] Weon YC, Yoshida Y, Sachet M, et al. Supratentorial cerebral arteriovenous fistulas (AVFs) in children: review of 41 cases with 63 non choroidal singlehole AVFs. Acta Neurochir (Wien). 2005; 147(1): 17–31, discussion 31.

[2] Hetts SW, Moftakhar P, Maluste N, et al. Pediatric intracranial dural arteriovenous fistulas: age-related differences in clinical features, angioarchitecture, and treatment outcomes. J Neurosurg Pediatr. 2016; 18(5): 602–610.

[3] Krings T, Ozanne A, Chng SM, Alvarez H, Rodesch G, Lasjaunias PL. Neurovascular phenotypes in hereditary haemorrhagic telangiectasia patients according to age. Review of 50 consecutive patients aged 1 day-60 years. Neuroradiology. 2005; 47(10): 711–720.

[4] Krings T, Chng SM, Ozanne A, Alvarez H, Rodesch G, Lasjaunias PL. Hereditary hemorrhagic telangiectasia in children: endovascular treatment of neurovascular malformations: results in 31 patients. Neuroradiology. 2005; 47(12): 946–954.

6.4   小儿静脉闭塞性疾病

6.4.1   临床案例

一例 17 个月大的女婴，呕吐 5 天、脱水和意识力下降。

6.4.2   影像表现描述与诊断

诊断

广泛性硬膜静脉窦血栓形成累及上矢状窦和直窦。

6.4.3   背景资料

脑静脉窦血栓形成是小儿和新生儿脑卒中最常见的病因之一。在小儿脑静脉窦血栓形成病例中，40% 以上是新生儿。一般来说，即各年龄段，脑静脉窦血栓形成的常见危险因素包括败血症、乳突炎、肾病综合征、肿瘤、口服避孕药、贫血、脱水、化疗、脑膜炎等。

脑静脉窦血栓形成的临床表现多变，主要取决于患者的年龄、静脉血栓的程度和位置以及静脉血栓对皮质静脉的影响程度及其流出途径。新生儿和婴儿可出现从烦躁不安到昏迷等多种症状。同样，年龄较大的儿童和青少年因各种因素影响可出现严重头痛、局灶性神经功能障碍或昏迷。

静脉窦血栓形成导致的脑损伤发病范围很广。脑损伤的主要机制是静脉充血。静脉充血可导致静脉梗死（皮质、皮质下或深部）或原发性出血（脑室内、脑实质内或轴外）。

6.4.4   影像表现

由于脑静脉窦血栓形成的临床表现多变，大多数病例首先在非血管造影检查包括头颅超声（新生儿）、CT 和 MRI 中发现。在 CT 平扫上，典型表现为在脑静脉预期位置的线状高密度（图 6.11 和图 6.12）。在 MRI 上，脑静脉窦血栓形成的体征包括：血液降解时高铁血红蛋白期矢状图 T1 高信号、轴向 T2-加权图像上正常流空丢失、FLAIR 上流空丢失或高密度信号、GRE 或 SWI 上出现晕状影、自旋回声对比增强的 T1 加权序列上出现充盈缺损（图 6.13）。需要指出的是，MRI 上的急性期，血栓在 T1 加权成像上与脑部等密度，而在 T2 加权成像上信号较低，可能被遗漏。然而，在亚急性期，血栓在 T1 加权成像上信号较高，很容易显现出来（图 6.13）。鉴别脑静脉窦血栓形成的敏感性和特异性分别为 80 和 90%。

评价硬膜静脉窦血栓形成的血管造影包括 CT 静脉造影和 MR 静脉造影。约 90% 病例的血栓位于浅静脉系统而 40% 病例位于深静脉系统。约 50%

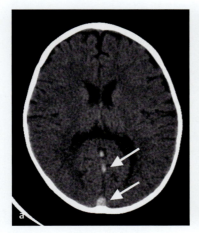
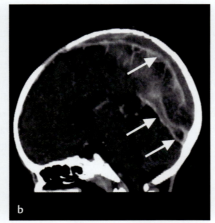
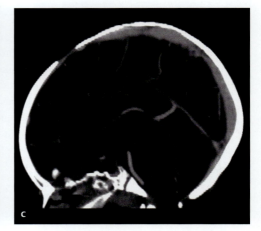

图 6.11　一例 17 个月大女孩，因广泛性静脉窦血栓形成导致呕吐 5 天、脱水和意识力下降。（a）轴向 CT 平扫扫描显示，上矢状窦和直窦高密度（箭头）。（b）矢状 CT 静脉造影显示上矢状窦和直窦广泛性血栓形成（箭头）。（c）口服抗凝 6 个月后 CT 静脉造影显示闭塞的硬膜静脉窦再通。

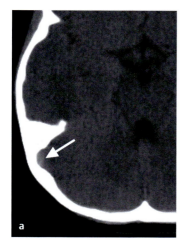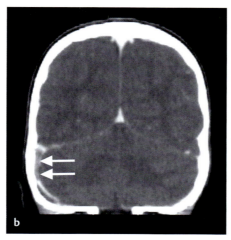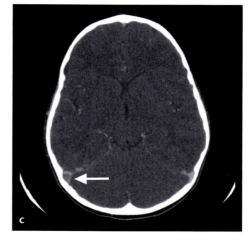

图 6.12　一例 6 岁女孩耳乳突炎发作后出现横窦血栓形成（箭头）。(a) 头部非增强 CT 平扫显示右侧横窦–乙状窦结合部高密度（箭头）。(b) 冠状和（c）轴向重建 CT 静脉造影显示右侧横窦–乙状窦结合部局灶性血栓（箭头）。

图 6.13　血栓串珠的信号特点及隐患。(a) 急性上矢状窦血栓在 T1 矢状 MRI 和 T1 上呈等密度（箭头）。(b) 轴向 T1 加权 MRI 上的亚急性上矢状窦血栓在 T1 上高密集（箭头）。(c) 上矢状窦血栓形成患者轴向 T2–加权 MRI 显示 T2 低密集血栓，与血管流空相仿（箭头）。(d) 急性/亚急性窦汇血栓在 T2 矢状 MRI 上为低密度，而在 T2 上为高密度（箭头）。

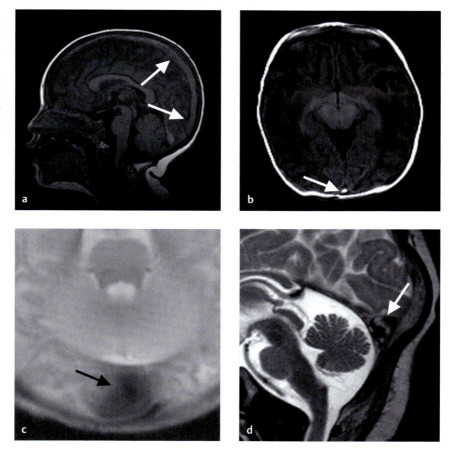

病例累及多个静脉窦。在 CT 上，血栓形成很容易被确定。其静脉期的静脉结构缺乏充盈性。然而，由于辐射的考虑，MR 静脉造影是目前评估硬膜静脉窦的首选成像方式。MR 静脉造影可以使用钆造影剂团注增强技术进行，图像采集时间为静脉相，或使用非增强技术，如时间飞跃法或相位增强 MR

静脉造影。所有静脉造影技术的一个共同的缺陷是，它们都是 T1 加权的，因此，有可能将一个密度非常高的血栓误认为静脉窦。

脑静脉窦血栓形成的后遗症非常重要值得评论。小儿脑静脉窦血栓形成的自然病史和临床/影像学后遗症与成人不同。急性期可发生出血性梗死或静脉缺血（伴有局限性扩散），与成人相似。如果是浅表皮质静脉或浅表静脉窦受累，缺血性梗死或出血的位置会呈叶状，且呈非动脉分布。如果是深静脉血栓，则会累及深部结构，包括丘脑和基底节。硬膜静脉窦长时间血栓形成或闭塞可导致额外的问题，包括脑融化综合征和脑白质发育不良；特别是在患者是新生儿或婴儿的情况下。慢性但再通

的血栓可导致慢性静脉高压和假性脑瘤，并伴有视盘水肿和轻度小脑扁桃体下疝（图 6.14）。儿童硬膜静脉窦血栓形成据报道也能形成成人型硬膜动静脉瘘。

6.4.5　临床医生须知

- 位置、年龄和血栓范围。
- 静脉缺血或出血性梗死的存在。
- 通过浅静脉侧支的潜在流出道替代方案。
- 静脉通道的任何再通。
- 提示颅内高压的影像学表现，包括小脑扁桃体下疝、视神经萎缩、视盘变平。
- 白质发育不良体征或熔脑综合征体征。

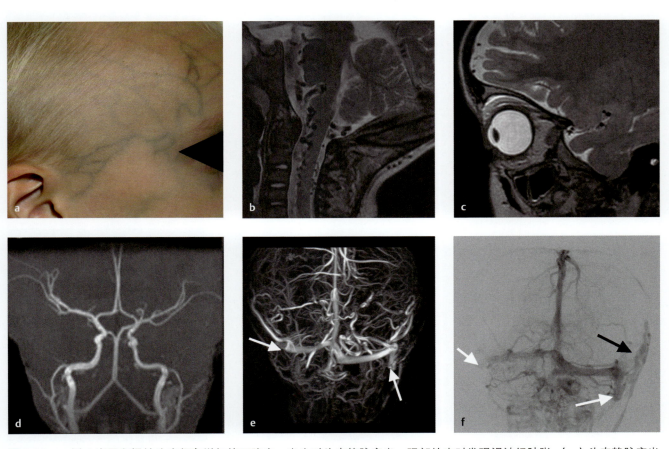

图 6.14　一例 4 岁男童慢性头痛频率增加伴巨脑症。出生时头皮静脉突出。眼部检查时发现视神经肿胀。（a）头皮静脉突出照片。（b）矢状 T2-加权 MRI 显示颅后窝内和上颈椎有很多明显的血管流空。该发现最初担心是分流性血管畸形。（c）矢状图 T2-加权 MRI 显示颅内压升高导致视盘变平。（d）TOF MRA 显示，那些明显的血管流空均无动脉化血流，提示无血管畸形。（e）MRV 显示双侧乙状窦闭塞（箭头）和颈内静脉缺乏血流。（f）左椎动脉脑血管造影的静脉相显示双侧乙状窦内无顺向血流（白色箭头）。有一条大的导静脉引流至面静脉，这是头皮静脉突出的原因（黑色箭头）。

6.4.6 重点内容

- 大多数脑静脉窦血栓形成病例可以用标准的非增强 MRI 序列来鉴别，表现为流空丢失、T1 上高信号血栓和在 T2* 加权序列上有晕状伪影。

- MR 静脉血管造影是诊断脑静脉窦血栓形成的首选影像学方法。
- 静脉出血性梗死相对常见。深静脉血栓时累及深部灰质，浅表部位血栓时呈叶状。
- 慢性影像学后遗症包括白质发育不良、假性脑瘤表现以及熔脑综合征（很罕见情况）。

参考文献

[1] Patel D, Machnowska M, Symons S, et al. Diagnostic Performance of Routine Brain MRI Sequences for Dural Venous Sinus Thrombosis. AJNR Am J Neuroradiol. 2016; 37(11): 2026–2032.

[2] Ritchey Z, Hollatz AL, Weitzenkamp D, et al. Pediatric Cortical Vein Thrombosis: Frequency and Association With Venous Infarction. Stroke. 2016; 47(3): 866–868.

6.5 Galen 静脉畸形

6.5.1 临床案例

一例 1 天大男婴，胎儿 MRI 扫描异常伴颅部超声检查异常。

6.5.2 影像表现描述与诊断

诊断

Galen 静脉壁型畸形。

6.5.3 背景资料

Galen 静脉动静脉畸形（VOGM）是指在子宫内形成的脉络膜动脉与 Galen 静脉的前体——Markowski 正中前静脉之间的分流。这些病变相当罕见，分娩中发现率大约在 1/25 000。虽然许多 VOGM 在子宫内被发现，但仍有相当一部分在新生儿期或婴儿期早期确诊，它们表现为高流量分流引起的充血性心力衰竭。VOGM 的其他常见临床表现包括多系统器官衰竭、巨颅骨、脑积水、癫痫发作以及更罕见的颅内出血。这些病变以男性稍占优势。

6.5.4 影像表现

在评估 VOGM 患者时，有许多影像学检查结果需要考虑（表 6.1）。鉴于被称为 "Galen 静脉" 的中线静脉结构的明显扩张和畸形周围双侧明显扩张的脉络膜供血血管，病变本身的识别相对直接。然而，为了制定治疗计划，对病变进行细节血管构筑评估非常重要。Galen 静脉动静脉畸形形态在脉络模型和壁型两种形态之间变化。脉络膜型 VOGM 是由所有脉络膜动脉（前、后）以及胼胝体周动脉供血，然后在排空进入静脉球前进入交织的网状结构或者血管巢。这是最常见的病变。壁型 VOGM 由前脑正中静脉壁内的单个直接性动静脉瘘组成（图 6.15）。这种病变较少见，耐受性较好。中间型是可能的，也经常遇到。可采用三维时间飞跃 MRA 和高分辨率 T2-加权成像相结合的方法来确定病变的供血动脉和血管构筑。当血管向静脉袋球汇聚时，病变为壁状（或瘘）型；当血管向静脉球前的血管网汇聚时，病变为脉络型。

除了研究供血动脉外，还应特别注意脑部和 VOGM 的静脉引流情况。VOGM 的静脉引流总是向前脑正中静脉引流，然后经持续存在的镰状窦进入上矢状窦下端。根据 Lasjaunias 和大多数影像学研究，在绝大多数病例中，畸形本身和深静脉系统之间不存在任何通道，尽管最近有研究使用高质量 MR 静脉造影发现有一部分患者的脑内静脉与 VOGM 有联系。大多数 VOGM 患者正常的脑深静

表 6.1 重要影像表现

脑 实 质	动 脉 侧	静 脉 侧
髓鞘形成状态	动脉血供模式	静脉流出道梗阻（窦狭窄或血栓性闭塞）
脑萎缩的存在	继发动员血管的存在（即室管膜下网络）	颈静脉球部成熟状态
脑室周围白质缺血	VOGM 类型	顽固性胚窦
脑融化	排除微小病变	海绵窦捕获（凸出的眼静脉、增大的面静脉）
盗血造成的 DWI 畸形（即不在动脉分布区）	招募丘脑穿支的病变	假静脉炎征象
纹状体、深部白质和皮质下白质钙化		静脉回流
脑积水		
小脑扁桃体脱垂与脊髓空洞		

脉系统一般都会引流到侧中脑周围侧静脉，然后进入岩上窦，形成典型的"Epsilon"形引流模式。几乎所有病例都不引流到直窦。这些患者中仍有一些胚窦持续存在（推测与窦的动脉化有关），包括顽固镰状窦、枕窦和边缘窦。硬膜静脉窦的通畅性、硬膜静脉窦血栓的存在以及颈静脉球的成熟度/通畅度都应加以描述，因为任何狭窄或闭塞都可能导致软脑膜静脉回流或硬膜静脉充血，进一步加重颅内

高压的相关问题。告知是否存在海绵窦捕获非常重要，因为这代表正常脑部引流的重要途径。海绵窦捕获可与扩张性海绵窦、眼静脉或眶内静脉的存在密切有关。但最重要的是，蝶顶窦与海绵窦之间存在连接，表明大脑已经找到了替代的引流途径，表明预后良好（图6.16）。

VOGM除了可导致充血性心力衰竭（通常在新生儿期就会表现出来）诱发的神经损伤外，还可

图6.15　产前诊断为壁型Galen静脉畸形。(a)T2-加权的胎儿MRI扫描显示前脑静脉和窦汇扩张，符合Galen静脉畸形（箭头）。(b)矢状超声显示Galen静脉扩张，证实了产前诊断（箭头）。(c)矢状T2-加权MRI显示扩张的Galen静脉以及沿该静脉前壁的一对血管，无血管巢介于其间。（箭头）。(d)3D-TOF MR血管造影显示沿前脑静脉壁的直接动静脉分流（箭头），符合壁型Galen静脉畸形。

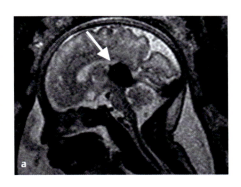
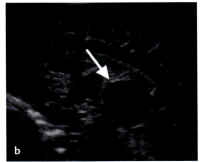
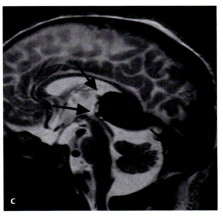
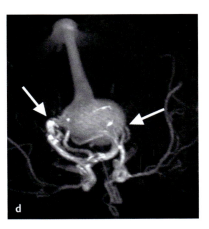

图6.16　海绵窦捕获案例。(a)左侧ICA脑血管造影显示脑实质正常引流到海绵窦（黑色箭头），伴左眼上静脉扩张（白色箭头）。这是深静脉系统海绵体捕获的结果，这允许Galen静脉畸形患者的脑经海绵窦系统引流而非Galenic系统引流。(b)CT血管造影显示海绵窦捕获伴脑桥中脑侧静脉、海绵窦（黑色箭头）和左眼上静脉（白色箭头）扩张。这是Galen静脉畸形中海绵窦捕获的影像学特征。

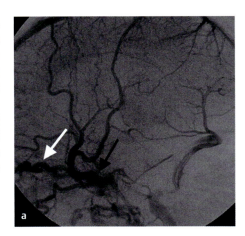
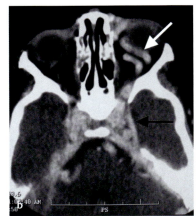

导致严重神经系统功能障碍。动脉盗血可以在出生后的头几天出现，血流分流到高流量分流管导致分流远段脑灌注不足。影像学表现包括 MCA 分支扩张（不促进分流，但由于低氧血症相关的自调节而扩张）。严重动脉盗血情况会出现 DWI 异常。以前被称为融脑征，但现在认为与高血流分流导致的进行性低氧血症有关（图 6.17）。如果没有通过心脏症状或出生后前几周内动脉盗血症状表现出来，可能会在儿童时期因为静脉充血而出现症状。脑积水和巨头颅是此阶段最常见的影像学和临床表现之一。以前认为脑积水是由于增大的静脉球压迫到导水管所致。但事实并非如此。事实上，VOGM 的脑积水是由于硬膜窦内的静脉压力过高，在蛛网膜粒未成熟的情况下阻碍了 CSF 的引流（图 6.18）。CSF 大部分通过髓静脉重吸收，也就是说在这些静脉动脉化的情况下（VOGM 时必然发生），CSF 将不能被重吸收或只能逆着"动脉化"的压力重吸收，这将增加脑室内的反压力从而导致脑积水。颅内压增高和静脉充血可导致严重并发症，包括白质发育不良、颅内出血（如果倒流导致脑外流梗阻）、静脉缺血等。

区分 VOGM 与其他 Galen 静脉相关病变很重要。例如，Galen 静脉血管瘤扩张通常被误认为是 VOGM。然而这些病变是由于静脉-硬脑膜结合部

或直窦狭窄导致的 Galen 静脉后天性扩张而引起软脑膜（而非脉络膜）动静脉分流引流至深静脉系统造成的。这与真正 VOGM 的不同之处在于，扩张的静脉是 Galen 静脉本身，而非前脑静脉，因此既能引流正常的脑部静脉，又能引流 AVM。硬脑膜动静脉分流可引流到 Galen 静脉（镰幕分流），但出现的时间较晚，仅有次要的诱导性软脑膜分流。Galen 静脉曲张表示不伴有动静脉分流的 Galen 静脉扩张。扩张在出生后持续数日，但随后消失。它们也可能是深静脉引流异常变异结果。

6.5.5　临床医生须知

- 血管结构包括供血动脉和 VOGM 类型（脉络膜型或壁型）。
- 正常深静脉系统引流通路。
- 顽固性胚窦类型。
- 脑积水程度。
- 脑白质改变的范围与严重性。
- 脑萎缩和脑融化综合征后遗症的存在。
- 硬膜静脉窦通畅性和颈静脉球部成熟状态。
- 静脉缺血或出血性梗死的存在。

6.5.6　重点内容

- 在脉络膜型 VOGM，脉络膜动脉在引流到前

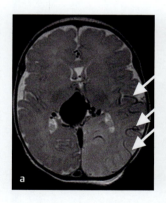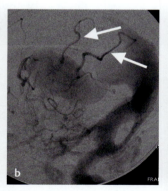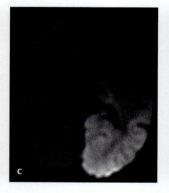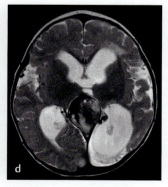

图 6.17　Galen 静脉畸形动脉盗血案例。（a）T2-加权 MRI 显示扩大的前脑静脉伴周围血管多个流空，符合 Galen 静脉畸形。此外，扩张的远端 MCA 分支覆盖在左脑半球（箭头）以及左侧顶枕叶 T2 高信号。肥大的软脑膜动脉和相关的基础信号异常是动脉盗血的典型影像学表现。（b）左 ICA 脑血管造影显示左 MCA 血管缓慢充盈，可见于（a）（箭头）。这些血管最大限度地扩张，以提供血流到颞枕叶。（c）术前轴向 DWI MRI 显示左侧顶枕叶局限性弥散，与高流量分流引起的进行性低氧血症有关。（d）术后轴向 T2-加权 MRI 显示 Galen 静脉中血栓形成以及在现已梗死的左颞-枕叶中的脑软化。患者术中曾出现术中低血压。由于治疗前血管最大限度地扩张，低血压损伤导致供区梗死。

图 6.18 Galen 静脉畸形并发症的影像学表现。(a) T1 对比增强 MRI 显示室管膜下静脉和髓内静脉扩张，符合髓静脉充血。这也是导致患者脑积水的根本原因。(b) 脑部 FIESTA MRI 显示严重的脑积水，视神经鞘扩张，颅内高压增加导致的后巩膜变平。(c) 头部 CT 平扫显示弥漫性实质钙化，符合所谓的脑融化综合征。(d) 轴向 T2-加权 MRI 显示 Galen 静脉脉络膜型畸形伴脑积水以及 CSF 流经实质

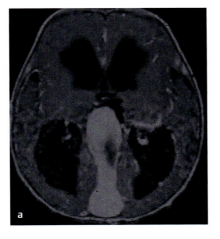
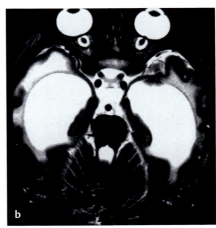
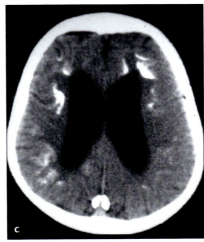
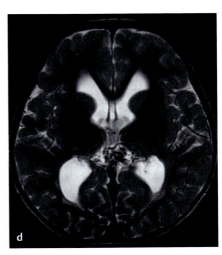

脑静脉前汇入血管丛。

- 在壁型 VOGM，动脉汇合在前脑静脉壁上形成直接性动静脉瘘。
- 脑积水是静脉高压的结果。

- 静脉流出道狭窄或闭塞可加重白质疾病并导致静脉缺血或出血性梗死高发。
- 慢性影像学后遗症包括白质发育不良或假性脑瘤表现。

参考文献

[1] Alvarez H, Garcia Monaco R, Rodesch G, Sachet M, Krings T, Lasjaunias P. Vein of galen aneurysmalmalformations. Neuroimaging Clin N Am. 2007; 17(2): 189–206.

[2] Lasjaunias PL, Chng SM, Sachet M, Alvarez H, Rodesch G, Garcia-Monaco R. The management of vein of Galen aneurysmal malformations. Neurosurgery. 2006; 59(5) Suppl 3: S184–S194, discussion S3–S13.

[3] Geibprasert S, Krings T, Armstrong D, Terbrugge KG, Raybaud CA. Predicting factors for the follow-up outcome and management decisions in vein of Galen aneurysmal malformations. Childs Nerv Syst. 2010; 26(1): 35–46.

[4] Saliou G, Dirks P, Sacho RH, Chen L, terBrugge K, Krings T. Decreased Superior Sagittal Sinus Diameter and Jugular Bulb Narrowing Are Associated with Poor Clinical Outcome in Vein of Galen Arteriovenous Malformation. AJNR Am J Neuroradiol. 2016; 37(7): 1354–1358.

[5] Brinjikji W, Krings T, Murad MH, Rouchaud A, Meila D. Endovascular Treatment of Vein of Galen Malformations: A Systematic Review and Meta-Analysis. AJNR Am J Neuroradiol. 2017; 38(12): 2308–2314.

6.6 小儿动脉性畸形缺血性脑卒中

6.6.1 临床案例

一例 12 岁女童轻度创伤后头痛、呕吐、同侧偏盲以及左侧肢体无力（图 6.19）。

6.6.2 影像表现描述与诊断

诊断

右 PCA 支配区域脑梗死累及右颞叶内侧、枕叶和丘脑。右侧大脑后动脉有一个夹层动脉瘤。

6.6.3 背景资料

小儿急性缺血性脑卒中是世界范围内神经系统

残疾和死亡的主要原因，估计每年每 10 万名儿童中的发病率为 2～13 人。儿童脑卒中的临床诊断并不简单，因为患者可能出现非特异性症状，如癫痫发作、精神状态改变、头痛或没有精神等。因此，神经影像学检查对诊断脑卒中，以及鉴别诊断脑卒中与其相似病如肿瘤、Todd 麻痹、脱髓鞘、偏瘫或偏瘫型偏头痛等至关重要（图 6.20）。

小儿脑卒中分为两个年龄段类型。围产期脑卒中是指出生后 28 天内发生的卒中，而小儿卒中是指 29 天至 18 岁之间发生的卒中。围产期动脉缺血性脑卒中的常见原因包括复杂分娩引起的窒息、感染、脱水、先天性心脏病、胎盘血管病变等。在高龄儿童中，常见病因是先天性心脏病占 30%，而动脉血管病则占 50%（即夹层、短暂性脑动脉病、烟

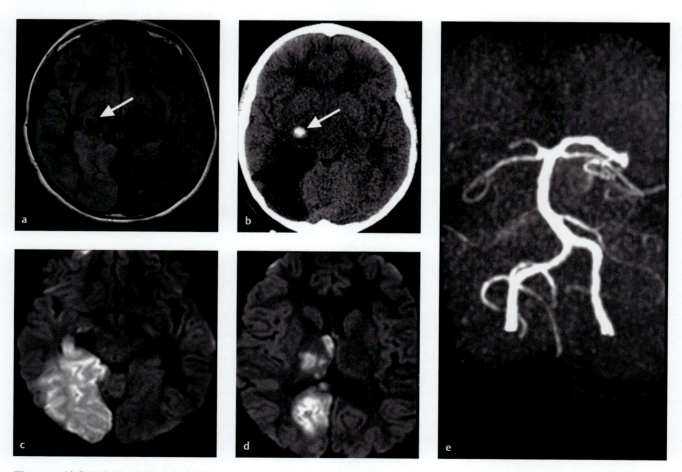

图 6.19　继发于夹层 / 夹层动脉瘤的右 PCA 区域梗死。（a）FLAIR MRI 显示皮质和白质 T2 信号增强以及脑回肿胀增强。右侧 P2（箭头）有一个轮廓清晰的动脉瘤。（b）CT 平扫显示右侧 PCA 区域有一楔形低密度影及一个高密度部分血栓化的夹层动脉瘤（箭头）。（c）和（d）。DWI MRI 显示右颞叶内侧、枕叶和丘脑梗死。（e）TOF MRA 冠状 MIP 成像显示继发于夹层动脉瘤的右 PCA 远端信号丢失。

图 6.20   家族性偏瘫性偏头痛是卒中的相似疾病。(a) FLAIR MRI 显示无信号异常。(b) CTA 显示少量软脑膜血管覆盖整个右脑半球。(c) CBV 图显示右脑半球的脑血容量减少。(d) CBF 图显示右脑半球脑血流量减少。患者症状几小时后消除。复查 CTP（未展示）显示右脑半球 CBV 和 CBF 恢复正常。

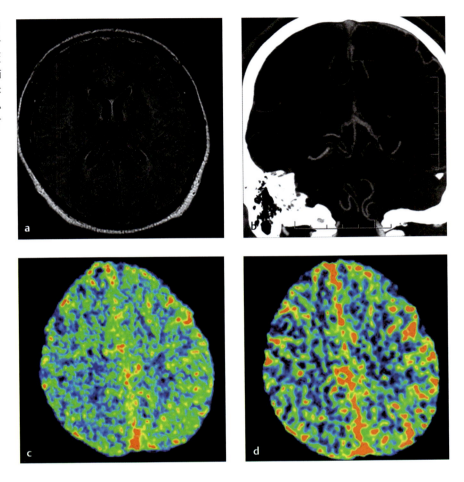

雾病、镰刀状细胞、血管炎、纤维肌肉发育不良）。其他常见原因还有高凝状态和药物滥用等。一般来说，围产期卒中是一次性的，而在年龄较大的儿童中，复发率根据病因不同为 15%～50%。

6.6.4   影像表现

卒中评估的影像学方法因年龄组而异。对于怀疑新生儿脑卒中（0～28 天）的病例，MRI 一般是急性期和亚急性期的首选影像学方法，标准序列为 DWI、GRE 或 SWI、三维 TOF、轴向 T1 和 T2 序列。MRV 被认为可排除脑静脉窦血栓形成。对于超过新生儿期的患者，MRI 再次成为首选影像学检查方式。在超急性期，上述 MR 成像方案是最理想选择。可以增加一些侧重于确定脑卒中病因的其他序列，包括颈部 MRA 以评估是否有夹层，脑灌注加权成像以评估是否有灌注缺损，钆造影剂增强和非

增强血管壁成像（VWI）以评估脑卒中病因，如血管炎、一过性脑动脉疾病（可能与水痘免疫性血管炎有关）和烟雾病（图 6.21）。

当 MR 可用时，急性卒中通常避免使用 CT。这仅出于对儿科人群辐射剂量蓄积的担忧。此外，CT 在急性期的敏感性较差，而且对卒中潜在病因提供的信息也不多。

从发病时间开始，CT 和 MRI 上脑卒中的影像学表现按时间总结在表 6.2 中。神经放射科医生应报告的基本要素包括梗死位置、推测病因、类型（大血管闭塞—穿支血管-栓塞-血流动力学-低氧-静脉）分布、大小、年龄。大量存在的灌注与弥散之间或弥散与 FLAIR 之间的不匹配应予以报告，因为它可能会导致及时介入治疗，如动脉内治疗或静脉注射-tPA 等。同样，确定大血管闭塞的存在也很重要。它可以在 MRA 上很容易识别。

表 6.2　脑卒中 CT 和 MRI 影像学表现

	早 期 超 急 性	急 性	亚 急 性	慢 性
CT	灰白质差别消失，深层核或皮质的密度减低区	明显的密度减低区，脑回肿胀伴或不伴占位效应	肿胀消退，点状出血，CT 模糊	脑软化症
MRI				
DWI	弥散受限	弥散受限	T2 穿透效应	T2 穿透效应
T1	正常	低信号	梗死内低信号，点状出血引起的皮质 T1 高信号	低信号
T2/FLAIR	正常流空丢失	高信号	高信号	高信号或脑软化
增强后	闭塞部位血管内增强	无增强	梗死脑实质增强	长达 12 周增强

由于脑卒中的复发率与其病因学有很大关系，因此神经放射科医生最重要的工作是尝试确定病因。静脉血栓是儿童缺血性脑卒中的常见病因，上一章已介绍过。动脉病变的病因包括夹层、局灶性脑动脉病、烟雾病、镰状细胞、血管炎（图 6.21）和纤维肌肉发育不良等，都应予以评估。在评估颅内和颅外循环时，综合 VWI、TOF MRA 和 MRI 结果对做出精确判断是必要的。小儿脑卒中动脉病变方面因素的 MRA、VWI 和 MRI 影像学表现汇总于表 6.3。

最后，必须考虑婴幼儿期脑卒中的遗传性原因，特别是线粒体疾病，如线粒体脑肌病、乳酸酸中毒、卒中样发作（MELAS）和 POLG1 突变等（图 6.22）。一般来说，与这些过程相关的梗死是多灶性

的，主要累及顶枕区和顶颞区域。而在 MELAS 情况下以代谢活跃区域的皮质为主（图 6.22）。

6.6.5　临床医生须知

- 梗死位置、大小、类型、病因及分布。
- FLAR-DWI 不匹配带来的灌注-弥散不匹配的存在。
- 大血管闭塞的存在。
- 梗死时长及陈旧性梗死征象。
- 颅内和颈部血管状态。它们能提供梗死病因线索。
- 出血结果或其风险（缺血早期通透性增加或血脑屏障丧失）。

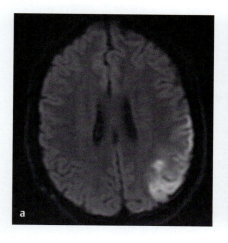

图 6.21　一例 17 岁男性 MELAS 综合征患者。（a）DWI MRI 显示左侧顶叶皮质弥散受限，白质相对疏松。（b）该患者磁共振波谱检查显示脑内所有区域的乳酸升高，符合线粒体脑病。

表 6.3　VWI 表现

	MRA 外观	VWI 外观	MRI 脑外观
夹层	局灶性狭窄伴或不伴狭窄后扩张、偶发双腔征	血管壁固有 T1 高密度	夹层血管区域梗死
局灶性 / 一过性脑血管病	颈动脉 T 段或 M1 近段单侧狭窄、非进行性、可逆	显著环形增强	基底节梗死
原发中枢神经系统血管炎	近段或远端血管多灶性双侧狭窄	多个环形增强区域	多发性脑梗死
烟雾病	单侧或双侧颈动脉 T 段闭塞 / 狭窄、显著的豆纹动脉侧支	负性血管壁重塑，血管壁增强很少到完全没有	分水岭分布区梗死，常春藤征，M1 流空缺失
纤维肌性发育不良 / 结缔组织病	串珠、多发夹层	无特异性特征，除非发生夹层	夹层血管区域梗死
水痘性血管病	单动脉（常为 M1）血管狭窄	环形管壁增强	疾病进程血管区域梗死

图 6.22　患者突发右臂刺痛和无力，随后出现右脸和颈部刺痛伴右臂无力。血清学、痰标本和腰椎穿刺等广泛传染病检查后，CSF 水痘-带状疱疹病毒（VZV）多聚酶链反应（PCR）检查阳性。（a）MRI 显示左丘脑内丘脑穿支血管梗死。（b）常规血管造影显示基底动脉与双侧 PCA 纺锤状扩张，符合血管病。（c）和（d）钆造影剂团注增强之前和之后 MRI 显示基底动脉同心圆性增强，符合炎症性 / 感染性血管炎。

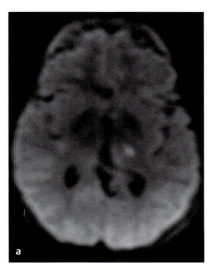
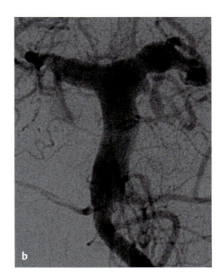
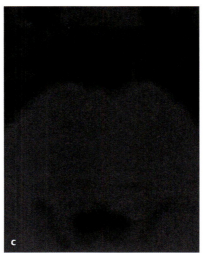
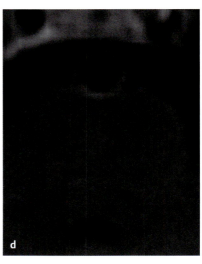

6.6.6 重点内容

- 围产期卒中病因很少是动脉病变，通常与出生时外伤、心脏病或代谢紊乱有关。
- 小儿卒中最常见原因是血管疾病（50%），随后是心脏因素。

- 因为如果卒中病因是血管性的则其复发率很高，所以进行 TOF MRA 和血管壁成像等全面的血管成像非常重要。
- 一过性脑动脉病是一种已获很好阐述的单侧炎症性动脉病变，累及颈动脉末端，常以基底节梗死为特征。

参考文献

[1] Lee S, Mirsky DM, Beslow LA, et al. International Paediatric Stroke Study Neuroimaging Consortium and the Paediatric Stroke Neuroimaging Consortium. Pathways for Neuroimaging of Neonatal Stroke. Pediatr Neurol. 2017; 69: 37–48.

[2] Mirsky DM, Beslow LA, Amlie-Lefond C, et al. International Paediatric Stroke Study Neuroimaging Consortium and the Paediatric Stroke Neuroimaging Consortium. Pathways for Neuroimaging of Childhood Stroke. Pediatr Neurol. 2017; 69: 11–23.

[3] Moharir M, Deveber G. Pediatric arterial ischemic stroke. Continuum (Minneap Minn). 2014; 20 2 Cerebrovascular Disease: 370–386.

6.7 小儿脊髓血管畸形

6.7.1 临床案例

一例 6 岁男童进行性下肢无力。

6.7.2 影像表现描述与诊断

诊断

脊髓动脉节段综合征（SAMS）伴脊椎血管畸形，累及胸椎中段的椎体、硬膜外腔、硬膜、脊髓和椎旁组织。

6.7.3 背景资料

脊髓血管畸形的发病率估计为 1/100 万，在小儿人群中的发病率更低。小儿人群中许多脊髓血管畸形被认为是先天性的，是 HHT、RASA1 突变或 SAMS 等遗传缺陷的结果。在 2 岁以下的脊髓血管畸形患者中，估计 60% 以上患者有 HHT 或（SAMS）。2～18 岁的患者中约 25% 的患者有 HHT 或（SAMS）。对脊髓血管畸形的特征有多种分类系统。本文对脊髓血管畸形分类如下：① 硬膜 AVF；② 血管球或血管巢型动静脉畸形（AVM）（包括那些锥体型的）；③ 幼稚型或节段型 AVM；④ 髓周型 AVF；⑤ 硬膜外型 AVF；⑥ 终丝型 AVF；⑦ 脊柱旁型 AVF。硬膜和硬膜外 AVF 在小儿人群中极为罕见。

脊髓血管畸形可因慢性静脉充血、血管盗血、蛛网膜下隙出血或动脉或静脉血管瘤破裂引起的脊髓出血等引起症状。在 2 岁以下的患者中，脊髓病性症状是最常见的表现（60%），其次是出血（25%）。在其余小儿人群中，90% 和 70% 的患者分别有脊髓病性症状和出血。迄今为止，所有报道的与 HHT 相关的脊髓血管畸形均为髓周围 AVF。

6.7.4 影像表现

脊髓血管畸形一般根据动静脉分流位置、供血动脉性质以及分流本身血管结构（即血管巢型与直接瘘）来综合分类。血管球或血管巢型 AVM 的特点是髓内血管巢。幼稚型或节段 AVM 也被称为 SAMS 或 Cobb 综合征，是一种累及整个体节的血管畸形，通常涉及骨、硬膜、脊髓及上覆皮肤（图 6.23）。

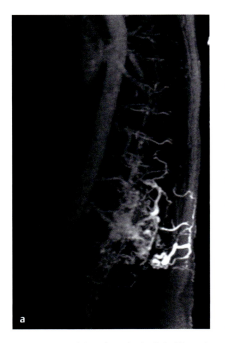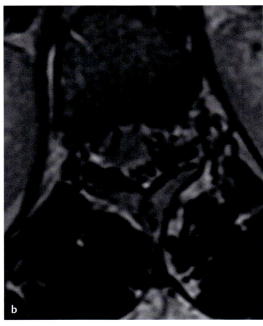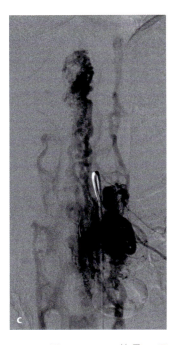

图 6.23 一例 6 岁男童患进行性下肢无力。（a）矢状面最大密度投影钆造影剂团注增强 MRA 显示，累及 T7～T9 的骨、硬膜外、脊髓和脊柱旁软组织的血管畸形。（b）轴向 T2-加权 MRI 显示硬膜囊以及脊柱旁软组织内数不清的血管流空，符合脊椎血管畸形。此外，脊髓内也有与脊髓病变一致的信号升高。（c）常规脊髓血管造影显示 T7～T9 区累及硬膜内和硬膜外组织大型脊椎血管畸形。累及骨-硬膜外、脊椎和椎旁组织脊椎血管畸形是 SAMS 或 Cobb 综合征的特征。

髓周 AVF 是指在髓前动脉或髓后动脉与脊髓静脉之间的直接动静脉瘘，没有中间的血管巢。脊髓旁 AVF 是指在脊柱旁组织内的直接动脉静脉分流。

多数脊柱血管畸形可通过常规 MRI 上硬膜囊内出现迂曲突出的 T2 加权血管流空来鉴别，这些流空注射造影剂后增强。可用于评估流空的 T2 序列包括稳态进动结构相干序列（CISS）/ 平衡式自由稳态进动序列 FIESTA 和优化采集的可变翻转角的三维快速自旋回波序列（SPACE）。对于椎旁、骨 - 硬膜外、节段性 /SAMS 型血管畸形的病例，也会在椎旁组织和骨内发现流空（图 6.24）。鉴别血管畸形如何对脊髓产生影响也很重要。扩张的静脉和大静脉曲张可引起压迫性脊髓病变。静脉充血几乎都会产生一定程度的局部 T2 高信号。严重时可出现局部脊髓软化。严重静脉充血时，T2 高密度

可延伸至病变部位以下远达锥体水平。马尾神经根部的静脉充血可通过神经根增粗和增强来鉴别。如前所述，有相当一部分脊柱血管畸形伴有出血（图 6.25）。脊柱 SAH 可显示为硬膜囊内 T1/T2 上线性高信号强度。有时，出血大部分可显示为在硬膜囊内独立的分层。局部出血可导致脊髓含铁血黄素染色。

虽然数字减影血管造影（DSA）无疑是描述脊柱血管畸形的金标准，当然钆造影剂团注增强脊柱 MRA 也非常有用。脊柱 MRA 可以帮助血管造影师提供供血动脉的潜在位置信息，以便进行更有针对性的检查，以限制造影剂和辐射剂量。此外，脊柱 MRA 对于描述病变的血管结构特征，从而对脊柱血管畸形进行分类很有帮助。对大的静脉曲张或脊椎动脉瘤等血管薄弱点的鉴别，尤其是对已出血的病变有重要意义。

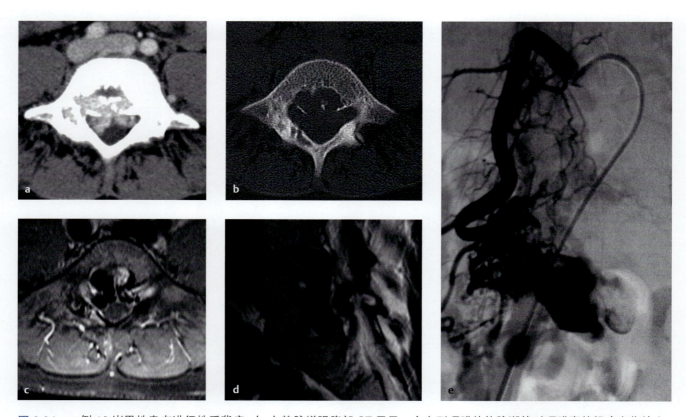

图 6.24　一例 16 岁男性患者进行性后背痛。（a）静脉增强腹部 CT 显示一个大型硬膜外静脉湖伴对硬膜囊的轻度占位效应。（b）骨窗 CT 图像显示椎体后缘有薄薄的扇形硬化边缘。（c）脊柱轴向 T1 增强后 MRI 图像显示巨大血管流空在脊椎动脉后缘形成扇形。（d）这些也出现在矢状 T2- 加权 MRI 上。（e）选择性脊柱血管造影显示有一条大供血动脉供应骨 - 硬膜外分流，并伴有一个大型硬膜外静脉湖。未见硬膜内静脉引流。

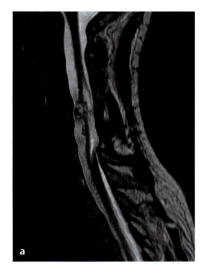
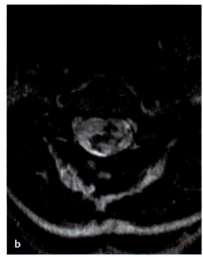
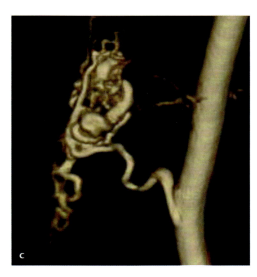

图 6.25　一例 14 岁男性患者巢型脊椎血管畸形，表现为双侧上下肢感觉改变和严重无力。（a）和（b）矢状图和轴向 T2-加权成像显示由于先前颈部巢型动静脉畸形出血导致的 C3～C7 节段脊髓软化。脊髓本身及其表面可见多处流空。无相关脊髓水肿。这是颈椎动静脉畸形的典型影像学表现。（c）导管血管造影的三维重建显示动脉静脉畸形伴大型巢内动脉瘤，这是脊髓出血的原因。

6.7.5　临床医生须知

- 静脉充血导致的脊髓水肿的程度和位置。
- 脊髓血肿血和脊髓 SAH 的存在及其位置和范围。
- 脊髓血管畸形的血管结构和位置（髓周或髓内）以及病变分类。
- 支持 SAMS、HHT 或 RASA1 诊断的任何影像学表现。
- 血管结构引起的压迫性脊髓疾病的存在。
- 血管造影显示薄弱点的存在，如动脉瘤。

- 脊髓 MRA 上供血动脉发出的水平。

6.7.6　重点内容

- 小儿脊椎血管畸形比成人更容易出现脊髓出血 / 椎管内出血。
- 多数小儿脊椎血管畸形位于硬膜内。
- 小于 2 岁的小儿患者中，绝大多数有 HHT 或 SAMS。
- 脊柱 MRA 在评估病变血管构筑和指导后续常规血管造影方面很有用。

参考文献

[1] Davagnanam I, Toma AK, Brew S. Spinal arteriovenous shunts in children. Neuroimaging Clin N Am. 2013; 23(4): 749–756.
[2] Cullen S, Krings T, Ozanne A, Alvarez H, Rodesch G, Lasjaunias P. Diagnosis and endovascular treatment of pediatric spinal arteriovenous shunts. Neuroimaging Clin N Am. 2007; 17(2): 207–221.

静脉闭塞疾病

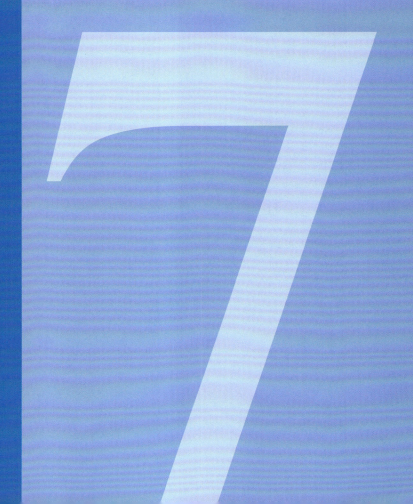

7.1 深静脉血栓形成

7.1.1 临床案例

一例 45 岁女性患者意识丧失（图 7.1）。

7.1.2 影像表现描述与诊断

诊断

双侧丘脑和基底节弥散受限，伴有广泛静脉窦血栓形成，累及上矢状窦和深静脉系统。

7.1.3 背景资料

深部脑静脉血栓是脑静脉血栓的一个亚型，具有相似的危险因素和流行病学特点。其表现常比浅静脉血栓形成严重得多，包括恶心、呕吐、头痛、局灶性神经功能障碍、意识丧失、神经精神症状或癫痫发作。治疗方法一般为全身抗凝，即使有出血情况。深部脑静脉血栓形成的预后比硬膜静脉窦血栓形成（DSVT）差很多。

7.1.4 影像表现

深部脑静脉血栓的诊断比较困难，因为其表现不具特异性，且鉴别诊断的范围较广。CT 平扫的典型影像学表现包括双侧丘脑和基底神经节等深部结构水肿，伴有或不伴有出血，大脑内静脉和直窦内有致密的血栓（图 7.2）。偶尔可累及矢状窦旁皮质。单侧静脉血栓少见，但并非闻所未闻。在 MRI 上，T2-加权图像显示深部灰质结构的高信号肿胀，可能有 T1 高信号或含铁血黄素沉积提示出血。血栓可鉴别为填充在静脉内的线性高信号物质。急性血栓为 T2 低信号，与血管流空相似。SWI 或 GRE 造影可通过识别晕状伪影，对确认血栓的存在很有帮助。弥散加权成像（DWI）可证实受累区域存在血管源的水肿。血管造影对确诊很有帮助。MR 和 CT 静脉

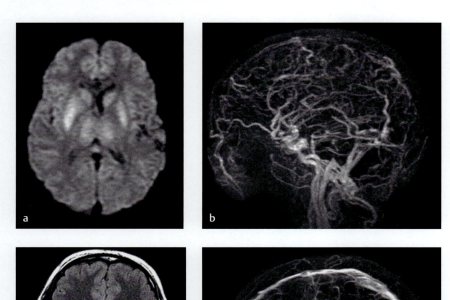

图 7.1 脑深部静脉血栓形成。（a）轴向 DWI MRI 显示双侧丘脑和基底节的弥散受限。在表观扩散系数（ADC）上也得以证实。（b）钆造影剂团注增强 MRV 显示上矢状窦和脑深部静脉系统无造影剂填充。抗凝治疗后 6 个月，随访 FLAIR（液体衰减反转恢复序列）MRI（c）显示深部结构的 T2 信号消失和（d）MRV 显示整个脑静脉系统的再通。

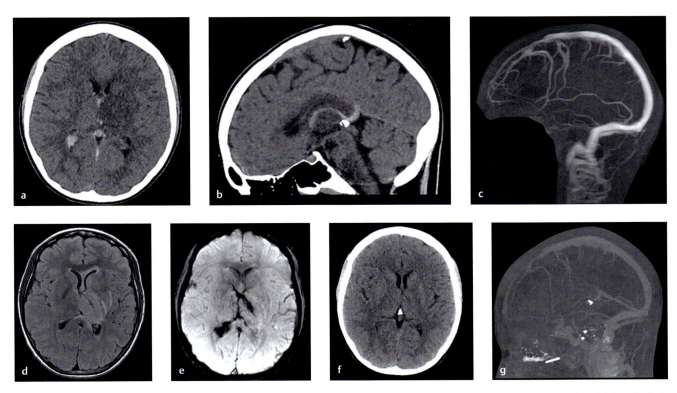

图 7.2　脑内静脉血栓形成导致单侧静脉缺血和脑室内出血。(a)头部 CT 平扫显示高密度的深部静脉系统及侧脑室血液产物。(b)非增强矢状 CT 显示高密度的脑内静脉和 galen 静脉以及单侧丘脑水肿。(c)钆造影剂团注增强 MRV 显示深静脉系统无充盈。(d)轴向 FLAIR MRI 显示单侧丘脑水肿。(e)轴向 SWI MRI 显示丘脑纹状体静脉、深静脉系统以及右侧脑室血液产物低信号晕状伪影。(f)4 个月后的轴向 CT 平扫扫描显示丘脑低密度近乎完全逆转。(g)矢状位钆造影剂团注增强 MRV 显示深静脉系统再通。

造影将显示脑深部静脉缺乏血流。神经放射科医生对血栓延伸到硬膜静脉窦的范围做出评价也很重要。

　　深静脉血栓的首选治疗方法是抗凝治疗。对这些患者对随访影像学检查必不可少，以记录血栓的溶解情况。通常情况下，经过几周治疗后，闭塞的静脉可以完全再通。这往往伴随着 T2 和 DWI 上脑实质损伤的消失（图 7.1）。

　　鉴别诊断需要考虑多个方面，包括 Percheron 动脉梗死（DWI 上应表现为细胞毒性水肿而非血管源性水肿，并局限于丘脑结节区域）和双侧丘脑胶质瘤。在 Percheron 动脉梗死的情况下，双侧丘脑出现多个散在小梗死灶，而不是深静脉血栓所见连续的 T2 信号和水肿（图 7.3）。双侧丘脑胶质瘤极为罕见。需要指出的是，脑深部静脉血栓偶尔只累及一侧半球。其他鉴别因素包括感染性疾病或中毒性代谢性疾病。前者如西尼罗河病毒性脑炎、CJD 或

日本病毒性脑炎；或者中毒-代谢性疾病（后者包括急性肝豆状核变性、一氧化碳中毒、亚急性坏死性脑病（Leigh 综合征）等）（图 7.3）。临床病史和细致的影像学描述对诊断很重要。

7.1.5　临床医生须知

- 血栓范围和位置，包括是否累及浅静脉系统。
- 深部灰质结构水肿的存在及其在随访成像上的可逆转。
- 出血。
- 广泛的鉴别诊断。

7.1.6　重点内容

- 脑深部静脉血栓的典型表现为弥漫性双侧丘脑肿胀，但单侧表现也不是闻所未闻。
- 血栓在 CT 上呈高密度，在 MRI 上呈 T1 高

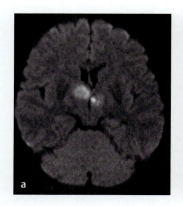 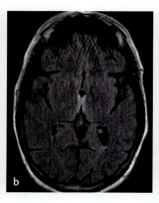 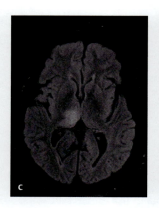 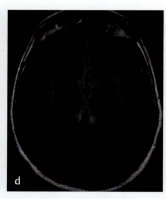

图 7.3 深部静脉血栓的相似病。（a）Percheron 动脉梗死，双侧丘脑散在弥散受限的斑片影。（b）Wernickes 脑病，双侧内侧丘脑和沿乳头丘脑束 T2 高信号。（c）丘脑胶质瘤伴右侧丘脑扩张。这区别于单侧 ICV 血栓，因为 ICV 内无晕状伪影且静脉造影正常。（d）西尼罗河病毒感染患者双侧丘脑枕核 T2 高信号。

信号。在 GRE/SWI 上有晕状伪影。

- CT/MR 静脉成像可以确诊。

- 经过几周抗凝治疗后，可见闭塞静脉的再通和实质影像学表现逆转。

参考文献

[1] Steven A, Raghavan P, Altmeyer W, Gandhi D. Venous Thrombosis: Causes and Imaging Appearance. Hematol Oncol Clin North Am. 2016; 30(4): 867–885.

[2] Lin N, Wong AK, Lipinski LJ, Mokin M, Siddiqui AH. Reversible changes in diffusion- and perfusion-based imaging in cerebral venous sinus thrombosis. J Neurointerv Surg. 2016; 8(2): e6.

7.2 皮质静脉与硬膜静脉窦血栓形成

7.2.1 临床案例

一例55岁男性患者左侧头痛伴口齿不清（图7.4）。

7.2.2 影像表现描述与诊断

诊断

左侧颞叶水肿伴出血，继发于皮质静脉血栓（CVT）。

7.2.3 背景资料

DSVT是中青年人群中脑梗死和出血相对常见的原因。女性发病率更高。常见的危险因素包括口服避孕药、怀孕、外伤、凝血功能障碍、感染、脱水和压迫性肿块。约10%的病例病因不明。DSVT的临床表现可包括头痛、意识水平下降、视力改变、

颅内压升高、癫痫发作、昏迷和死亡。DSVT的病理生理机制与静脉引流不畅引起的静脉高压以及CSF重吸收受损有关。若血栓累及蛛网膜粒也可加重DSVT。高达50%的病例可发生脑静脉梗死和出血。

CVT常伴发DSVT。而孤立性CVT罕见。孤立性CVT可表现为局部蛛网膜下隙出血（SAH），伴有或不伴有脑实质受累、水肿或静脉梗死。

7.2.4 影像表现

DSVT可累及包括海绵窦在内的任何硬膜静脉窦。一般情况下，发现DSVT首先是在CT平扫上。在CT平扫上可以发现静脉窦高密度，表现为条索状高密度，伴或不伴潜在的皮质水肿或周围静脉出血（图7.5）。值得注意的是，上矢状窦远端或其中一个横窦可能先天性缺失，从而在MRV或CTV上与静脉窦血栓形成相仿。CT静脉造影对识别DSVT的敏感度为95%，常见影像学表现为窦内充盈缺

图7.4 Labbe静脉的CVT。一例55岁男性患者左侧头痛伴口齿不清。根据影像学检查，患者最初被误诊为GBM。（a）非增强T1加权MRI显示左侧颞叶明显水肿。请注意左侧Labbe静脉点状T1高信号（箭头）。（b）增强后T1加权MRI显示病变轻微增强。（c）三维TOF MRA显示左Labbe静脉线性高信号区域（箭头），与图a中的血栓一致。（d）CT平扫显示Labbe静脉缺血区域内出血。

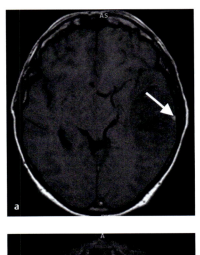
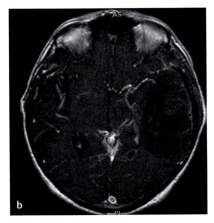
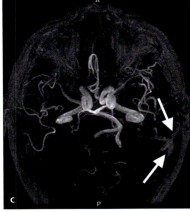
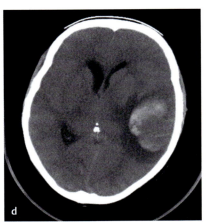

损、脑回增强和显眼的髓内静脉。

在 MRI 上，常规自旋回声序列显示硬膜窦的正常流空消失。在急性期，血栓在 T1 上呈等信号，在 T2 上呈低信号。亚急性期血栓在 T1 上变成高信号（图 7.4）。SWI 或 GRE 可以通过晕状伪影的存在来识别血凝块。传统 MRI 序列在识别 DSVT 时有很高的敏感度和特异性。MRV 显示血流缺失。

孤立性 CVT 常被漏诊。皮质静脉的数量、大小和位置有很大的变异。每个人大脑半球的 Labbe 静脉、Trolard 静脉和中脑浅静脉均有大小和位置变化，更不用说较小的皮质静脉了。CT 平扫表现一般正常，但偶尔可发现孤立的高密度皮质静脉。由于

脑静脉系统的解剖结构不稳定，除非有血栓延伸到硬膜窦，否则 MRV 和 CTV 检查通常没有帮助。在 MRI 上，静脉栓塞部位的 SWI 或 GRE 检查会表现为晕状伪影，T1 高信号，T2/FLAIR 低信号。虽然 T2 和 T1 信号随着时间的推移会变化趋于正常，但 T2* 加权成像上的晕状伪影可持续数月。最常见的继发表现包括局部水肿和片状出血或血肿。

除了评估 CVT 或 DSVT 的直接征象外，放射科医生应检查是否有继发表现和转归。在无动脉部位发现皮质梗死，可支持静脉血栓的诊断。多种多样的或脑回状皮质或外周出血伴皮质水肿是重要的鉴别诊断依据（图 7.6）。虽然大部分 T2 高信号在

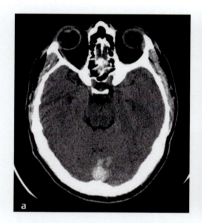
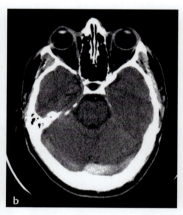
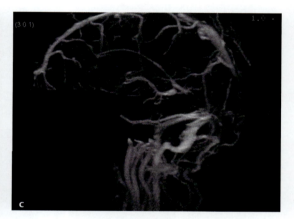

图 7.5 一例 26 岁女性患者产后不久出现严重头痛。（a）和（b）。CT 平扫显示上矢状窦和双侧横窦内有致密血栓。血栓衰减度为 85HU。（c）矢状位 MIP MRV 显示上矢状窦远端和双侧横窦近端无显影。

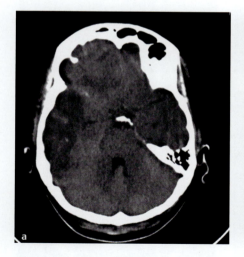
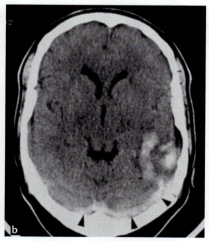
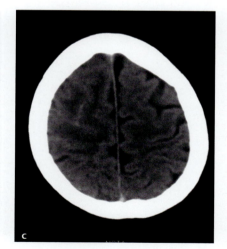

图 7.6 CT 平扫上 DSVT 的典型实质影像学表现。（a）患者右侧横窦血栓累及 Labbe 静脉，右颞叶也有明显的水肿。存在部分脑沟出血。（b）左侧横窦血栓患者左颞叶后部有出血和水肿。（c）轴位 CT 平扫显示可见于孤立性 CVT 或上矢状窦血栓患者的脑沟 SAH。

DWI 上不受限（鉴于其血管源性特征），但可能存在皮质或脑回 DWI 受限，这与压迫性血管源性水肿压迫软脑膜穿支血管有关。对记录血栓消除过程以及包括静脉窦狭窄和硬膜动静脉瘘发展在内的任何远期后遗症来说，随访造影是必要的。

诊断 DSVT 有一些误区。横窦发育不良或闭锁是一种比较常见的正常解剖变异（图 7.7）。大多数患者右侧横窦比左侧大。有一些影像学表现可以帮助判断横窦是否先天性小。首先，应检查同侧颈静脉孔。如果同侧颈静脉孔小，那么横窦可能是发育不良。另一个技巧是所谓的直布罗陀标志，因直布罗陀岩石有一个渐变的、不对称的斜坡而得名。上矢状窦的骨性凹槽常向一侧（通常是右侧）倾斜。骨性凹槽倾斜的方向通常是窦主体的一侧。蛛网膜粒通常被误认为血栓。然而，这些通常是明确的窦内局灶性充盈缺损，位于横窦的侧方，有信号强度与 CSF 相同（图 7.8）。

图 7.7　窦先天性发育不良。(a) MR 静脉造影显示左侧横窦充盈缺如。当前问题是，该窦是血栓性的还是发育不良。(b) CT 平扫显示乙状窦右侧有一个大的骨性凹槽，左侧有一个非常小的凹槽。此外，上矢状窦的凹槽向右侧倾斜，支持了右侧窦为优势窦的观点。

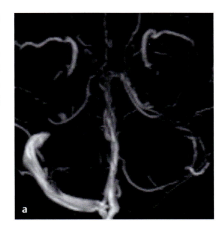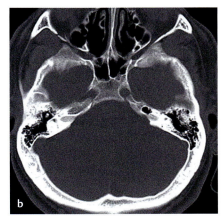

图 7.8　DSVT 的鉴别诊断。(a) 蛛网膜粒形成左横窦充盈缺损外观。环形/圆形外观提示蛛网膜粒的存在（箭头）。(b) 一名幼儿上矢状窦和直窦内高密度影。血细胞比容为 60。(c) 相位对比 MRV 显示头痛女性患者左侧横窦狭窄。(d) 左侧 ICA 血管造影静脉相显示左侧横窦狭窄。该患者后被诊断为假性脑瘤。

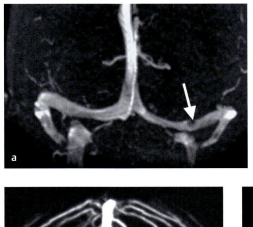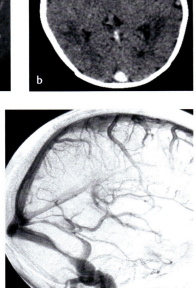

7.2.5 临床医生须知

- 血栓范围与位置。
- 与血栓相关的水肿、出血或梗死的存在。
- 血栓延伸至深静脉系统。

7.2.6 重点内容

- 正常解剖（即非优势横窦或蛛网膜粒）是

DSVT 中常见的过度诊断的原因。

- MRI GRE/SWI、T1 和 T2/FLAIR 加权序列对诊断 CVT 是必要的。
- 继发性影像学表现，如局部血管源性水肿、非动脉分布性梗死、片状 / 外周出血等，应提示静脉血栓的诊断。

参考文献

[1] Boukobza M, Crassard I, Bousser MG, Chabriat H. MR imaging features of isolated cortical vein thrombosis: diagnosis and follow-up. AJNR Am J Neuroradiol. 2009; 30(2): 344–348.

[2] Bonneville F. Imaging of cerebral venous thrombosis. Diagn Interv Imaging. 014; 95(12): 1145–1150.

7.3 静脉狭窄与假性脑瘤

7.3.1 临床案例

一例 30 岁病态肥胖女性患者有头痛史伴眼后压迫感（图 7.9）。

7.3.2 影像表现描述与诊断

诊断

双侧横窦狭窄，视神经扁平化，空泡蝶鞍，假性脑瘤的典型影像学表现。

7.3.3 背景资料

假性脑瘤又称特发性颅内高压，是一种比较少见但可逆的头痛病因。常见的体征和症状包括头痛、搏动性杂音、视力症状，儿童可出现后脑窝症状，如平衡障碍。本病主要见于女性（10∶1＝F∶M），肥胖人群的发病率是一般人群的 20 倍。有 20%～40% 的假性肿瘤人群会因视盘水肿而出现明显的视力下降。

对假性脑瘤病理生理学的理解仍不明确。有一些数据表明，脉络丛的 CSF 过产生过多是本病的主要原因。然而，最近也有人认为，ICPs 升高也可能与蛛网膜颗粒-静脉窦界面处的 CSF 再吸收受损有关。这是由于蛛网膜颗粒功能障碍或静脉狭窄导致的脑静脉系统压力增加，进一步导致 CSF 从颗粒到静脉的流动梯度受损所致。也有人认为本病是类淋巴系统对 CSF 的清除功能受损的结果。本病很可能是颅导致内压升高的一系列综合因素的结果。

假性脑瘤的诊断标准是改良 Dandy 标准，包括仅可归因于 ICP 升高的症状和体征、ICP 升高＞25cm H_2O、CSF 成分正常以及无脑积水、占位或结构性病变的证据。

7.3.4 影像表现

假性脑瘤 MRI 评估感兴趣的区域包括眼眶、颅底和横窦。眼眶表现包括双侧视神经鞘扩张，视神

图 7.9 假性脑瘤的典型影像学表现。（a）眼底镜检查显示视盘水肿。（b）钆造影剂团注增强 MRV 显示双侧横窦狭窄。（c）脂肪饱和冠状位 T2-加权 MRI 显示双侧视神经髓鞘扩张。此发现同样出现在（d）的轴向 T2-加权 MRI 上。

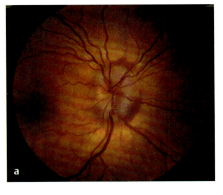
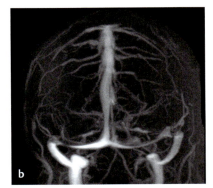
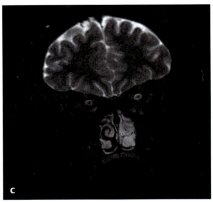
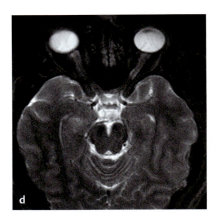

经头扁平化，视神经头处有 DWI 亮斑。颅底可见空泡蝶鞍（CSF 充盈蝶鞍及脑垂体扁平化）和可能的骨性重塑，以及 Meckel 腔扩张。上述表现对识别假性肿瘤的敏感度仅为 40%～50%（图 7.9 和图 7.10）。

应当同时使用对比增强 T1 加权序列和 MR 静脉造影评估横窦。在增强 T1 加权扫描，双侧横窦完全消失，颞枕脑组织疝入横窦占据的空间。这一发现存在于超过 80% 的假瘤患者中而对照组中只有 7%。在 MRV 上 90% 以上的假瘤患者中发现双侧横窦的狭窄而对照组仅占 3%。这两个成像结合对假瘤的诊断非常有用（图 7.9 和图 7.10）

评估静脉窦时，放射科医生必须确定静脉窦内是否存在慢性血栓，因为这可能对预防将来病变有影响。慢性血栓的体征包括磁共振敏感加权成像上的晕状伪影、高分辨率 T2-加权影像上的壁增厚，

以及 T1 加权影像上的等信号或高信号血栓。区分横窦狭窄和先天性小窦也很重要。先天性小窦的次要体征包括同侧颈静脉球部小、枕骨横窦区域有小骨性凹槽以及上矢状窦的凹槽向对侧横窦倾斜。

7.3.5　临床医生须知

- 影像表现提示 ICP 增高（即视盘扁平化、蝶鞍空泡、视神经髓鞘扩张、Meckel 腔扩张）。
- 存在可逆病因提示 ICP 升高（如横窦狭窄，DSVT）。
- 存在横窦发育不良。

7.3.6　重点内容

- 90% 以上的假性脑瘤患者存在双侧横纹窦狭窄，而对照组不到 3%。

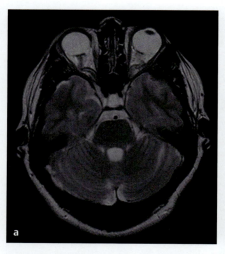
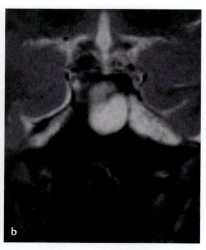
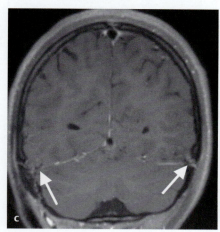
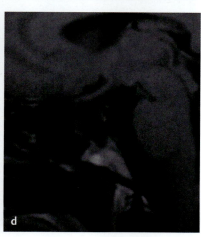

图 7.10　假性脑瘤非血管造影典型表现。（a）T2-加权 MRI 显示双侧视神经髓鞘的弯曲扩张。（b）冠状 FIESTA 加权 MRI 显示双侧 Meckel 腔扩张。（c）冠状 T1 钆造影剂团注增强后 MRI 显示继发于颞叶组织疝入横窦沟的双侧横窦狭窄（箭头）。（d）矢状 T1 加权 MRI 显示蝶鞍空泡。

- 横窦冠状 T1 加权图像显示双侧横窦消失以及颞-枕叶脑组织疝入横窦以前所占区域。

- 颅内压升高也会出现视神经鞘肿胀、视盘扁平化和部分空泡蝶鞍。

参考文献

[1] Degnan AJ, Levy LM. Pseudotumor cerebri: brief review of clinical syndrome and imaging findings. AJNR Am J Neuroradiol. 2011; 32(11): 1986–1993.

[2] Morris PP, Black DF, Port J, Campeau N. Transverse Sinus Stenosis Is the Most Sensitive MR Imaging Correlate of Idiopathic Intracranial Hypertension. AJNR Am J Neuroradiol. 2017; 38(3): 471–477.

7.4 海绵窦血栓形成

7.4.1 临床案例

一例 74 岁男性糖尿病患者伴左眼失明。

7.4.2 影像表现描述与诊断

诊断

侵袭性鼻窦炎伴有海绵窦血栓形成，眼球突出和左 ICA 狭窄。

7.4.3 背景资料

海绵窦血栓是 DSVT 最少见类型，每年发病率约有 4/100 万。该病最常见特征是感染，在小儿和免疫力低下人群中比成人更常见。在所有类型的 DSVT 中占不到 1%，最常见的表现症状是第 Ⅲ 对脑神经麻痹、结膜水肿、眶周肿胀和眼球突出。危险因素包括鼻窦、牙周或面部感染、肿瘤压迫鼻窦和高凝状态等。25% 的病例为特发性。

7.4.4 影像表现

海绵窦血栓形成因为没有可靠的影像学表现而很难发现和诊断。CT 平扫可显示高密度血栓，但只有不到 25% 的病例出现。CTV 可能显示静脉窦膨胀伴充盈缺损。在 MRI 上，T1 和 T2 加权图像上会出现流空信号缺失。海绵窦不对称是一种常见的解剖学变异。这使单侧充盈缺损不能作为海绵窦血栓形成的可靠指标。血栓的信号特征多变，可为 T2 等-高信号和 T1 等-高信号。亚急性血栓在所有脉冲序列上均为高信号。如果血栓为慢性或与血栓性静脉炎有关则可增强。但是，无论有无对比增强都不能作为该病的可靠指标（图 7.11 和图 7.12）。海绵窦弥散受限是常见表现。

MR 静脉造影有助于确诊。典型影像表现包括一侧海绵窦充盈度较另一侧减少。MRV 还可显示同侧眼上静脉扩张或血栓形成。常有海绵窦引流静脉和属支静脉血栓形成。高达 30% 的患者累及颈静脉和乙状窦。

需要注意的重要继发表现和相关表现包括颈内动脉狭窄和动脉壁增强。这可提示有炎症或感染性病因。这偶尔可导致脑梗死或海绵窦内动脉瘤的形成（图 7.11 和图 7.12）。由于海绵窦血栓形成常伴感染，故感染进展可向垂体延伸并伴垂体脓肿。伴眶内脂肪浸润的眶内蜂窝织炎以及伴 T2 高信号和视神经弥散受限的视神经炎。

7.4.5 临床医生须知

- 血栓延伸至海绵窦外，进入海绵窦的各条分支。
- 影像表现提示的任何海绵窦血栓形成的病因包括肿物、鼻窦感染、眼眶蜂窝织炎或其他面部感染。
- 海绵窦血栓的后遗症包括 ICA 狭窄或动脉瘤性扩张、脑梗死、垂体脓肿、视神经炎、SOV 血栓。

7.4.6 重点内容

- 海绵窦血栓形成可在 T1/T2 加权成像上鉴别为海绵窦膨胀伴等/高信号血栓。高达 75% 患者可见海绵窦的弥散受限。
- 海绵窦血栓常由感染所致，累及面部、鼻窦或眼眶。因此，感染进展可向邻近结构延伸，包括 ICA、垂体、颅底等。
- 海绵窦血栓形成可导致动脉梗死和静脉梗死，分别影响 ICA 和海绵窦属支。

参考文献

[1] Razek AA, Castillo M. Imaging lesions of the cavernous sinus. AJNR Am J Neuroradiol. 2009; 30(3): 444–452.

[2] Press CA, Lindsay A, Stence NV, Fenton LZ, Bernard TJ, Mirsky DM. Cavernous Sinus Thrombosis in Children: Imaging Characteristics and Clinical Outcomes. Stroke. 2015; 46(9): 2657–2660.

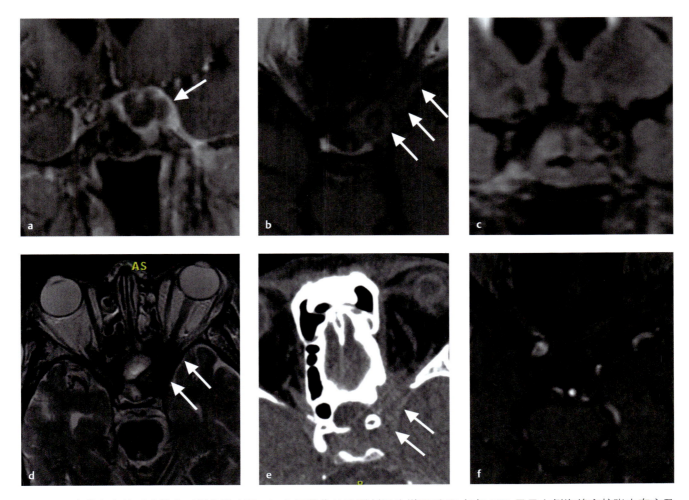

图 7.11　海绵窦血栓形成的典型影像学表现。（a）冠状位钆造影剂团注增强后 T1 加权 MRI 显示左侧海绵窦扩张内有充盈缺损（箭头）。（b）轴位 T1 加权 MRI 显示左侧海绵窦轻度 T1 高信号充盈缺损，符合亚急性血栓，通过左侧眶上裂延伸至眶内（箭头）。（c）此表现也见于冠状位 FLAIR MRI。（d）轴向 T2-加权 MRI 显示左侧海绵窦内血栓性病变，为 T2 等-高信号（箭头）。此外，存在轻度左眼突出。（e）CT 平扫显示左侧海绵窦内软组织密度增加（箭头）。（f）时间飞跃 MRA 显示左侧 ICA 海绵窦段血流缺失。

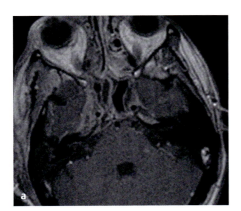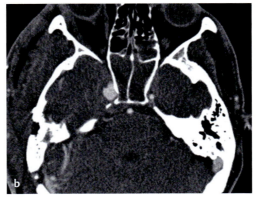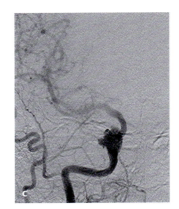

图 7.12　海绵窦血栓形成/静脉炎引起的炎性血管瘤。（a）钆造影剂团注增强后 T1 加权成像显示海绵窦和海绵窦壁明显增强以及双侧乙状窦炎症。检查结果符合海绵窦静脉炎。（b）CTA 显示右侧 ICA 动脉瘤性扩张以及双侧海绵窦充盈不良。（c）右侧 ICA 血管造影证实右 ICA 海绵窦段存在炎性动脉瘤，可能是海绵窦感染/血栓性静脉炎的结果。

7.5 搏动性耳鸣的静脉诱因

7.5.1 临床案例

一例 48 岁女性患者搏动性耳鸣伴后鼓室血管性肿物。

7.5.2 影像表现描述与诊断

诊断

颈静脉球裸露伴憩室。

7.5.3 背景资料

耳鸣是普通神经内科和耳鼻喉科临床上比较常见的一种主诉。耳鸣的定义是指在没有真正物理声源的情况下，受影响者耳内有意识地感觉到声音出现或似乎出现。不到 10% 的耳鸣患者患搏动性耳鸣。这类耳鸣是指声音有节律性的耳鸣，而且往往是客观存在的（即临床医生可以察觉到）。搏动性耳鸣的两个可信的来源包括血流加速和血流变化导致的层流中断或中耳声音传导紊乱导致内部声音的遮蔽作用丧失。

客观的搏动性耳鸣通常是单侧性的。约有 70% 的病例可找到病因。搏动性耳鸣的动脉病因包括：（1）纤维肌发育不良、夹层、动脉粥样硬化等引起的血管狭窄；（2）ICA 岩内段动脉瘤；（3）ICA 解剖变异，包括持续性镫骨动脉、颈动脉-耳蜗裂或

畸形 ICA。硬脑膜动静脉瘘是引起搏动性耳鸣的典型病因。当患者注意到压迫同侧颈动脉时耳鸣就会消失，即可判断硬脑膜动静脉瘘是致病因素。椎动脉-椎静脉瘘和颈动脉-海绵窦瘘是引起搏动性耳鸣的其他动静脉原因。鼓室和颈静脉副神经节瘤或其他高血管化肿瘤是搏动性耳鸣少见但重要的原因。可引起搏动性耳鸣的静脉病变包括静脉狭窄引起的颅内高压、颈静脉球高位伴乙状窦骨板缺损、横窦-乙状窦或颈静脉球憩室、突出的导静脉等。

7.5.4 影像表现

搏动性耳鸣的影像学评估通常包括头颈部的 MRA/MRV 以及高分辨率的颞骨 CT。本章专注于静脉方面，以便神经放射科医生对搏动性耳鸣的静脉病因进行准确的鉴别诊断。不伴有乙状窦骨板缺损的高位颈静脉球是引起搏动性耳鸣的重要原因（图 7.13）。高位颈静脉球的定义是指颈静脉球大而不对称，其顶点高于内听道或耳蜗基底转折处。颈静脉球的正常上界位于鼓室下底部（定义为鼓环和耳蜗岬基部的连线）以下。这种情况在 MRV 或高分辨率颞骨 CT 上可以得到最好诊断。在检索的病例中，患者出现了裸露的颈静脉球（在颞骨 CT 上可见）和颈静脉球憩室（MRV）。当位于颈静脉球与中耳之间的颈板缺失时，就会出现颈静脉球裸露。其结果是部分颈静脉球凸出到中耳腔内，如耳镜观察可见。耳鸣的发病机理是搏动性静脉血流向内耳的传

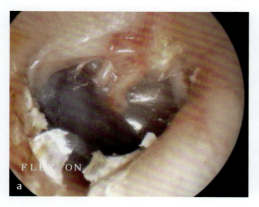 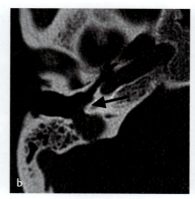 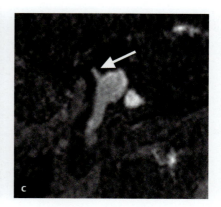

图 7.13 颈静脉球憩室伴后鼓室血管性肿块。（a）耳镜检查显示有蓝色的鼓膜后肿块。（b）颅底骨窗 CT 显示乙状窦骨板缺损伴鼓膜后方指向前方的憩室（箭头）。（c）矢状位造影剂团注增强 MR 静脉造影显示高位颈静脉球伴前凸的憩室（箭头）。

导异常，以及颈静脉球和憩室内的紊乱血流。MRI可显示颈静脉球内的异质性血流，这可以作为诊断的线索。

乙状窦壁异常越来越被认为是引起搏动性耳鸣的原因之一。常见的乙状窦壁异常包括静脉憩室和乙状窦板缺损。乙状窦憩室是指正常的半圆形乙状窦沟局灶性外包，扩展到乳突气房或颞骨皮质。这些可因湍流而引起搏动性耳鸣。它们在 MRV/CTV 和高分辨率颞骨 CT 上可获最佳诊断。乙状窦骨板缺损是另一种比较常见的搏动性耳鸣病因。这被定义为乳突气房部位的乙状窦骨板缺损伴"窦通气"征象（图 7.14）。

特发性颅内高压患者也常伴有搏动性耳鸣。这些患者可出现横窦狭窄和乙状窦壁异常，包括乙状窦骨板缺损和静脉憩室。病例对照研究数据表明，IIH 患者比对照组更容易出现这些表现；然而，这些表现在 IIH 患者中的发生率与有无搏动性耳鸣之间没有一致联系。尽管如此，对这些表现的存在以及搏动性耳鸣患者中的静脉窦狭窄进行评论，无论伴或不伴 IIH 患者，都很重要。静脉窦狭窄被认为可导致搏动性耳鸣，原因在于血液在每个心动周期内流经狭窄的静脉段时，会出现紊乱的血流射流（图 7.15）。

导静脉是硬膜静脉窦和颅外静脉系统之间的连接。导静脉被认为是引起搏动性耳鸣的罪魁祸首，其中包括后髁导静脉和乳突导静脉。乳突导静脉的走行从乙状窦中段到汇入椎静脉丛，而后髁导静脉则从乙状窦下端到椎静脉丛，穿过枕骨髁内的

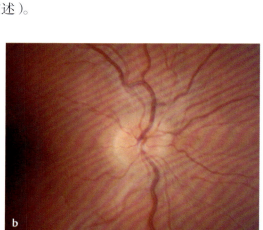

图 7.14 窦通气征。轴向 CT 平扫显示乙状窦骨板缺损，右乙状窦与空气紧邻（箭头）。

髁管（图 7.16）。

7.5.5 临床医生须知

- 在后鼓室血管性肿物和搏动性耳鸣的情况下，病因是动脉性还是静脉性的？这对于避免手术失败至关重要。
- 引起搏动性耳鸣的静脉结构与中耳和内耳结构的关系。
- 提示特发性颅内高压的影像学表现（7.4 节中描述）。

图 7.15 一例 54 岁女性患者患阵发性耳鸣。（a）MRV 显示双侧横窦窦狭窄。（b）检眼镜检查符合视盘水肿表现。

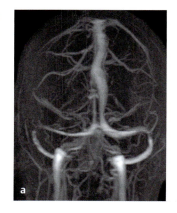

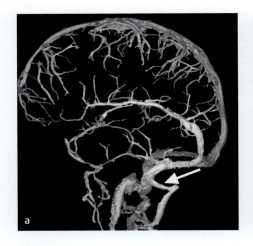 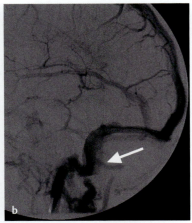

图7.16 一例43岁女性患者右耳搏动性耳鸣。(a)和(b)。3DRA和2D-DSA（数字减影血管造影）图像显示导静脉起自右乙状窦，沿枕部和耳后区表层组织走行（箭头）。发达的导静脉，虽然通常是一种正常的变异，没有临床意义，但偶尔也会表现出搏动性耳鸣。

7.5.6 重点内容

- 高达70%的搏动性耳鸣患者有明确的结构性病因。影像学评估通常包括MRA、MRV和高分辨率颞骨CT。
- 搏动性耳鸣常见的静脉性病因包括静脉憩室、颈静脉球裸露/乙状窦骨板缺损、高位颈静脉球、同侧横窦狭窄。
- 特发性颅内高压患者更易出现乙状窦骨板缺损和静脉憩室，但与该人群中搏动性耳鸣的关系尚不清楚。

参考文献

[1] Lansley JA, Tucker W, Eriksen MR, Riordan-Eva P, Connor SEJ. Sigmoid Sinus Diverticulum, Dehiscence, and Venous Sinus Stenosis: Potential Causes of Pulsatile Tinnitus in Patients with Idiopathic Intracranial Hypertension? AJNR Am J Neuroradiol. 2017; 38(9): 1783–1788.

[2] Reardon MA, Raghavan P. Venous Abnormalities Leading to Tinnitus: Imaging Evaluation. Neuroimaging Clin N Am. 2016; 26(2): 237–245.

血管造影隐匿性血管病变

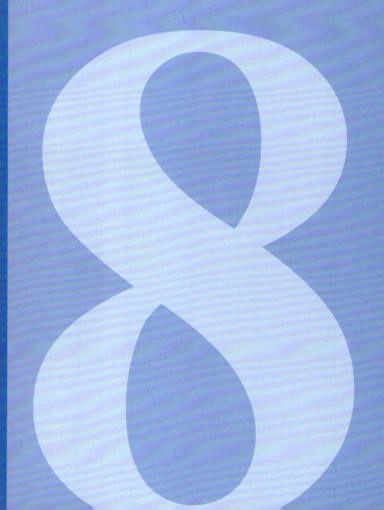

8.1 海绵状血管畸形

8.1.1 临床案例

一例 55 岁女性患者癫痫发作。

8.1.2 影像表现描述与诊断

诊断

左颞叶内侧海绵状血管畸形。

8.1.3 背景资料

海绵状血管畸形常见病变，可在高达 1% 的 MRI 扫描中见到。在组织学上，这些病变的特征是由外包含铁血黄素的扩张的薄壁毛细血管形成的桑葚状占位。海绵状血管畸形内没有正常脑组织。常见表现症状包括头痛、癫痫发作和局灶性神经功能障碍。症状通常会出现在这些病变出血或出现海绵腔内血栓时。海绵状血管畸形自然史研究发现出血的危险因素包括位于脑干、既往出血和局灶性神经功能障碍。年龄、性别和病变的数量不是危险因素。

大多数情况下海绵状血管畸形是单发和散发的。然而，也有一部分常染色体显性家族性海绵状血管畸形患者亚组出现多发性病变。根据不同的系列，10%～30% 的海绵状血管瘤患者可伴发育性静脉畸

形。有报道称放疗后可发生海绵状血管瘤。相当多海绵状血管瘤形成的诱发因素表明海绵状血管瘤是一种静脉闭塞性疾病，其静脉血栓反复发作导致海绵状血管瘤生长和 / 或破裂。

8.1.4 影像表现

由于症状性海绵状血管瘤患者常以急性发病为主要表现形式，因此 CT 有时是发现这些病变的首选影像学方法。在 CT 平扫上，海绵状血管畸形的特征通常是一个界限明确的高密度 / 出血区域，伴有或不伴有钙化。MRI 是发现和描述 CCM 特征的首选影像学检查。

所有用于评估或检测 CCMs 的影像学方案都应使用敏感加权成像 T2* 成像。梯度回波 T2* 成像（GRE）比传统的 T2- 和 T1 加权序列更敏感，但 SWI 的敏感度是 GRE 序列的 3 倍。更高场强增加 SWI 检测 CCM 的诊断率，但容易出现更多伪影。在 T1- 和 T2 加权图像上，CCMs 常因出血产物的期龄不同而呈现出异质性信号强度（混合的高信号和低信号）（图 8.1 和图 8.2）。这种泡沫状的异质信号在 MRI 上形成桑葚状外观。T1 对比增强 MRI 也很有帮助，特别是在评估是否存在相邻的发育性静脉异常时。在报告 CCM 患者的 MRI 时，放射科医生应报告信号特征、大小、病变部位、病变数目以及

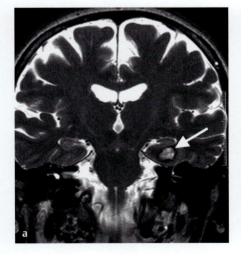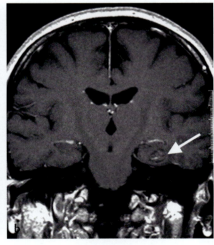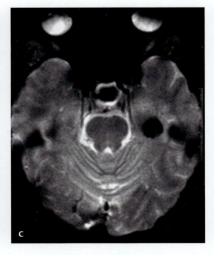

图 8.1 一例 55 岁女性患者海马海绵状血管瘤引起癫痫发作。(a) 冠状 T2- 加权 MRI 显示左颞叶内侧爆米花样病变，伴固有 T2 高信号以及周围含铁血黄素沉积 /T2 低信号（箭头）。(b) 冠状 T1 增强后 MRI 显示病变内部轻度增强（箭头）。(c) 轴向 T2* 加权 MRI 显示病变含铁血黄素沉积导致的晕状伪影。

图 8.2 癌症患者 DVA 内的新发海绵状血管瘤。(a) 轴向 T1 增强后 MRI 显示左桥脑和右小脑半球的发育性静脉异常 (DVA)。请注意左桥脑 DVA 的打折 /90 度的转角 (箭头)。(b) T2* 加权 MRI 显示小脑 DVA 根部的海绵状血管畸形，但桥脑内没有。脑桥 DVA 也模糊可见 (箭头)。(c) 12 年后，该患者因乳腺癌分期接受神经影像学检查。左桥脑观察到一处 T1 高信号并强化性病变，认为符合转移性病变。(d) SWI 显示外周含铁血黄素沉积及内部轻度含铁血黄素沉积。该病变被认为是 DVA 中形成的海绵状血管畸形。该患者在接受转移检查时没有其他转移性病变。

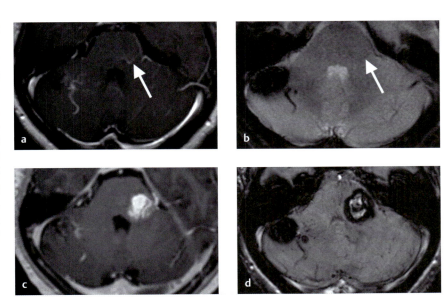

是否存在 DVA (图 8.2 和图 8.3)。信号特征可采用 Zambramski 分类法 (表 8.1)，有助于确定病变出血期龄。需要评论的一个重要表现是海绵状血管瘤是否到达脑或脑干表面，或者说海绵状血管瘤与蛛网膜下隙之间是否存有脑组织。这对手术规划很重要，因为到达脑表面的病变不需要分离正常的神经组织就可以到达病变部位，所以切除时稍显安全。

人们对使用先进成像技术研究 CCMs 周围的静脉血管结构越来越感兴趣。场强 7T 的 SWI 研究发现，90% 以上散发 CCMs 患者可见发育性静脉异常的典型表现——静脉结构异常。这表明这些病变大多与小静脉引流的局部扰动有关。使用高分辨率 CTA/CTV 的其他研究发现，有狭窄或扭结的 DVA 比没有狭窄的 DVA 更容易发生 CCM (图 8.2)。有趣的是，DVAs 和 CCMs 之间的关联并不存在于这些病变的家族性病变中。该病的家族性病变中，KRIT 基因突变引发静脉内皮缺损是导致海绵状血管瘤形成的根本原因。

人们开始对将纤维束成像和磁敏感定量成像技术用于评估这些病变产生了兴趣。由于最令人担忧的 CCM 位于脑干，DTI 有助于手术规划及确定脑干进入区的最佳手术入路。CCM 和主要纤维束，如皮质脊髓束和内侧丘系 / 内侧纵束之间的关系对手术规划特别重要，应予以评估。对于幕上病变，评估 CCM 和皮质脊髓束之间的关系非常重要。一个重要的注意事项是，磁化率效应与海绵状血管瘤周

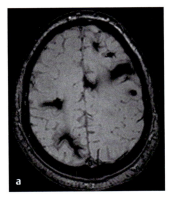 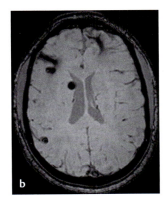 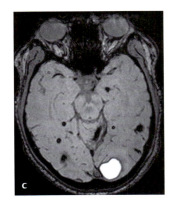 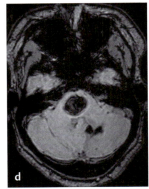

图 8.3 一例 17 岁的家族性海绵状血管病患者。(a-d) 多张 T2* 敏感加权成像显示出无数的 T2* 晕状出血灶。符合遍布双侧大脑半球和颅后窝海绵状血管畸形。

表 8.1　Zambramski 分类

类　型	T1	T2	T2*	其　他
Ⅰ.亚急性出血	高信号	混合信号	可能晕状（bloom）	
Ⅱ.最常见类型，爆米花样病变	中央混合信号	中央混合信号	低信号环伴晕状伪影晕	爆米花样外观
Ⅲ.慢性出血	中央低信号	中央低信号	低信号环伴晕状伪影	
Ⅳ.多发点状出血	不可见	不可见	多发黑点伴晕状伪影	可能跟其他多发微出血病因很难区别

围的信号损失可能低估病变和所研究的纤维束之间的空间距离。

有一些新的定量成像技术会证明对评估 CCMs 有用。磁敏感定量成像技术是一种基于 SWI 的技术，可以量化铁浓度。已出血的 CCMs 与稳定的病变相比，其铁浓度更高。这对于确定哪些病变曾经出血非常有用。定量灌注技术如动态对比增强定量灌注技术已被证明是研究脑血管通透性的有效工具。有研究表明，渗透率指数较高的 CCM 可能具有更易进展的临床病变过程。

8.1.5　临床医生须知

- CCM 的大小、信号特征、位置和多发性。

- CCM 与邻近 DVA 的关系。
- CCM 内既往或近期栓塞的证据，或者 CCM 外出血证据。
- CCM 和脑干内白质束之间的关系对手术规划的作用。

8.1.6　重点内容

- 与家族性海绵状血管病相比，散发 CCM 更常伴发 DVA。
- SWI 是检测 CCM 及其伴发的 DVA 的最敏感成像方法。
- 定量成像技术提示，出血 CCM 具有更高的铁离子浓度和血管通透性。

参考文献

[1] Akers A, Al-Shahi Salman R, A Awad I, et al. Synopsis of Guidelines for the Clinical Management of Cerebral Cavernous Malformations: Consensus Recommendations Based on Systematic Literature Review by the Angioma Alliance Scientific Advisory Board Clinical Experts Panel. Neurosurgery. 2017; 80(5): 665–680.

[2] Dammann P, Wrede KH, Maderwald S, et al. The venous angioarchitecture of sporadic cerebral cavernous malformations: a susceptibility weighted imaging study at 7 T MRI. J Neurol Neurosurg Psychiatry. 2013; 84(2): 194–200.

[3] Mokin M, Agazzi S, Dawson L, Primiani CT. Neuroimaging of Cavernous Malformations. Curr Pain Headache Rep. 2017; 21(12): 47.

[4] Klostranec JM, Krings T. Neuroimaging of cerebral cavernous malformations. J Neurosurg Sci. 2015; 59(3): 221–235.

[5] Su IC, Krishnan P, Rawal S, Krings T. Magnetic resonance evolution of de novo formation of a cavernoma in a thrombosed developmental venous anomaly: a case report. Neurosurgery. 2013; 73(4): E739–E744, discussion E745.

8.2 症状性发育性静脉畸形

8.2.1 临床案例

一例 50 岁男性患者右臂舞蹈病亚急性发作。

8.2.2 影像表现描述与诊断

诊断

症状性左豆状核和尾状核 DVA 伴静脉充血和慢性出血。

8.2.3 背景资料

发育性静脉畸形是横断面成像上最常见的血管畸形。在使用对比增强 MRI 检查的最新研究系列中，估计此病变的检出率为 10%。DVAs 必须被认为是静脉引流模式的非病理性变异，因此代表了"不要碰"病变。DVAs 按其引流的脑部区域分为深部型和浅表型 2 种。深部 DVAs 将正常的皮质下区域的浅层髓质静脉引流到深层静脉集流区，而浅表型 DVAs 将深部的髓质静脉引流到皮质静脉。从本质上说，当人们在影像学上看到 DVA 时，所看到的是比正常的髓质静脉更大的静脉，它代表着多个单独的微小髓质静脉融合成一个扩张的静脉集流，其正常的双向流出道（进入深层和浅层系统）的一端被"堵住"。

导致 DVA 形成的原因仍是个谜。一种理论认为，子宫内早期微小静脉闭塞导致 DVA 的形成，作为对髓质静脉栓塞的早期适应。另一种理论认为，退行或正常的髓质静脉导致 DVA 形成，以作为对髓质静脉退化的早期适应。近年来有研究对宫内理论提出了一些质疑。研究表明，DVA 发病率在儿童期早期增加。而这段时间静脉尚处于发育之中。

撇开理论不谈，尽管 DVAs 表现出压倒性的良性特征，但偶尔也会出现症状。DVA 经历与正常静脉系统相同的年龄相关变化。随着时间的推移，DVA 可能发生栓塞和狭窄，导致上游静脉充血及相关的静脉梗死和出血。如 8.1 节所述，现在有研究表明，超过 90% 的散发 CCMs 伴发 DVAs。DVAs 内的动静脉分流也有报道，但极为罕见。

8.2.4 影像表现

DVA 的特点是由一簇微小静脉放射状汇聚到一个较大的集合静脉，形成一个水母头征或棕榈树状外观。然后，集合静脉继续引流到浅静脉或深静脉系统。DVA 最常见的位置是额顶区和小脑半球，但也可以位于大脑、小脑或脑干的任何部位。约有 10% 的 DVA 患者有多处病变。

在 CT 平扫上，DVA 的集合静脉可能会出现相对于皮质的轻微高密性或等密度，如果有血栓，则会出现明显的高密度。CT 静脉造影薄层扫描可用于识别典型的棕榈树样外观。MRI 是迄今为止鉴别和显示这些病变特征的最好影像学方法。非增强的 T2-加权和 T1 加权 MRI 可显示 DVA 集合静脉和较大静脉根部产生的流空。这些经常在增强后 T1 加权图像上会得以增强。增强后 3D T1 加权序列在评估这些病变的静脉血管结构，特别是在识别静脉狭窄方面非常有用。在 SWI 上也能很好地看到病变，磁敏感伪影呈水母头或棕榈树样外形。

DVAs 灌注成像越来越受到关注。团注灌注加权成像是评估 DVA 区域灌注异常的最有用的成像方式。ASL 的敏感性较低。近期一项研究发现，90% 以上的 DVA 在引流区有一定的灌注异常，包括 CBF、CBV、MTT 和 Tmax 增高，较大 DVA 的灌注异常率较高。有证据表明，症状性 DVA 伴有更高的灌注异常率。

虽然大多数 DVA 是无症状的，在许多情况下，放射科医生为了减少患者和医护人员的焦虑，会有意识地放弃提及 DVA 的存在，但也有一些情况这些病变可能有临床意义，且有症状。由于 DVA 引流正常大脑，因此，任何对 DVA 静脉引流的损害都会导致静脉高压和脑灌注受损。静脉引流障碍可由集流静脉血栓形成或狭窄引起。静脉狭窄常见于集流静脉穿透硬膜引流到静脉窦的浅表性 DVA。血栓形成可由高凝状态引起。较大 DVA 的狭窄可在 MR 静脉造影或 3D-T1CE 加权序列上很好地识别，而血栓形成在 SWI（晕状伪影）和 T1 加权图像（高信号血栓）上非常明显。DVA 静脉域内的静脉充血可在 T2/FLAIR（流体衰减反转恢复）加权图像上显示出楔形高信号区域，无造影剂增强、弥散受限或占位效应（图 8.4 和图 8.5）。也可见到钙化，一般发生在小脑白质、基底节和尾状核，由陈旧性出血或长期脑缺血和静脉高压导致。最严重的情况下，

DVA 血栓形成可导致急性静脉出血。慢性低度充血可导致引流区胶质增生（图 8.6）。

约 10% 的 DVA 在其 DVA 的其中一个静脉根部会伴发海绵状血管瘤（图 8.7）。一般认为 DVA 相关海绵状血管瘤由复发性微出血引起。一般认为微出

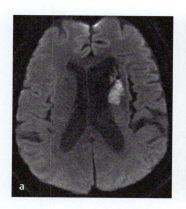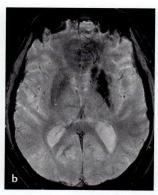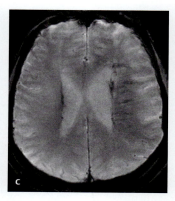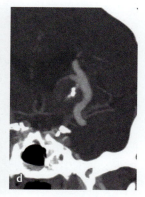

图 8.4　一例 50 岁男性患者右臂舞蹈病亚急性发作。（a）轴向 DWI MRI 显示左侧尾状核弥散受限。（b）轴向 T2* 加权的 MRI 显示，豆状核和尾状核的磁敏感伪影。（c）侧脑室水平 轴向 T2* 加权 MRI 显示左半球深层白质线性 T2* 晕状伪影。（b）和（c）中的 T2* 晕状伪影被认为是继发于静脉充血、出血和钙化综合作用的结果。（d）CT 血管造影显示左尾状核和豆状核的大型 DVA 引流。该患者卒中的发病机理可能是由于引流尾状体和深部脑白质的 DVA 根部血栓形成。

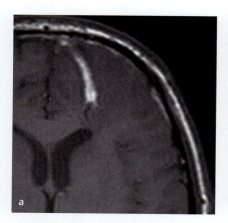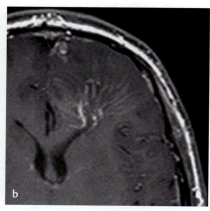

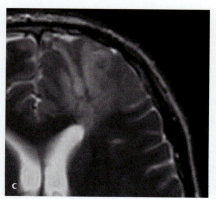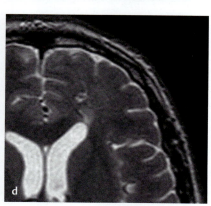

图 8.5　DVA 导致的可逆性静脉充血。（a）轴向 T1 加权 MRI 显示左额叶 DVA 集合静脉中 T1 明亮信号。（b）轴向增强后 T1 加权 MRI 显示左额叶 DVA 的所有静脉根部。（c）轴向 T2-加权 MRI 显示栓塞的集合静脉以及 DVA 引流区的 T2 信号符合静脉充血。（d）抗凝 2 个月后随访 T2-加权 MRI 显示静脉充血明显改善和血栓溶解。

图 8.6　DVA 内形成胶质增生。（a）轴向 SWI MRI 显示左脑半球内一个大型 DVA。（b）轴向 FLAIR MRI 显示 DVA 引流区域内明亮的 T2 信号，符合胶质增生。

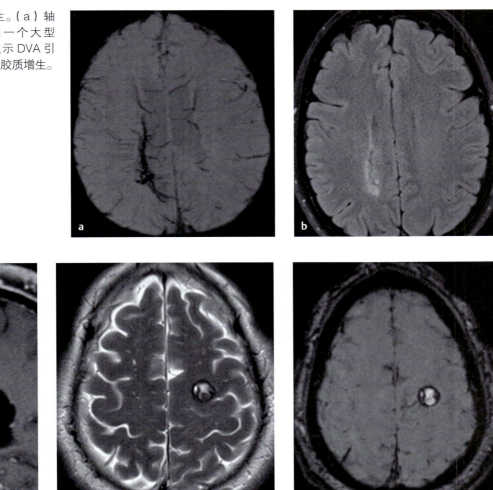

图 8.7　DVA 内形成的海绵状血管瘤。（a）矢状位增强后 T1 加权 MRI 显示 DVA 将左半球深部白质引流到室管膜下静脉。其中一条静脉根部内有一个海绵状血管瘤。（b）轴向 T2-加权 MRI 显示左半球白质内爆米花病变伴含铁血黄素环，符合海绵状血管瘤。（c）轴向 SWI MRI 显示海绵状血管瘤与 DVA 的一条根部紧密相邻。

血的诱发因素是局部血栓形成、狭窄或 DVA 血管结构改变导致的局部静脉高压。伴发海绵状血管瘤的 DVA 引流区的平均通过时间比不伴发海绵状血管瘤相关的 DVA 长。严重髓质静脉迂曲、髓质静脉狭窄或根静脉与髓质静脉引流主体之间呈锐角与 CCM 伴发 DVA 的发生率较高有关。多数伴发 DVA 的 CCM 为 Zambramski 4 型病变，仅在 T2* 加权成像上可见。

　　DVA 也可伴有神经结构机械性压迫导致的症状。引流的集合静脉偶尔可压迫脑室、骨或脑神经。这种情况在颅后窝 DVA 中比较常见，引流静脉可压迫导水管或三叉神经、面神经或前庭耳蜗神经。

也有文献提示 DVA 可能与大脑皮质迁移异常有关。这可能是由于脑静脉系统的发育与大脑皮质迁移过程有一定的关系。因此，在癫痫病患者中确定这种关联是非常重要的。

8.2.5　临床医生须知

- 如果 DVA 是偶发的，且不伴有任何脑实质异常，通常不需要详细描述这种表现。
- 鉴别海绵状血管畸形或肿瘤等其他病变附近是否存在 DVA 很重要，因为它可以影响手术计划。

- 与 DVA 相关的静脉高压、缺血或出血表现。
- 癫痫患者与 DVA 相关的大脑皮质迁移异常表现。

8.2.6 重点内容

- DVA 在 SWI 和增强后 T1 加权成像上能得到最佳识别。
- DVA 可因静脉充血或占位效应表现出症状。静脉充血表现为相邻脑实质的 T2/FLAIR 高信号、出血、海绵状血管瘤和灌注异常。
- DVA 可伴发皮质迁移异常。
- DVA 引流正常脑实质，不能外科切除。

参考文献

[1] Pereira VM, Geibprasert S, Krings T, et al. Pathomechanisms of symptomatic developmental venous anomalies. Stroke. 2008; 39(12): 3201–3215.

[2] Linscott LL, Leach JL, Jones BV, Abruzzo TA. Developmental venous anomalies of the brain in children – imaging spectrum and update. Pediatr Radiol. 2016; 46(3): 394–406, quiz 391–393.

8.3　毛细血管扩张症

8.3.1　临床案例

一例 50 岁男性患者面部疼痛（图 8.8）。

8.3.2　影像学表现描述与诊断

诊断

偶发性桥脑毛细血管扩张症。

8.3.3　背景资料

毛细血管扩张症是一种良性血管畸形，通常是偶发、无症状的。这些病变被认为是先天性的。在组织学上，它们由多条薄壁毛细血管通道组成，穿插在正常脑实质内。约 0.5% 的人存在这些病变，代表"不碰触病变"。对放射科医生来说，准确识别这些病变非常重要，这样就不会被误认为是更危险的病变，如转移。

8.3.4　影像表现

毛细血管扩张症一般只能在 T1 增强后 MRI 和 T2* 加权序列（如 SWI 和 GRE）上鉴别。在增强后 MRI 成像上，它们有一种淡淡的、像刷子一样的增强，没有任何相关的占位效应。在 SWI/GRE 图像上，由于血流缓慢和脱氧血红蛋白浓度增加，它们常表现出与增强区域相对应的晕状伪影（图 8.8）。偶尔在 T1- 或 T2- 加权图像上可能有一些信号强度

变化，但绝大多数病变都是和脑组织等信号的。在毛细血管扩张症中心，常有较强的增强灶，被认为是引流静脉。这类病变的最常见位置是桥脑，但也可在幕上区脑内见到（图 8.9）。

在极少数情况下，毛细血管扩张畸形可能是与 DVA 和海绵状血管瘤伴发的混合型血管畸形的一部分。这被认为是由于 DVA 中的静脉充血导致上游毛细血管床扩张以及海绵状血管畸形而形成的。这些病变可能出血或长大，偶尔需要手术干预。一般认为海绵状血管畸形和毛细血管扩张症是同一系列病变的组成部分，因为这 2 种病变的特点都是存在扩张的毛细血管床。

毛细血管扩张症偶尔可表现出症状。巨型毛细血管扩张症是指那些最大直径测量 > 2 cm 并已被证明伴发症状的病变。巨大病变更容易出现 T1 或 T2 信号改变和突出的引流静脉。位于颞叶的病变被发现伴发癫痫，而位于脑干的病变被发现伴发脑神经功能障碍。如果症状定位在毛细血管扩张症的位置，放射科医生必须确定其关联性。

8.3.5　临床医生须知

- 偶发毛细血管扩张症具有良性自然史，不需进一步随访。
- 毛细血管扩张症与海绵状血管畸形或 DVA 之间的关系，因为这些病变可生长、破裂并导致发病。
- 尽管患者很少出现症状，但可用其症状定位

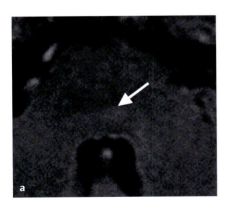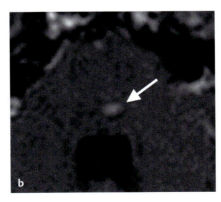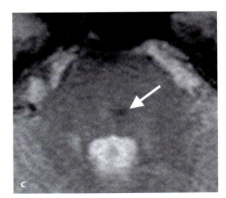

图 8.8　偶发性桥脑毛细血管扩张症。（a）轴向 T2 FLAIR MRI 显示左桥脑存在 FLAIR 信号强度轻微增加（箭头）。（b）增强后 T1 加权 MRI 显示病变微弱增强（箭头）。（c）轴向 T2* GRE MRI 显示增强的 T2 高信号病变区域轻微的晕状伪影（箭头）。

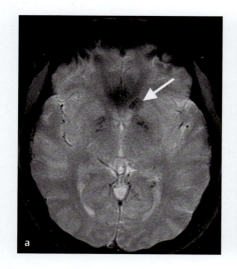 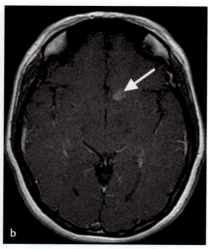

图 8.9　幕上毛细血管扩张症。（a）轴向 T2* 加权图像显示左额叶下端微弱的晕状伪影（箭头）。（b）轴向增强后 T1 加权 MRI 显示晕状伪影区域内存在微弱的绒毛状增强，符合毛细血管扩张症（箭头）。

毛细血管扩张症。

8.3.6　重点内容

* 毛细血管扩张症发生的典型部位是桥脑，表现为微弱的毛刷样增强，并伴有磁敏感伪影。
* 几乎所有病变都是无症状和偶发的。
* 巨型毛细血管扩张症偶尔会导致脑神经功能障碍、癫痫发作等症状。

参考文献

[1] Sayama CM, Osborn AG, Chin SS, Couldwell WT. Capillary telangiectasias: clinical, radiographic, and histopathological features. Clinical article. J Neurosurg. 2010; 113(4): 709–714.

[2] Pozzati E, Marliani AF, Zucchelli M, Foschini MP, Dall'Olio M, Lanzino G. The neurovascular triad: mixed cavernous, capillary, and venous malformations of the brainstem. J Neurosurg. 2007; 107(6): 1113–1119.

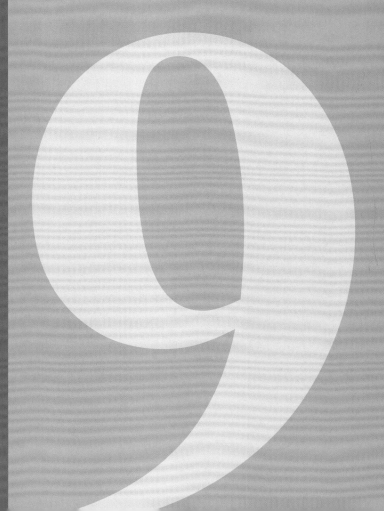

小血管疾病

9.1 β-淀粉样蛋白（Aβ）相关的血管炎（ABRA）/淀粉炎谱系疾病

9.1.1 临床案例

一例 67 岁男性患者记忆障碍伴脑病。

9.1.2 影像表现描述与诊断

左颞叶浸润性肿块伴轻度的软脑膜增强。多灶性双侧 T2* 白质和灰质低信号病变，符合微出血。活检提示诊断 β-淀粉样蛋白相关的血管炎（ABRA）（图 9.1）。

9.1.3 背景资料

淀粉样变性血管病是老年人群中比较常见的脑叶出血的原因。它是由于淀粉样蛋白在皮质和软脑膜血管中层和外膜沉积的结果。这一过程导致血管脆弱，并由此导致多发性出血，以脑叶出血为主。利用 SWI 和 GRE 成像的筛查研究发现，高达 15% 的无症状老年患者的影像表现与淀粉样血管病变相符。尸检发现多达 50% 的 90 岁以上患者有此病症。大约 90% 的阿尔茨海默病患者都有淀粉样血管病变。淀粉样血管病变与全身性淀粉样变之间没有关联。

在患有淀粉样血管病的患者中，一部分患者对淀粉样蛋白沉积有炎症反应。ABRA 的特点是具有血管破坏性的跨壁肉芽肿性炎症性血管炎。CAA 相关炎症（CAA-RI）的特点是 CAA 受累血管周围的炎症反应，无血管破坏。ABRA 和 CAA-RI 都可以用类固醇和环磷酰胺等免疫抑制剂治疗，而 CAA 则不能。因此对这些疾病加以区分非常重要。

9.1.4 影像表现

脑淀粉样血管病的典型表现包括浅表性脑叶出血，T2* 加权成像上可见的主要位于大脑和小脑灰白质交界处多发性微出血，CT、FLAIR（液体衰减反转恢复）或 T2* 加权成像上可见的凸面蛛网膜下隙或软脑膜下出血，幕上皮质浅表性铁质沉着症以及未累及皮质下 U 纤维的脑白质疏松症（图 9.2 和图 9.3）。CAA 出血性病变可为单侧或双侧、大脑或小脑、单发或多发。脑叶出血是最常见的影像表现，可见于 60% 的患者。其与 CAA-RI 和 ABRA 鉴别诊断的敏感性和特异性分别为 63% 和 93%。偶尔，CAA 可表现为类似胶质瘤的肿块样浸润性过程，但出现于灰白质交界处的周围微出血，应考虑诊断 CAA（图 9.1 和图 9.2）。

ABRA 和 CAA-RI 的影像学表现非常相似，在影像学上几乎无法区分。ABRA 和 CAA-RI 的典型表现包括软脑膜增强伴浸润性白质异常，偶尔可与低级胶质瘤相混淆（图 9.1）。脑叶出血少见。这 2 种疾病在 SWI 上常伴有皮质下和皮质微出血，这是区别于肿瘤和其他血管病变的关键。软脑膜增强对

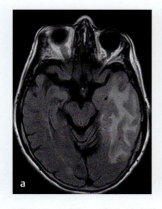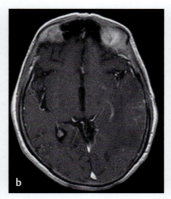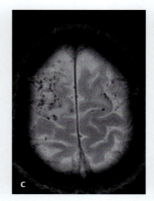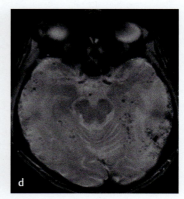

图 9.1　一例 67 岁女性患者，出现记忆障碍及继发于 ABRA 的脑病。（a）轴向 T2/FLAIR MRI 显示左颞叶明显水肿。（b）轴向增强后 T1 加权 MRI 显示左颞叶上部软脑膜增强。（c）和（d）轴向 GRE T2* 加权 MRI 图像显示灰质和白质内的多发微出血。根据此一系列表现，疑似为 ABRA 诊断，并最终通过活检确诊（未展示）。

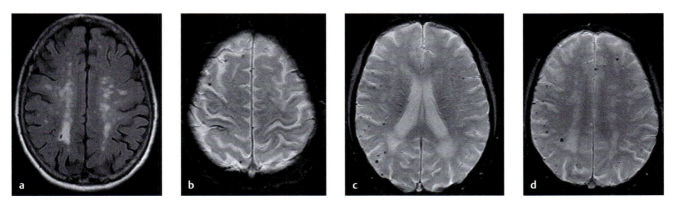

图 9.2　一例 74 岁男性阿尔茨海默病患者。(a) 轴向 T2/FLAIR MRI 显示双侧深层白质多处高强度 FLAIR 信号，最符合小血管缺血性疾病。(b) 轴向 T2* 加权 MRI 显示双侧晕状伪影病灶，符合微出血。请注意，在右侧中央后回上覆有脑沟 / 皮质蛛网膜下隙出血（SAH）。(c) 和 (d) 从轴向 T2* 加权 MRI 的额外薄扫显示更多的微出血，符合淀粉样血管病诊断。

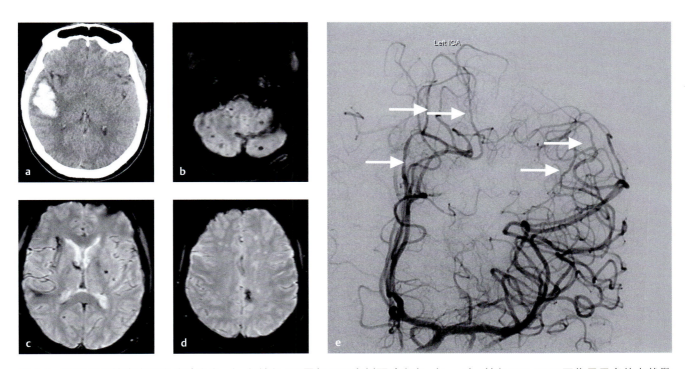

图 9.3　淀粉样血管病表现出脑叶出血。(a) 轴向 CT 平扫显示右侧颞叶出血。(b-d)。轴向 T2* GRE 图像显示多处点状微出血。该表现符合淀粉样血管病。(e) 诊断性脑血管造影显示大脑前动脉（ACA）远端和 MCA 区域多灶性血管狭窄。这种表现在淀粉样血管病变患者中并不少见，但都是非特异性的（箭头）。

识别 CAA-RI 和 ABRA 的敏感性和特异性分别为 70% 和 93%（图 9.1）。识别软脑膜增强对指导活检也是至关重要的。

9.1.5　临床医生须知

- 在 SWI 上有多发微出血的情况下出现脑叶出血高度提示 CAA。
- 软脑膜增强伴皮质 / 皮质下微出血，应提示诊断为 CAA-RI 或 ABRA。在这些情况下应进行软脑膜活检。
- 连续成像分析有助于确定治疗药物能否达到预期效果，特别是在 CAA-RI 和 ABRA 中。

9.1.6　重点内容

- 弥漫性脑叶血管源性水肿或块状非增强白质 T2 高信号可能与低级胶质瘤相混淆，但 SWI 上出现微出血应提示 CAA-RI 或 ABRA。这应促使放射科医生与神经科主治医生联系，以明确这些疾病的可能性及其对类固醇治疗的良好反应。

- 脑叶出血在区分 CAA 和 CAA-RI/ABRA 方面具有较高的敏感性和特异性。

- 软脑膜增强在区分 CAA-RI/ABRA 与 CAA 中具有很高的敏感性和特异性。后者对类固醇治疗无反应，而前 2 种疾病则表现出明显的快速改善。

参考文献

[1] Salvarani C, Hunder GG, Morris JM, Brown RD, Jr, Christianson T, Giannini C. Aβ-related angiitis: comparison with CAA without inflammation and primary CNS vasculitis. Neurology. 2013; 81(18): 1596–1603.

[2] Salvaranti C, Morris JM, Giannini C, Brown RD, Christianson T, Hunder GG. Imaging Findings of Cerebral Amyloid Angiopathy, AB-Related Angiitis (ABRA) and Cerebral Amyloid Angiopathy-Related Inflammation: A Single-Institution 25-Year Experience. Baltimore Medicine. 2016; 95: 1–7.

9.2　Susac 综合征

9.2.1　临床案例

一例 45 岁女性脑病患者伴感音神经性耳聋和视觉丧失（图 9.4）。

9.2.2　影像表现描述与诊断

诊断

多发性 T2 高信号 /T1 低信号胼胝体病变，伴有视网膜分支闭塞。表现符合 Susac 综合征。

9.2.3　背景资料

Susac 综合征是一种罕见的自身免疫性小血管血管炎。Susac 综合征的临床表现包括急性或亚急性脑病、感音神经性听力减退、视网膜分支动脉闭塞引起的视觉障碍。仅有 10% 病例同时出现这 3 种症状。本病通常为自限性、波动性和单相性，但有

相当一部分患者有持久的神经功能障碍。本病一般影响年轻女性（～40 岁），女：男比例为 3：1。由于 Susac 综合征是一种自身免疫病，因此大多数病例用免疫抑制剂联合抗血栓药物治疗。少数情况下可考虑植入人工耳蜗。

虽然 Susac 综合征的确切病因尚未确定，但有证据表明，抗内皮细胞抗体在该病的发病机理中起着关键作用。这些自身抗体主要作用于小动脉和微动脉，导致血栓形成和微血管梗死。这解释了胼胝体病变的出现原因，因为该部位主要是微血管供应。病理上，视网膜和脑活检显示小血管的血管病变导致微小动脉闭塞和微血管梗死。Susac 综合征的感音神经性耳聋继发于耳蜗顶点的耳蜗组织微梗死。

诊断 Susac 综合征的关键之一是在荧光素血管造影上识别出视网膜分支动脉闭塞。这种发现在多发性硬化症中是不存在的。一些作者建议，对任何不明原因的累及白质、灰质和软脑膜的脑病，应进行眼底镜检查和荧光素血管造影。

图 9.4　Susac 综合征典型神经影像学表现。（a）矢状 T1 加权 MRI 显示胼胝体中的多个 T1 低信号病变，在矢状 T2 加权 MRI 上表现为高信号（b）。这些病变具有典型的"雪球样"征，因为它们或多或少呈球形。（c）轴向 T2-加权 MRI 显示水平面的这些病变（d）。眼睛的荧光素血管造影显示多发视网膜动脉分支闭塞（箭头和箭镞）。

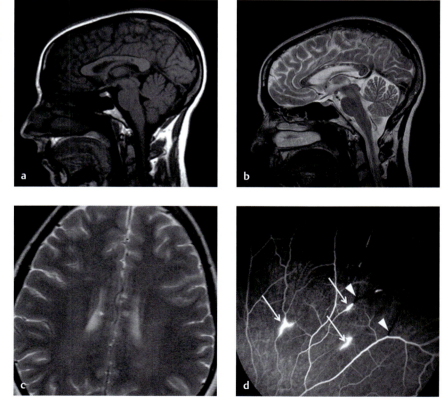

9.2.4　影像表现

MRI 是影像学诊断 Susac 综合征的主流。其特征性的影像表现是胼胝体内有多个 5 mm 的雪球状 T2 高信号白质病变。这些病变会累及胼胝体的体部和压部中央纤维以及胼胝体顶部。这些病变绕过胼胝体-中隔交界面和胼胝体下表面及外周（图 9.5）。Susac 综合征一般不存在室周 T2 高信号。这些影像学特征是区分 Susac 综合征与多发性硬化症的关键，尤其是因为这 2 种疾病的临床和影像表现重叠。Susac 和 MS 之间的另一个关键区别是，随着时间的推移，Susac 综合征的 T2 高信号病变会变成 T1 低信号；而在 MS 中 T2 高信号病变通常会消退，并留下萎缩胼胝体。与 MS 一样，矢状位图对诊断非常有帮助（图 9.6）。

Susac 综合征的大型系列研究发现，70% 的患者也有深层灰质核团受累（MS 中未见），70% 有实质增强，33% 有软脑膜增强（MS 或 ADEM 中未

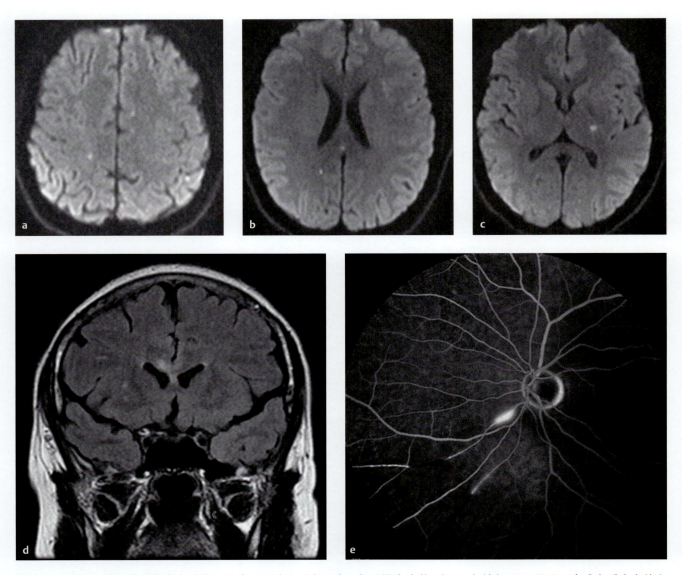

图 9.5　一例 57 岁女性患者突发头痛、脑病、耳鸣和听力下降，但无视力症状。（a-c）轴向 DWI 显示双半球白质内多处斑片状梗死，包括胼胝体压部病变。（d）冠状位 T2/FLAIR MRI 显示胼胝体内 T2 高信号病变。提出了 Susac 综合征的可能性。患者行荧光素血管造影显示多分支视网膜动脉闭塞（e）。

图 9.6 多发性硬化症的典型影像学表现。（a）矢状位 T2/FLAIR MRI 显示胼胝体-室间隔界面 T2 高信号，为多发性硬化症的典型影像学发现。（b-c）矢状位 T2/FLAIR MRI 显示经典的"Dawson 手指征"。（d）轴向 T2/FLAIR MRI 显示多发椭圆形白质高信号，符合脱髓鞘病变。

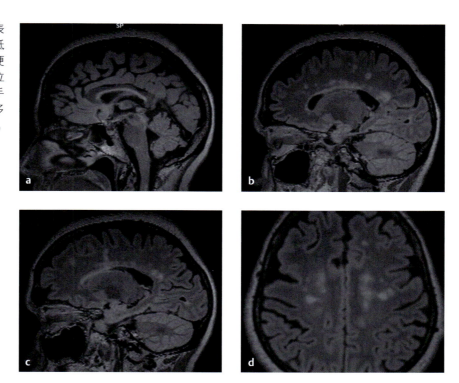

见）。白质病变不仅累及胼胝体，还可累及小脑、小脑中脚和脑干。实质增强可为局灶性或弥漫性，偶有粟粒样外观。Susac 综合征的许多梗死灶都低于目前 MRI 技术的分辨率。几乎所有 Susac 综合征患者的活检都可显示皮质和皮质下的微小梗死灶就是其证据（图 9.5）。

疑似 Susac 综合征患者血管成像有助于将它与原发性中枢神经系统血管炎区分开来。由于 Susac 综合征通常累及毛细血管前的微小动脉床，因此很少（如果有的话）累及 CTA、MRA 和数字减影血管造影（DSA）能分辨的动脉。这与大多数大、中血管血管炎表现为多灶性血管狭窄相反。

9.2.5 临床医生须知

- 荧光素血管造影对 Susac 综合征的诊断至关重要，也是区分 Susac 综合征与 MS 的关键，

后者的表现类似。
- 皮质、皮质下和软脑膜病变的定位，因为当提示有该病时这可以帮助指导活检。
- 区分 Susac 综合征和 MS 的关键影像学因素：放射科医生必须转达"中央胼胝体病变可能是 Susac 综合征"这一事实，尤其是在没有 Dawson 手指征等脑室周围病变的情况下。

9.2.6 重点内容

- Susac 综合征可以通过未累及胼胝体-室间隔交界面和胼胝体外周来与 MS 鉴别。此外，Susac 综合征比 MS 更容易累及灰质。
- 软脑膜增强可见于高达 1/3 患者，可以帮助区分 Susac 综合征和 ADEM。
- Susac 综合征影像表现的范围/严重程度与临床症状之间往往无关。

参考文献

[1] Susac JO. Susac's syndrome. AJNR Am J Neuroradiol. 2004; 25(3): 351–352.

[2] Demir MK. Case 142: Susac's syndrome. Radiology. 2009; 250(2): 598–602.

[3] Susac JO, Murtagh FR, Egan RA, et al. MRI findings in Susac's syndrome. Neurology. 2003; 61(12): 1783–1787.

9.3 脑白质疏松症

9.3.1 临床案例

一例 74 岁男性患者记忆障碍，有多种心血管危险因素的病史（图 9.7）。

9.3.2 影像表现描述与诊断

诊断

双侧 T2/FLAIR 加权白质弥漫性高信号，半透明，符合脑白质疏松症。

9.3.3 背景资料

脑白质疏松症是老年人群中最常见的影像学发现之一。这是一个放射学术语，描述 T2/FLAIR 成像上看到的弥漫性或斑块状白质改变。脑白质疏松症的发病机理尚不甚了解。有数据表明，它是继发于脑深部微小动脉粥样硬化性病变。该假说得到以下事实的支持：脑白质疏松症通常与糖尿病、高胆固醇血症和高血压有关。其他作者认为，脑白质疏松症也可能是由于脑淋巴通过最近文献阐述的类淋巴系统的引流功能受损导致的。在最近一项对脑白质疏松症患者进行每周一次影像学检查的纵向研究中，发现了 DWI 阳性的无症状性微梗死是造成这种现象的原因的证据。

脑白质疏松症伴发多种神经系统并发症。对有和没有脑白质疏松症的患者进行的病例对照研究表明，这种病症与急性缺血性脑卒中和脑内出血后的功能预后恶化有关。脑白质疏松症患者与非脑白质疏松症患者相比，脑卒中复发风险也会增加。脑白质疏松症也被证明是认知功能障碍的一个很强的危险因素。

9.3.4 影像表现

在 CT 上，脑白质疏松症显示为脑室周围白质无增强性低密度，这些低密度可能融合或半融合。在 MRI 上，脑白质疏松症显示为非增强性 T2/FLAIR 融合或半融合的白质高信号。T1 偶尔可将这些白质病变显示为低信号，但他们通常为等信号。

常用于脑白质疏松症分级的一种量表叫 Fazekas 评分。这种评分法常用于研究，通常在临床上不适用；但它确实有助于概念化地描述脑白质疏松症的严重程度。在 Fazekas 评分系统中，白质分为脑室周围白质和深部白质。每个区域都会根据白质变化程度给予一个分值。需要指出的很重要一点是，深部白质改变通常继发于慢性缺血性疾病，而脑室周围白质改变则由室膜管下神经胶质增生、颗粒性室管膜炎和脱髓鞘病变引起。深部白质 Fazekas 评分总结如下。0 级 = 无白质改变，1 级 = 多发点状 T2/FLAIR 高信号而无融合，2 级 = 白质 T2/FLAIR 改变开始融合，

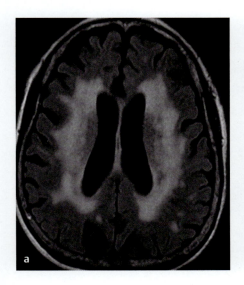
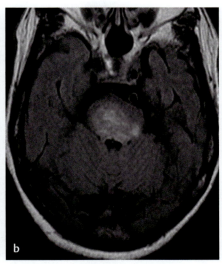

图 9.7 一例 74 岁典型严重脑白质疏松症男性患者伴记忆力减退和多种心血管危险因素病史。（a）轴向 T2/FLAIR MRI 显示双侧大面积白质聚集性 T2 高信号，符合脑白质疏松症。（b）脑干水平轴向 T2/FLAIR MRI 显示桥脑白质也存在高信号，也符合慢性小血管缺血性疾病 / 脑白质疏松症。

3 级 = T2/FLAIR 白质高信号大面积融合。

　　归根结底，放射科医生评估脑白质疏松症的作用是将其与更具侵袭性和可逆的白质进程区分开来。脑白质疏松症通常被误认为是多发性硬化症等脱髓鞘疾病。关键的区别特征是脑白质疏松症的病变较少呈椭圆形，较少与脑室系统垂直，更可能是融合的或半融合的。此外，脑白质疏松症不增强或表现为弥散受限，这在脱髓鞘病中常见。中枢神经系统血管炎有时也被纳入脑白质疏松症型改变患者的鉴别范围。中枢神经系统血管炎与脑白质疏松症的主要鉴别特征包括：脑白质疏松症不累及皮质和皮质下，同时不存在软脑膜增强（图 9.8 和图 9.9）。

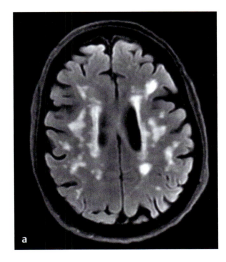
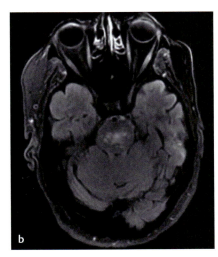

图 9.8　一例 74 岁男性患者患非特异性震颤。（a）轴向 T2/FLAIR 加权 MRI 显示脑室周围、深部和皮质下白质多处 T2/FLAIR 高信号病灶。其中一些病变呈椭圆形。本例患者的鉴别诊断包括脑白质疏松症和脱髓鞘疾病。（b）桥脑水平轴向 T2/FLAIR MRI 显示斑块状白质高信号。这种外观最符合慢性小血管缺血性疾病。除患者有心血管危险因素的病史及缺乏脱髓鞘疾病的临床证据外，再结合桥脑和幕上检查结果，可以诊断为脑白质疏松症。这与 Fazekas 2 型评分一致。

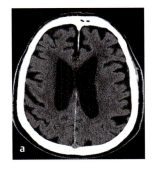
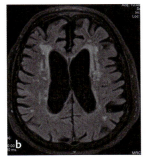
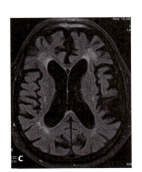

图 9.9　脑白质疏松症白质灌注异常。（a）CT 平扫显示弥漫性低密度白质，符合脑白质疏松症。（b）和（c）T2/FLAIR MRI 显示双侧深层白质弥漫性 T2 高信号，符合小血管缺血性疾病 / 脑白质疏松症。（d）和（e）CT 灌注平均转运时间图像显示双侧深部和脑室周围白质平均通过时间增加。该表现与慢性小血管缺血性疾病相关。

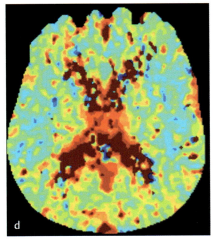
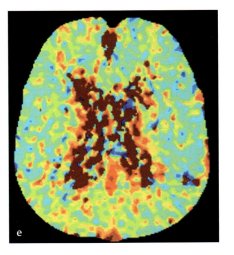

目前正在研究的脑白质疏松症的一个有趣方面是受累脑白质的脑血管反应性。脑血管反应性可以通过动态磁敏感对比增强（DSC）灌注技术来研究，也可以在动脉 CO_2 水平变化情况下，通过研究血氧水平依赖性（BOLD）信号的变化来研究。使用这 2 种技术对脑白质疏松症患者进行研究发现，这些患者的静息血流指标异常；CBV 异常降低，达峰时间（TTP）异常升高，表明血流受损。此外，这些患者的脑血管反应性受损，提示这些患者对缺血性损伤的反应可能受损。

9.3.5 临床医生须知

- 广泛性脑白质疏松症是阿尔茨海默病、缺血性卒中和出血的危险因素。
- 脑白质疏松症患者在缺血性卒中和脑内出血后预后较差，可能是由脑血管反应性受损所致。
- 脑白质疏松症影像学表现与可治疗的白质疾病如多发性硬化症和血管炎等有一定重叠。这种情况下依靠人口统计学、临床表现和影像学表现是极其有用的。

9.3.6 重点内容

- 脑白质疏松症累及深层白质，一般不累及皮质下白质。不累及灰质是区别于系统性血管炎的一个关键特征。
- 脑白质疏松症无 DWI 弥散受限或增强。
- 脑白质疏松症患者灌注成像显示 CVR（脑血管储备）、CBV 下降，MTT 和 TTP 升高，提示该病病因来自微血管缺血性改变。

参考文献

[1] Inzitari D. Leukoaraiosis: an independent risk factor for stroke? Stroke. 2003; 34(8): 2067–2071.

[2] Sam K, Crawley AP, Poublanc J, et al. Vascular Dysfunction in Leukoaraiosis. AJNR Am J Neuroradiol. 2016; 37(12): 2258–2264.

[3] Conklin J, Silver FL, Mikulis DJ, Mandell DM. Are acute infarcts the cause of leukoaraiosis? Brain mapping for 16 consecutive weeks. Ann Neurol. 2014; 76(6): 899–904.

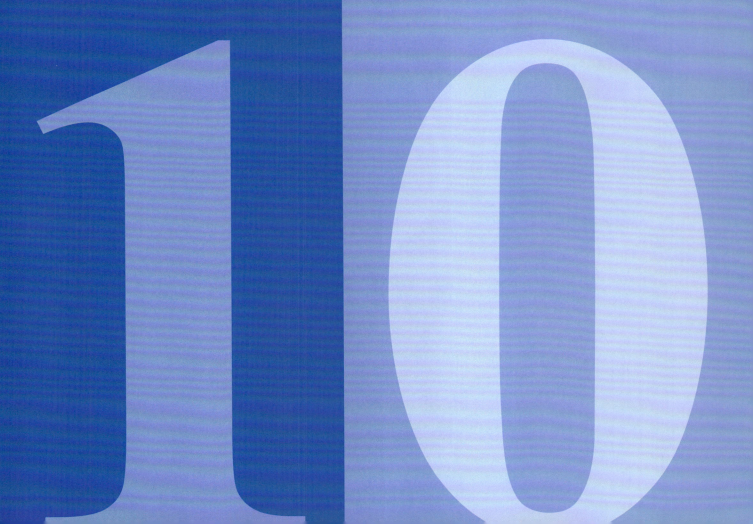

颅内出血

10.1 动脉瘤性蛛网膜下隙出血

10.1.1 临床案例

一例 55 岁男性患者突发一生最严重头痛。

10.1.2 影像表现描述与诊断

以大脑纵裂为中心的蛛网膜下隙弥漫性高密度出血。右侧硬膜下也有少量出血。严重的脑积水。检查结果最符合前交通动脉瘤破裂（图 10.1）。

10.1.3 背景资料

动脉瘤性蛛网膜下隙出血（SAH）是最常见的非创伤性蛛网膜下隙出血，每 10 万人／年就有 20 人受影响。脑动脉瘤破裂会导致血液外流到蛛网膜下隙，从而引发一连串可导致严重残疾或死亡的事件。如不及时诊断和治疗，动脉瘤性 SAH 可因动脉瘤再出血和脑血管痉挛引起的延迟性脑缺血而导致

进一步损伤。虽然腰椎穿刺是诊断 SAH 的金标准，但 CT 已成为诊断 SAH 的首选方法，其敏感性和特异性在 SAH 发生后的最初几天内可达到 99% 以上。

对于神经放射科医生来说，了解动脉瘤 SAH 的一些病理生理学基本原则很重要。首先，一般情况下，一旦动脉瘤破裂，破裂点很快就会形成血栓，导致出血暂时停止。由于这个原因，活动性血管外出血在横断面成像很少发现。然而，未处理的破裂动脉瘤的再出血是比较常见的，发病后第一个月，每天的在出血率在 1%～2%。再出血有 60% 的死亡率和严重致残率。因此，鉴别动脉瘤非常重要。脑积水是动脉瘤性 SAH 比较常见的并发症，常表现为意识水平缓慢的进行性降低，眼球向下偏移，顶盖受压而出现小瞳孔。早期鉴别脑积水很重要，这样可以考虑脑室外引流。急性脑积水一般发生在动脉瘤破裂后的前 3 天。症状性脑梗死和延迟性脑梗死也比较常见（10%～20% 的病例）。这些都是 SAH 相关病残率的重要原因，通常发生在最初发病后的

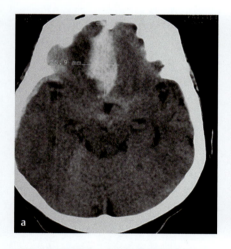
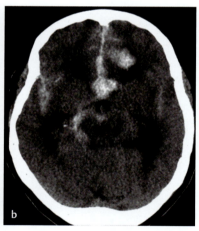
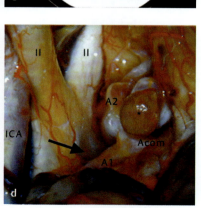

图 10.1 一例 62 岁男性患者前交通动脉瘤破裂。（a）CT 平扫显示右直回内的实质内血肿，同时在大脑纵裂内有浓厚的 SAH。右脑半球上方还有一层薄的硬膜下血肿。严重的脑积水，双侧颞角明显扩张。（b）CT 平扫显示出血延伸至脚间池、环池和双侧侧裂池。（c）脑血管造影显示前交通动脉复合体的小动脉瘤（箭头）。（d）手术显微镜图像显示动脉瘤（*）。请注意动脉瘤到视神经（Ⅱ）和视交叉（箭头）的距离。

5～14 天内。神经放射科医生在识别和预测这些病理生理过程中起着至关重要的作用。

10.1.4 影像表现

影像学诊断动脉瘤性 SAH 很直观。

CT 平扫是首选影像学检查方式，因为它可以很容易地诊断出血，并能快速诊断脑积水。SAH 表现为高密度出血，通常以鞍上池为中心，并向大脑纵裂和外侧裂延伸。CT 对 SAH 的识别敏感性随时间的推移而降低，从最初 24 小时内的 99% 左右下降到 1 周后的 30%～50%。在 CT 不明确的情况下，MRI 与 FLAIR（液体衰减反转恢复）或 T2* 序列的 MRI 是有帮助的。潜在与 SAH 相混淆的包括碘化造影剂、弥漫性基底性脑膜炎（即结核）和化脓。

改良 Fisher 量表是 SAH 分级中最常用的量表，见表 10.1。它可以作为描述动脉瘤性 SAH 的影像学发现的良好模板，是预测未来血管痉挛风险的有用工具。关键点有以下几点：① 薄 SAH 厚度 ＜ 1 mm，厚 SAH 厚度 ＞ 1 mm；② 有无 IVH 是关键；③ 放射科医生必须寻找到局灶性 SAH 的区域。血管痉挛的风险从改良 Fisher 1 级的 24% 到改良 Fisher 4 级的 40% 不等，另一个关键点是 Fisher 评分跟脑积水程度无关。因此，神经放射科医生必须注意脑积水的影像学表现，包括：① 颞角扩张；② 第三脑室壁凸起；③ 额角变圆；④ 脑沟变浅；⑤ 脑室扩大与脑沟扩张的比例失调。

表 10.1　Fisher 分级和改良 Fisher 分级

分级	Fisher 分级	改良 Fisher 分级
1	局部薄层 SAH	局部或弥漫性薄层 SAH，无 IVH
2	弥漫性薄层 SAH	局部或弥漫性薄层 SAH 伴 IVH
3	浓厚 SAH	浓厚 SAH，不伴 IVH
4	局部或弥漫性薄层 SAH 伴有明显的 ICH 或 IVH	浓厚 SAH 伴 IVH

缩写：SAH, Subarachnoid hemorrhage（蛛网膜下隙出血）；
　　　IVH, Intraventricular Hemorrhage（脑室内出血）。

大多数中心通常使用 CTA 检测动脉瘤。然而，鉴于大多数破裂动脉瘤都是通过血管内治疗，一些中心主张跳过初期 CTA，直接进行脑血管造影诊断。虽然直接进行数字减影血管造影（DSA）可能更符合成本效益，但做初始 CTA 也有一定好处，因为它可以分流那些通常不适合血管内治疗的患者，使他们可以跳过 DSA。带 3DRA 的 DSA 是检测和明确动脉瘤特点的金标准。CTA 对 ≥ 4 mm 的破裂动脉瘤的识别灵敏度为 100%，但对小于 4 mm 的动脉瘤灵敏度仅有 92%。因此，弥漫性 SAH 患者 CTA 阴性应提示行诊断性脑血管造影。在 CTA 上鉴别较小动脉瘤时，3D 和 MPR 重建通常是必不可少的。在多发动脉瘤情况下，可以参考动脉瘤的大小、形态和血管壁影像学特征来鉴别其中的出血责任灶。一般情况下，破裂的动脉瘤较大且不规则。前面一章中描述的 MRI 血管壁成像（VWI）也可能是有帮助的，因为一些研究表明，破裂动脉瘤比未破裂动脉瘤更容易表现出瘤壁增强。

需要指出的是，CT 平扫对于确定出血部位有很大帮助，尤其是对于多发性动脉瘤患者来说。出血最密集／密度最高的位置往往就是动脉瘤部位。如果大脑纵裂内有较厚的出血，则可考虑为 Acom 动脉瘤，外侧裂提示 MCA 动脉瘤，脚间池提示基底动脉尖部动脉瘤，而鞍上池内不对称血液提示 ICA/Pcom 动脉瘤（图 10.2）。

aSAH 患者住院期间往往需要行多次影像学检查。随着时间的推移，正常可见出血量减少和密度降低及脑积水改善。第 5～14 天经常进行脑血管痉挛筛查。脑血管痉挛 CTA、MRA 或 DSA 上显示为颅内动脉狭窄。血液最密集的位置狭窄往往最严重。灌注成像，特别是 CT 灌注，对判断血管痉挛对血流的限制程度很有帮助。血管痉挛引起的迟发性脑缺血与脑梗死高发以及神经系统不良结局有关。需要指出的是，约 20% 的无脑血管痉挛患者会发生 DCI，提示血管痉挛以外的其他因素起一定作用。aSAH 患者 CTP 灌注研究发现，CTP 灌注发生改变的患者发生 DCI 的概率是正常 CTP 患者的 23 倍。此外，SAH 后 4～14 天内的 CTP 可预测 DCI。其

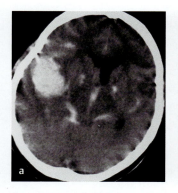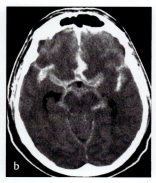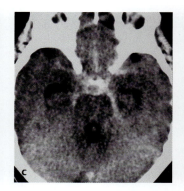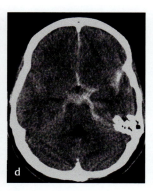

图 10.2　按动脉瘤位置的典型出血分布模式实例。（a）MCA 动脉瘤破裂伴右外侧裂致密出血，并伴发实质内血肿。（b）前交通动脉 / 大脑前动脉（ACA）动脉瘤破裂伴大脑纵裂有致密出血。（c）基底动脉动脉瘤破裂伴鞍上池致密血液，但局灶性充血缺损提示动脉瘤本身。（d）左侧 ICA 末端动脉瘤破裂伴鞍上池左侧轻微不对称的蛛网膜下隙出血。

中的最佳参数是 CBF 和 MTT。

　　SAH 患者初步评估中经常遗漏的一个常见影像学表现是眼球内出血（即 Terson 综合征）。20%～50% 的 SAH 患者存在该征象，可表现为眼球后部的层状出血。Terson 综合征是 SAH 患者长期视力下降的常见原因，可以通过玻璃体切除术来治疗（图 10.3）。

10.1.5　临床医生须知

- 蛛网膜下隙出血的范围和分布，重点是 Fisher 量表中确定的参数。
- 是否存在脑积水和脑室内出血。
- 动脉瘤位置。
- 是否存在血管痉挛和迟发性脑缺血及其危险因素。探讨灌注成像在预测 DCI 中的作用有

助于指导重症监护医生在医疗救治中需要采取怎样的积极措施。怀疑血管痉挛时，CTP 有助于确定灌注缺损的严重程度。

10.1.6　重点内容

- CTA 对小于 4 mm 的动脉瘤的敏感性为 92%。疑似动脉瘤 SAH 但 CTA 阴性时应立即进行 DSA 检查。
- 脑血管痉挛最多见于 SAH 后 5～14 天。CTA 和 CTP 是评估血管痉挛解剖和功能影响的有用筛查工具。
- 多发性动脉瘤时，可帮助确定出血责任灶的因素包括 MRI 上的动脉瘤壁增强、动脉瘤形态、动脉瘤大小、出血最密集的位置等。

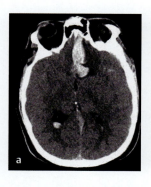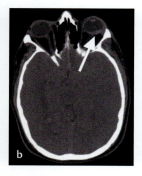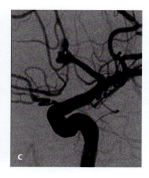

图 10.3　Terson 综合征实例。(a) CT 平扫显示左侧直回及大脑纵裂内有致密出血和水肿。左额叶下部也有明显血管源性水肿，侧脑室内有血性淤积。(b) 左眼近距离检查显示左眼球内有薄层出血（箭头）。(c) 脑血管造影显示前交通动脉瘤破裂伴慢血流假性动脉瘤。

参考文献

[1] de Oliveira Manoel AL, Mansur A, Murphy A, et al. Aneurysmal subarachnoid haemorrhage from a neuroimaging perspective. Crit Care. 2014; 18(6): 557.

[2] Dupont SA, Wijdicks EFM, Lanzino G, Rabinstein AA. Aneurysmal subarachnoid hemorrhage: an overview for the practicing neurologist. Semin Neurol. 2010; 30(5): 545–554.

10.2 中脑周围非动脉瘤性出血

10.2.1 临床案例

一例 43 岁男性患者性交后严重头痛，无意识丧失（图 10.4）。

10.2.2 影像表现描述与诊断

诊断

孤立于中脑周围池的局灶性 SAH，CTA 和脑血管造影阴性。符合中脑周围非动脉瘤性出血。

10.2.3 背景资料

van Gijn 于 1985 年首次报道中脑周围非动脉瘤性蛛网膜下隙出血（pSAH），其出血主要局限于中脑周围池，血管造影时无动脉瘤证据。pSAH 的定义在不同的研究中存在一定差异，但一般来说，大多数作者都认为 SAH 必须符合以下影像学标准才能被认为是 pSAH。① 出血中心位于脑干前部；② 大脑纵裂或外侧裂内无出血（除微量外）；③ 最低限度的脑室内出血；④ 无脑实质内出血。除影像学表现外，患者几乎没有剧烈头痛以外的轻微症状。非动脉瘤性 pSAH 患者通常意识清楚、定向力完整，格拉斯哥昏迷量表评分 15。这些相对较轻的症状导致许多作者认为非动脉瘤性 pSAH 是静脉出血而非动脉出血。pSAH 的鉴别诊断相当广泛。囊性动脉瘤在 pSAH 中的发病率根据研究不同为 1%～9%，大多数动脉瘤位于颅后窝。其他潜在病因包括动脉夹层/夹层动脉瘤、颅后窝或脊髓血管畸形以及血管母细胞瘤等富血管肿瘤。在大多数情况下，出血是特发性的，没有导致出血的结构性病变。

许多作者声称特发性 pSAH 的病因本质上是静脉性的。许多 pSAH 患者报告在最初发病时进行了类似 Valsalalva 动作。有人认为，Valsalva 动作可导致颅内静脉扩张和破裂，原因是 Valsalva 会增加胸腔内压，阻断颈内静脉回流，从而导致颅内静脉压升高。多项研究发现，非动脉瘤性 pSAH 患者的静脉引流模式也有变异，进一步支持了静脉假说。

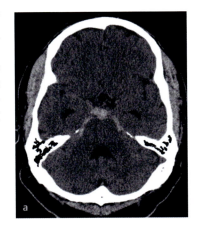
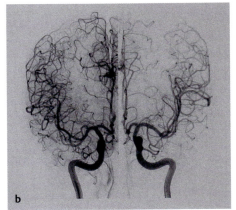
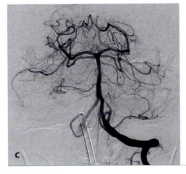
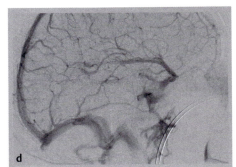

图 10.4　典型的非动脉瘤性 SAH。（a）CT 平扫显示桥前池内出血，少量出血延伸至环池。无脑积水或脑室内出血。（b）和（c）双侧 ICA 和椎动脉脑血管造影显示无颅内动脉瘤或 AVM。（d）有趣的是，静脉相 Rosenthal 基底静脉未引流到 Galen 静脉。这与原始静脉引流模式一致，并伴随着非动脉瘤性中脑周围出血。

已经发现 pSAH 患者有更原始的 Rosenthal 基底静脉引流模式，包括直接引流到硬膜窦（经钩静脉入海绵窦、经幕窦或脑桥中脑静脉入岩上窦）而不是经典描述的 Galen 静脉系统。中脑周围静脉和基底静脉与硬膜窦之间的直接连接可能会导致静脉压突然升高及 Valsalalva 动作时静脉破裂。其他报道的 pSAH 的静脉性原因包括 Galen 静脉狭窄和直窦狭窄（图 10.5）。

10.2.4 影像表现

pSAH 患者理想的初始影像学检查策略一直是多年来争论的焦点。随着 CTA 技术的改进，CTA 的诊断准确性和阴性预测价值明显提高。CTA 在 pSAH 的阴性预测值大约为 98%。CTA 检查阴性后，DSA 的诊断阳性率为 1%～10%。需要指出的是，尽管 CTA 对颅内动脉瘤可能有较高的敏感性，但对 pSAH 的其他病因如细小血管畸形、血管炎、夹层、血泡样动脉瘤等并不能有效排除。鉴于诊断性脑血管造影具有良好的安全性，以及错过可治疗的血管病变可能造成的潜在灾难性后果，即使是 CTA 阴性的 pSAH，进行脑血管造影也是合理的（在大多数情况下是首选），尽管这一点尚存争议。

以往对 pSAH 诊断评估的是在建议首次造影阴性后 1 个月左右的时间内进行第二次脑血管造影。然而，在过去几年中，有一些研究发现，在严格的 pSAH 的情况下，第二次短期或长期重复脑血管造影评估的诊断收益不到 2%。基于这些数据，大多数医生似乎都认为，在 pSAH 的情况下，单次 3DRA

DSA 阴性就足以排除血管病变作为出血来源。初期脑血管造影阴性后长期随访 CTA 或 MRA 的诊断收益也很低，一般不进行。

许多中心仍常规对血管造影阴性的 pSAH 患者进行脑 MRI 检查，以排除其他原因引起的 pSAH，如血管造影隐匿性血管畸形、微小富血管肿瘤、夹层等。然而，大量研究表明，随访 MRI 的诊断收益基本为零。pSAH 评估的另一个建议是颈椎的 MR 成像，以排除颈部脊髓肿瘤或血管病变，这些都可能导致 pSAH。虽然也有病例报道脊髓硬脊膜瘘导致的 pSAH，但这种情况极为罕见。总体来说，大量病例研究表明，pSAH 患者脊髓轴位成像的诊断收益基本为零。迄今为止最大的研究包括 51 例血管造影阴性的 pSAH 患者，没有一例脊髓轴位成像发现出血来源。

过去几年，人们对 VWI 在脑血管病特点研究中的作用越来越感兴趣。虽然最常见的假设是 pSAH 由静脉病变引起，但也有人认为，与微小穿支血管有关的微夹层或微动脉瘤是出血的原因。高分辨率 VWI 可获得极佳的空间分辨率（0.4 mm），可清晰显示此类病变。然而，虽然还没有大型研究评估 VWI 在评估 pSAH 中的诊断收益，但最近发表的一项针对 7 例血管造影阴性的 pSAH 患者的研究发现，诊断收益为零。

10.2.5 临床医生须知

- 蛛网膜下腔出血的程度以及是否有足够的出

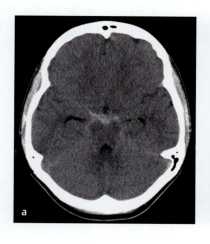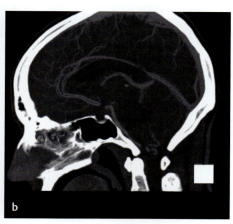

图 10.5 非动脉瘤性中脑周围出血伴 Galen 静脉狭窄。（a）CT 平扫显示典型的中脑周围出血，无脑积水或延伸至鞍上池。（b）CTA 显示 Galen 静脉入直窦入口处有局灶性狭窄。一些作者怀疑这与非动脉瘤性中脑出血有关。然而这一点是有争议的，因为 Galen 静脉进入直窦处周围有一个硬膜环，这一发现在相当一部分人群中存在。

血量让临床医生怀疑动脉瘤性 SAH。

- 是否存在脑积水和脑室内出血。因为脑积水可排除非脑动脉瘤性 pSAH 并需要做全面诊断。

10.2.6 重点内容

- DSA 对 pSAH 的收益率相对较低。然而仍有一些机构推荐并在一些机构执行 DSA 检查。

- 脑和脊髓 MRI 的诊断收益很低，可能不应作为常规检查。
- SAH 必须符合以下标准，才能被认为是pSAH：① 出血中心位于脑干前方；② 大脑纵裂或外侧裂无血（少量出血除外）；③ 最低限度的脑室内出血；④ 无脑实质内出血；⑤ 无脑积水。

参考文献

[1] Brinjikji W, Kallmes DF, White JB, Lanzino G, Morris JM, Cloft HJ. Inter- and intraobserver agreement in CT characterization of nonaneurysmal perimesencephalic subarachnoid hemorrhage. AJNR Am J Neuroradiol. 2010; 31(6): 1103–1105.

[2] Coutinho JM, Sacho RH, Schaafsma JD, et al. High-Resolution Vessel Wall Magnetic Resonance Imaging in Angiogram-Negative Non-Perimesencephalic Subarachnoid Hemorrhage. Clin Neuroradiol. 2015.

[3] Agid R, Andersson T, Almqvist H, et al. Negative CT angiography findings in patients with spontaneous subarachnoid hemorrhage: When is digital subtraction angiography still needed? AJNR Am J Neuroradiol. 2010; 31(4): 696–705.

10.3 脑沟蛛网膜下隙出血

10.3.1 临床案例

一例 65 岁男性患者癫痫发作，已知有轻度认知障碍病史（图 10.6）。

10.3.2 影像表现描述与诊断

诊断

位于右侧额叶的局灶性脑沟 SAH。MRI 显示多处与微出血表现一致的 T2* 高信号。该表现符合淀粉样血管病。

10.3.3 背景资料

脑沟、凸面或不典型 SAH 是指孤立于脑沟的出血，不伴有脑室内或基底池血液产物。出血可在 CT 上或含铁血黄素敏感序列（如 MRI 上 SWI 和 GRE 等）上鉴别。自发性 SAH 中约有 5% 被认为是脑沟蛛网膜下隙出血（sulcal subarachnoid hemorrhage，

sSAH）。脑沟 SAH 的鉴别诊断很广泛，包括远端动脉瘤性 SAH、外伤、可逆性脑血管收缩综合征、脑淀粉样血管病、可逆性后部脑病综合征、脑静脉血栓形成、脓毒性血栓、凝血障碍病、烟雾病、浅表血管畸形（包括海绵状血管瘤或 AVM）、硬膜 AVF、肿瘤和血管炎等。迄今为止最大的 sSAH 系列研究纳入 88 例患者。作者发现可逆性脑血管收缩综合征和脑淀粉样血管病各占 sSAH 病因的 30% 左右。然而，约 20% 的病例病因不明确。

sSAH 的临床表现主要有 2 种：年轻患者更容易出现可逆性脑血管收缩综合征，常伴有雷击样头痛，有时可伴有神经功能障碍或卒中；年龄较大的患者出现脑淀粉样血管病的可能性较大，可能由于蛛网膜下隙出血对大脑皮质的刺激而出现一过性运动或神经系统症状。sSAH 患者还可出现精神状态改变、癫痫发作、精神错乱或嗜睡等症状。

10.3.4 影像表现

sSAH 的识别与定义相对比较直接，挑战在于

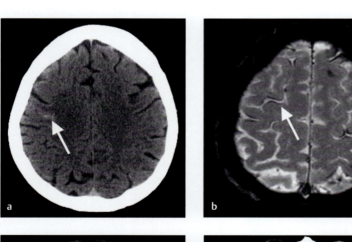
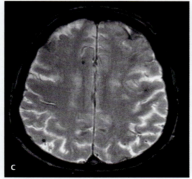
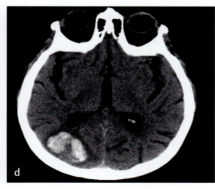

图 10.6 一例 71 岁男性患者淀粉样血管病首发表现为脑沟 SAH。（a）CT 平扫显示些微 SAH 覆盖在右额叶上（箭头）。（b）（箭头）和（c）。随后 3 年患者认知能力逐渐下降。T2* 加权 MRI 显示覆盖在双侧额叶和顶叶的多个慢性脑沟含铁血黄素沉积病灶。此外，双侧灰白质交界处有多个微出血病灶。检查结果符合淀粉样血管病。（d）该患者次年出现自发性右颞枕叶内血肿。这种脑叶性出血是典型的淀粉样血管病。

确定 sSAH 病因。CT 表现为大脑表面脑沟内曲线性高密度。MRI 被定义为沿脑沟表面的曲线型 T2* 伪影或 FLAIR 高信号。所有 sSAH 患者都应该进行无创血管造影检查，包括 CTA 或 MRA。这对于识别潜在的血管病变如微小动脉瘤、浅表血管畸形、血管收缩或血管炎等很有必要。sSAH 患者血管成像的诊断收益很高，约为 66%。DSA 一般不用于 sSAH 的评估。只有当 CTA、MRA 和脑 MRI 等所有其他无创性影像学检查方法用尽后，才考虑 DSA。在将患者送去进行脑血管造影检查时，临床医生应高度怀疑血管病因，如血管炎、真菌性动脉瘤或 RCVS 等

（图 10.7 和图 10.8）。研究发现，CTA 或 MRA 阴性后诊断性血管造影收益很低（＜ 5%）。

脑 MRI 在 sSAH 评估中发挥重要作用，因为它可以帮助识别 sSAH 的非血管性原因，以及确定是否有与原始发病相关的慢性 sSAH 或梗死证据。磁敏感加权序列脑 MRI 成像对诊断和表征脑淀粉样血管病至关重要，也有助于鉴别真菌性血管瘤。脑 MRI 成像对诊断血管造影阴性的血管病变如海绵状血管畸形、可逆性后部脑病综合征和脑静脉血栓形成，也至关重要。在没有显示明确病因的情况下，可考虑重复进行脑 MRI 检查。

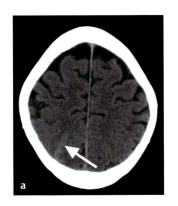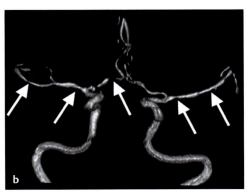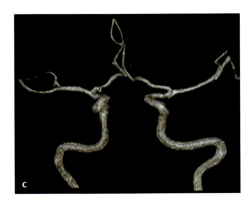

图 10.7　可逆性脑血管收缩综合征导致的脑沟蛛网膜下隙出血（sSAH）。（a）CT 平扫显示右顶叶上覆轻微的脑沟 SAH（箭头）。（b）MRA MIP 图像显示近端脑血管的多灶性狭窄，包括双侧 MCAs 和 ACAs（箭头）。（c）经 6 周维拉帕米治疗，血管狭窄逆转。检查结果符合可逆性脑血管收缩综合征。

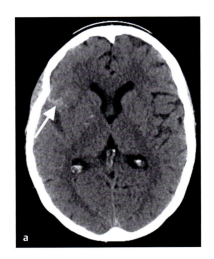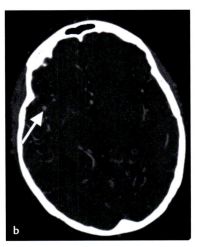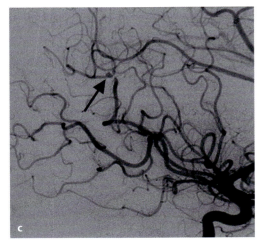

图 10.8　真菌性血管瘤引起的脑沟蛛网膜下隙出血。（a）CT 平扫显示局灶性脑沟蛛网膜下隙出血覆盖右额叶（箭头）。（b）CTA 上的出血部位，一条 MCA 分支上存在局灶性动脉瘤扩张，考虑此 28 岁静脉吸毒者患真菌性血管瘤（箭头）。（c）脑血管造影显示，在右 ICA 脑血管造影斜位投照上有一个 MCA 前额分支的真菌性血管瘤。

高级 VWI 已成为区分各种可表现为 sSAH 的血管疾病的有用工具。RCVS 和血管炎均可伴有 sSAH，有时有类似的表现。在 CSF 检测和血清生物标志物阴性或不确定的情况下，高级 VWI 有助于区分血管炎和 RCVS。两者在血管造影上均表现为多灶性血管狭窄。血管炎通常存在血管壁环形增强，而 RCVS 则无血管壁增强。

10.3.5 临床医生须知

- 为临床医生提供 sSAH 的鉴别诊断，以及可以考虑哪些成像方法 / 序列来缩小鉴别范围，这一点很重要。
- 血管成像和 T2* 加权成像对这些病例有很高的诊断收益。血管成像可识别 RCVS，而 T2* 加权成像有助于识别淀粉样血管病变。这是 sSAH 的 2 个最常见的病因。

10.3.6 重点内容

- sSAH 的鉴别诊断范围较广，包括外伤、可逆性脑血管收缩综合征、脑淀粉样血管病、可逆性后部脑病综合征、脑静脉血栓形成、脓毒性栓塞、凝血病、烟雾病、浅表血管畸形、肿瘤、血管炎等。
- 淀粉样变性血管病是老年人最常见的病因，而 RCVS 则多见于年轻人。
- 发病时临床症状是做出诊断的重要组成部分。

参考文献

[1] Graff-Radford J, Fugate JE, Klaas J, Flemming KD, Brown RD, Rabinstein AA. Distinguishing clinical and radiological features of nontraumatic convexal subarachnoid hemorrhage. Eur J Neurol. 2016; 23(5): 839–846.

[2] Marder CP, Narla V, Fink JR, Tozer Fink KR. Subarachnoid hemorrhage: beyond aneurysms. AJR Am J Roentgenol. 2014; 202(1): 25–37.

10.4 孤立性脑室内出血

10.4.1 临床案例

一例 43 岁女性患者头痛伴困倦（图 10.9）。

10.4.2 影像表现描述与诊断

左侧脑室内密集的脑室内出血。CTA 显示局灶性动脉瘤凸入左侧脑室。脑血管造影证实由左后脉络膜动脉供血的动脉瘤的存在，以及烟雾病引起的双侧 ICA 闭塞（图 10.10）。

10.4.3 背景资料

原发性脑室内出血是指孤立于脑室系统的出血，不伴有脑实质内出血或基底池蛛网膜下隙出血。这种情况非常罕见，约占脑内出血的 1%。到目前为止，原发性脑室内出血最常见的病因是高血压。大多数研究都报道 50%~80% 的原发性脑室内出血患者有严重高血压。其他系列报道显示，在剩下的少数患者中，血管畸形占原发性脑室内出血患者中相当大比例，约 10%~30% 的病例与血管畸形有关。约 10% 的脑室内出血患者有凝血障碍疾病。约 1/5 的患者脑室内出血病因仍不明。

原发性脑室内出血患者最常见的表现是精神状态改变和头痛。约 25% 的患者出现恶心、呕吐，约 10% 的患者出现癫痫发作。约 50% 的患者出现脑积水，约 50% 的患者需要放置脑室外引流。

10.4.4 影像表现

脑室内出血的识别很简单。也许诊断该病的最

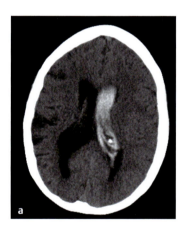
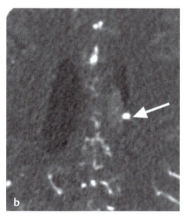
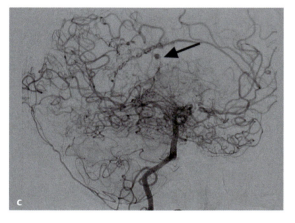
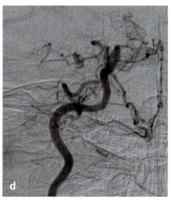
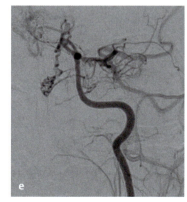
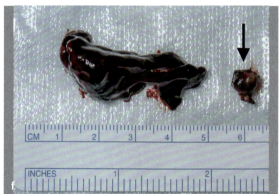

图 10.9 烟雾病相关脉络膜动脉瘤导致的脑室内出血。（a）CT 平扫显示脑室内致密出血，孤立于左侧脑室。（b）CTA 显示左侧脑室一条室管膜下血管上有一个局灶性血管瘤（箭头）。（c）脑血管造影证实起自后脉络膜动脉的动脉瘤（箭头）。也存在广泛的压部侧支和软脑膜侧支血管，是烟雾病的典型表现。（d）右颈内动脉和（e）左颈内动脉脑血管造影显示双侧 ICA 床突上段闭塞，符合烟雾病。(f) 手术标本，包括吸出的血肿和切除的动脉瘤（箭头）。

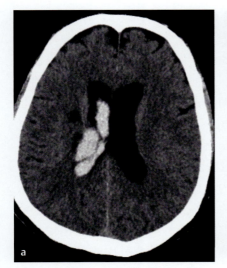
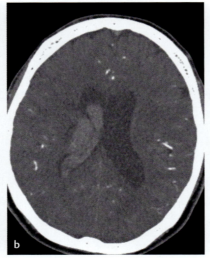
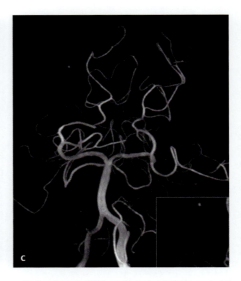

图 10.10　继发于 Bouchard（粟粒性）动脉瘤的实质内血肿延伸到脑室内。（a）CT 平扫显示尾状核后体出血延伸进入右侧脑室。（b）CTA 显示无导致出血的血管异常。该患者发病时血压很高。（c）由于患者只有 54 岁，因此行脑血管造影以排除血管畸形。这个病例显示出一个微小的 Bouchard（粟粒性）动脉瘤。

大难题是，出血是脑室内原发的还是脑实质内或室管膜下出血破入脑室的。鉴别诊断很重要，因为它可以指导患者的诊断工作。例如，如果尾状核内有出血并破入到脑室系统，且已知患者有高血压病史，则可对 CTA 阴性满意，因为出血与高血压有关（图 10.10）。但是，如果出血孤立于脑室系统，则必须要更仔细，排除包括血管病变和转移性疾病在内的一系列疾病。必须向一线医生转达的关键信息包括出血范围、出血位置、哪里是血块最密集的地方以及脑积水的严重程度。如果发现血管畸形，则必须寻找到由室管膜下或脉络膜供血并指向脑室的假性动脉瘤。

许多作者建议对脑室内出血患者行常规 CTA 或 MRA 检查，以排除血管病变。MRI 增强是原发性脑室内出血患者的主要检查手段——尤其是排除肿瘤。如果最初磁共振检查为阴性，则应重复磁共振检查。如前所述，约有 20% 的原发性脑室内出血患者存在导致出血的血管病变（如微小动脉瘤、脉络膜动静脉畸形等）（图 10.11）。应密切注意是否有异常的脑室内血管流空或室管膜下增强。若存在这些现象且有血管病变则可确诊该病。如果 CTA 或 MRA 不明确，且 MRI 上未发现病变，可考虑进行 DSA 检查。如最初 CTA、MRA 和 MRI 均为阴性时，DSA 的收益较低（约 5%），但不能忽略。

10.4.5　临床医生须知

- 有无任何实质内出血。这可提示出血为实质内出血延伸至脑室系统所致。
- 脑积水的严重程度以及出血的范围 / 部位；尤其是出血最密集的区域。
- 在 CTA/MRA 和 MRI 上未发现病因的情况下，DSA 可发挥作用。

10.4.6　重点内容

- 原发性脑室内出血最常见的病因包括高血压、血管病变（AVM、微小血管瘤等）、凝血障碍疾病、肿瘤。20% 的病例病因不明。
- 所有脑室内出血患者均应行血管成像和 MRI 检查。对于病因未明的病例，应考虑重复 MRI 和 DSA。

图 10.11　一例 31 岁男性患者，脉络膜 AVM 破裂导致突发头痛。（a）T2*-加权 MRI 显示右侧脑室体部和枕角出血。（b）T2-加权 MRI 显示右侧脑室脉络丛中的相应的出血以及一些异常流空。（c）和（d）AP 和左侧椎动脉脑血管造影显示脉络丛动静脉畸形，部分由右脉络膜后动脉供血。AVM 引流到 Galen 静脉（箭头）。

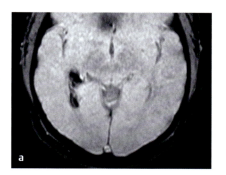
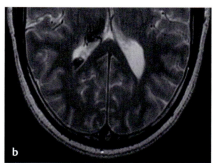
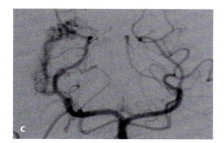
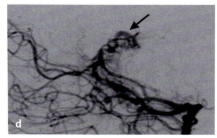

参考文献

[1] Weinstein R, Ess K, Sirdar B, Song S, Cutting S. Primary Intraventricular Hemorrhage: Clinical Characteristics and Outcomes. J Stroke Cerebrovasc Dis. 2017; 26(5): 995–999.

[2] Marder CP, Narla V, Fink JR, Tozer Fink KR. Subarachnoid hemorrhage: beyond aneurysms. AJR Am J Roentgenol. 2014; 202(1): 25–37.

10.5 自发性实质内出血

10.5.1 临床案例

一例 67 岁男性患者，头痛，困倦，无外伤史，血压 250/120（图 10.12）。

10.5.2 影像表现描述与诊断

左丘脑腹外侧以及内囊实质内出血并破入脑室内，怀疑由高血压引起。

10.5.3 背景资料

原发性实质内出血是脑卒中的第二大常见病因，发病率和死亡率较高。ICH 的发病机理一般由深埋于脑实质内的小血管破裂所致。常见的临床表现包括局灶性神经功能障碍、剧烈头痛、高血压、呕吐、意识水平下降等。

一般来说，原发性 ICH 预后非常差。大多数患者都会有永久残疾和死亡。在确定 ICH 预后以及血肿扩大风险方面，人们有很大的兴趣。ICH 评分可能是判断 ICH 预后应用最广泛的评分系统。它包括格拉斯哥昏迷量表、ICH 体积、是否存在脑室内出血、出血位置和年龄等变量（表 10.2）。在治疗方面，急性期的医学治疗是预防或减少致残和死亡的关键因素。在手术治疗方面；小脑出血直径 > 3 cm 的患者或脑干压迫或脑积水患者常采用手术减压、

血肿引流等治疗。脑干出血通常采用保守治疗。手术治疗幕上 ICH 的有益效果尚存争议，通常适用于神经功能恶化、明显的中线移位或药物难治性颅内高压患者。

表 10.2 ICH 评分

组　　成	ICH 评分分值
GCS 评分	
3～4	2
5～12	1
13～15	0
ICH 体积（CM³）	
≥ 30	1
< 30	0
IVH	
Yes	1
No	0
ICH 起源于幕下	
Yes	1
No	0
年龄	
≥ 80	1
< 80	0

缩写：ICH，脑出血；GCS，格拉斯哥昏迷表，IVH，脑室内出血。

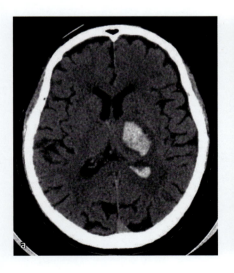
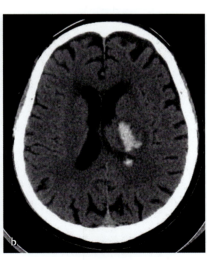

图 10.12 一名老年男性继发于高血压的典型深部脑出血。（a）和（b）。CT 平扫显示左丘脑腹外侧和内囊内实质出血，并破入脑室。

10.5.4 影像表现

在评估实质内出血患者时，制定标准检查表会有所帮助。需要报告的重要影像学表现包括：① 血肿体积（cm³）；② 出血位置（幕上、脑干和小脑）；③ 血肿有无破入脑室内；④ 有无脑积水；⑤ 向其他轴外间隙延伸（即：硬膜下、蛛网膜下隙等）；⑥ 占位效应，包括中线移位、向下或向上疝出；⑦ 血肿扩张的危险因素，以及⑧ 有无任何影像学表现提示继发性血肿来源，如肿瘤、动脉瘤、动静脉畸形、淀粉样血管病变、静脉血栓等。

关于血肿的位置，深部位置（即基底神经节、脑桥和丘脑）强烈提示病因为高血压。这类患者往往会有慢性高血压的其他痕迹，如这些深部结构中的 T2 高信号以及深部结构微出血等。脑叶出血的鉴别诊断范围较广，包括淀粉样血管病、远端动脉瘤、高血压、血管痉挛性疾病、肿瘤、凝血障碍疾病、血管炎、静脉血栓形成等。

对于血肿体积，最常用的公式 / 技术是 ABC/2 方法。"a"是血肿最大横截面直径，"b"是与"a"成直角测量的血肿直径，"c"是高度，在冠状位成像上测量或通过包含血肿的层面数量来确定。随着人工智能的兴起，可能出现更准确、可重复性更强的血肿体积评估方法。

影像学检查在评估实质内血肿的关键作用之一是确定血肿扩大的风险。CTA"斑点征"已成为与血肿扩大相关的最一致的影像学表现之一。血肿内存在一个血管增强的局灶性区域，又称斑点，与血肿扩大密切相关。事实上，有斑点征的血肿中超过 90% 会扩大，而没有斑点征的血肿超过 90% 会保持稳定。另一个与血肿扩大相关的影像学表现是 CT 漩涡征。CT 漩涡征被定义为血肿在 CT 平扫上呈现出漩涡状的混合衰减（低衰减和高衰减）。这种混合衰减是凝固血流（亮色）和非凝固血流（暗色）混合的结果。这种征象的一个优点是不需要 CTA；但它还未像 CTA 斑点体征那样得到广泛验证。兼具 CTA 斑点征和 CT 漩涡征患者案例见图 10.13 和图 10.14。

CTA 已经成为脑实质内出血的标准检查项目之一。其价值在于能够确定血肿是否有扩大的风险（如斑点征），并排除作为出血来源的血管病变。病变如豆纹动脉瘤 / 夏 - 布动脉瘤（图 10.14）、囊状动脉瘤（图 10.15）、动静脉畸形、静脉血栓形成、可逆性脑血管收缩、血管炎、发育性静脉畸形等均可出现孤立性实质内出血。孤立性脑实质内出血的结构性病因的确定对于进一步治疗至关重要。由于最初的血肿可压迫致病病变，一般建议 3 个月后再行 CTA 检查。在临床病史或横断面影像学检查未发现明确病因的情况下，可考虑选择性进行 DSA 检查。

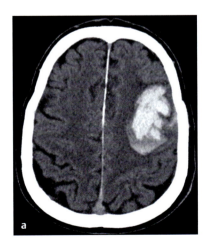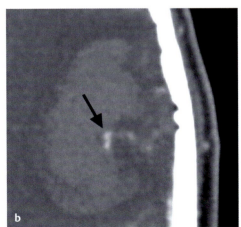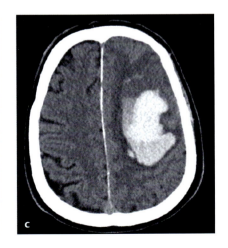

图 10.13 血肿扩大伴 CTA 斑点征实例。（a）CT 平扫显示最大直径 5 cm 的混合密度血肿。也有 CT 漩涡征的提示。（b）CTA 显示血肿中央有一个局限性增强区域，又称 CTA 斑点征（箭头）。（c）因嗜睡加重而复查 CT 检查显示血肿扩大。

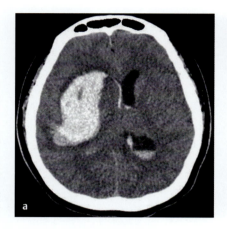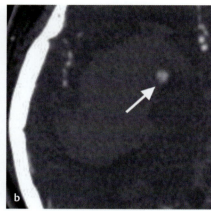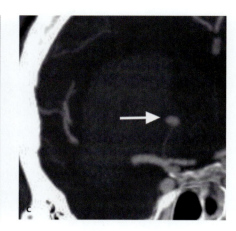

图 10.14 高血压诱发的夏-布动脉瘤破裂后继发深部脑出血并破入脑室内。（a）CT 平扫显示右侧基底节和深部白质大面积实质内血肿伴右移和脑室内出血。（b）CTA 显示血肿内有局灶性增强区，呈斑点状征（箭头）。（c）冠状位 CTA 显示该斑点标志实际上是一个外侧豆纹血管末端的夏-布动脉瘤（箭头）。

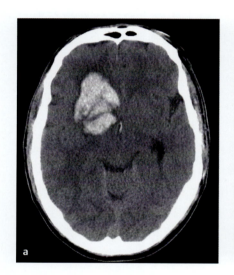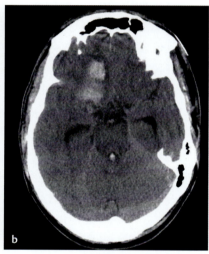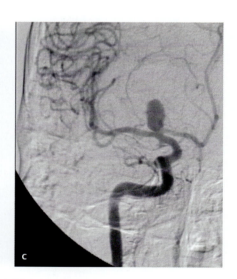

图 10.15 ICA 末端动脉瘤患者孤立性脑实质内血肿。（a）和（b）CT 平扫显示右侧基底节和额叶实质内血肿。（c）DSA 显示有一个大型、向上突出的 ICA 末端动脉瘤，这是出血的原因。

除血管因素外，孤立性实质内出血可由原发肿瘤和转移等潜在占位病变引起。由于这些原因，大多数中心在检查实质内出血时确实会进行脑 MRI 增强检查。由于亚急性血肿在 T1 上高信号，所以它可以掩盖任何潜在增强的存在。因此，即使最初 MRI 为阴性，也常在几个月后再行 MRI 检查。在老年患者中，脑叶出血最常见的原因是脑淀粉样血管病。这一点在前面章节中已经讨论，但如果一个孤立的脑叶出血患者出现多个微出血，或多或少可以

诊断为脑淀粉样血管病（图 10.16）。

10.5.5 临床医生须知

- 影像表现提示血肿扩大的高风险病变。
- 脑积水和占位效应的严重程度以及出血范围 / 部位，尤其是出血最密集的区域。
- 实质出血的继发原因。
- 在 CTA/MRA 和 MRI 未发现病因的情况下，DSA 在诊断中起着一定的作用，应考虑 DSA。

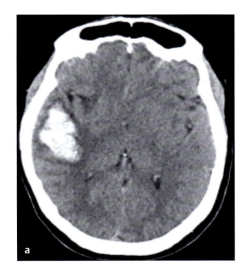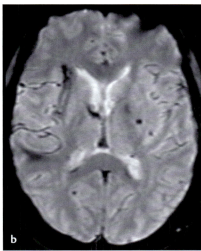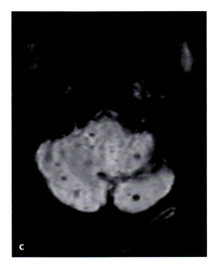

图 10.16　一例 84 岁患者淀粉样血管病导致的脑叶出血。（a）CT 平扫显示右颞叶脑叶出血。（b）和（c）。T2*MRI 显示双侧小脑和小脑半球多发点状微出血。该影像学表现是脑淀粉样血管病典型表现。

10.5.6　重点内容

- 深部出血的最常见病因是高血压，老年患者叶性出血的最常见病因是淀粉样血管病。
- CTA 斑点征对血肿扩大有＞90% 的阳性预测值（PPV）和阴性预测值（NPV）。

参考文献

[1] Demchuk AM, Dowlatshahi D, Rodriguez-Luna D, et al. PREDICT/Sunnybrook ICH CTA study group. Prediction of haematoma growth and outcome in patients with intracerebral haemorrhage using the CT-angiography spot sign (PREDICT): a prospective observational study. Lancet Neurol. 2012; 11(4): 307–314.

[2] Koculym A, Huynh TJ, Jakubovic R, Zhang L, Aviv RI. CT perfusion spot sign improves sensitivity for prediction of outcome compared with CTA and postcontrast CT. AJNR Am J Neuroradiol. 2013; 34(5): 965–970, S1.

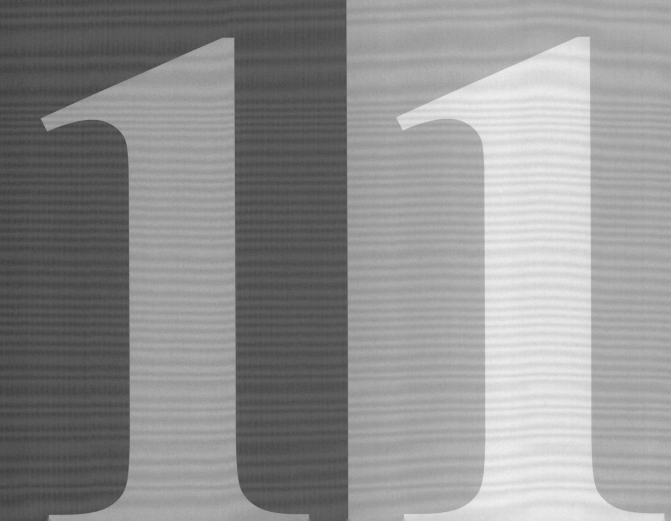

脊椎血管病

11

11.1 脊髓梗死

11.1.1 临床案例

一例 67 岁男性患者车祸后突发截瘫（图 11.1）。

11.1.2 影像表现描述与诊断

诊断

脊髓前部 T2 高信号伴弥散受限。在信号异常水平有一处小的椎间盘突出。检查结果符合脊髓梗死，可能与纤维软骨栓塞有关。

11.1.3 背景资料

由于吻合血管网丰富，脊髓梗死很少见，占脊髓病的 8%。60%～70% 的脊髓梗死病例会突然出现疼痛。疼痛一般定位于相应的脊髓节段，伴有无力和 / 或感觉减退，可能有括约肌张力丧失。在脊髓动脉梗死中，表现出的综合征由受累水平和动脉决定。椎前动脉梗死最常见，可在主动脉或脊柱手术时出现。椎前动脉梗死若发生在颈椎上段，可引起呼吸困难和四肢瘫痪；若发生在胸腰段，则可由

于皮质脊髓束受累而引起截瘫；脊髓丘脑束受累可导致痛觉和温觉丧失。脊髓后动脉梗死少见，可累及脊髓后索，因此表现为孤立性的振动和本体感觉丧失。脊髓前动脉和脊髓后动脉联合梗死也可见于机械性过度屈曲或过度伸展损伤。

脊髓沟动脉梗死表现为神经沟综合征由于累及"一半脊髓"又称为 Brown Sequard 综合征，包括同侧无力、振动和本体感觉丧失，以及由于脊髓丘脑束交叉而导致的对侧痛温觉丧失。脊髓中央动脉梗死最可能由低血压或心脏骤停引起的长期低灌注所致，并伴有双侧痛觉和温觉丧失，但无任何无力或本体感觉丧失。完全性横贯性梗死会导致双侧感觉丧失和无力，更可能由栓塞所致。不同部位的脊髓梗死案例见图 11.2。

与脊髓梗死有关的病因很多，包括主动脉疾病、医源性因素、椎动脉夹层、栓子（大动脉或心脏）、高凝状态（例如镰刀细胞病、抗磷脂综合征、恶性肿瘤等）、减压病、血管炎、全身性低血压或心脏骤停引起的全身低灌注、根动脉压迫、椎间盘软骨栓子（discocartilagnious emboli）和外伤。然而，约 1/3 的脊髓梗死无明确病因，因此被认为是特发性或

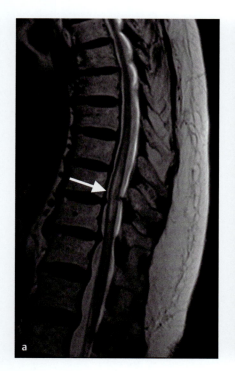
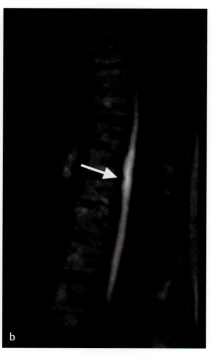

图 11.1 可能与纤维软骨栓塞有关的脊髓梗死伴弥散受限。（a）矢状位 T2 加权 MRI 显示 T8～T10 的 T2 脊髓高信号（箭头）。该患者受过轻度外伤，未发现骨折或硬膜外血肿。注意 T9～T10 和 T10～T11 水平小的椎间盘突出。（b）脊髓矢状面弥散加权成像（DWI）MRI 显示 T2 水平高信号（箭头）的弥散受限，在表观弥散系数图上得以证实（未展示）。

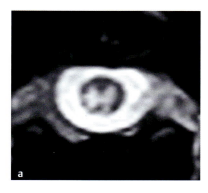
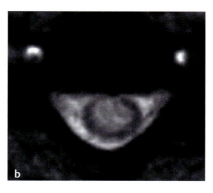
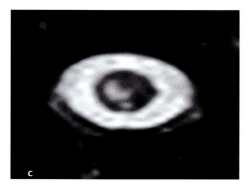

图 11.2 轴位 T2 MRI 上的各种脊髓梗死模式。（a）沟（连合）动脉梗死影响到整个灰质，白质束未受累。（b）椎前动脉梗死累及灰质和白质。（c）沟（连合）动脉分支闭塞导致的脊髓半侧梗死。这导致了 Brown-Sequard 综合征。

原因不明的。治疗方法包括增高血压，有时还可进行腰椎引流置入。

11.1.4 影像表现

MRI 是诊断脊髓梗死的首选影像学方法，但对急性脊髓梗死的敏感度不高。紧急 MRI 对于排除鉴别诊断中的其他诊断至关重要，其中最紧急的是脊髓受压。MRI 也可用于鉴别脊髓梗死与其他血管性脊髓病（例如血管畸形）或自身免疫性脊髓病。一般建议行腰椎穿刺以排除炎症性病因。

评估脊髓缺血的理想方案是矢状位自旋回波 T2 或 T2-STIR、矢状位自旋回波 T1、颈椎轴位梯度回波 T2、胸椎和腰椎轴位自旋回波 T2 加权图像。弥散加权成像（DWI）应在轴向和矢状面进行，以使放射科医生能在识别梗死时有 2 次机会。然而由于脊髓生理性运动产生的运动伪影、磁敏感伪影以及由于适当的脊髓成像所需的小像素尺寸而导致的低信噪比，DWI 充满技术挑战。对比增强不是必需的，但有助于排除炎症、感染和肿瘤性病因。DWI 检测急性脊髓梗死的敏感性在不同研究中各不相同，但最近的研究表明其敏感性约为 90%。脊髓梗死时脊髓血管成像通常没有作用。然而，颈部、胸部、腹部和盆腔 CTA 可以帮助识别潜在的责任病灶，如粥样斑块、夹层或动脉瘤（图 11.3）。

图 11.3 继发于主动脉夹层的脊髓梗死。（a）矢状位 T2-加权 MRI 显示脊髓前部长达 4 个层面的高信号（箭头）。（b）轴位 T2-加权 MRI 显示 T2 高信号影响到几乎整个脊髓横断面。（c）较大视野的轴位 T2 加权 MRI 显示胸部降主动脉有一个大型壁内血肿，符合夹层（箭头）。此为患者梗死的原因。

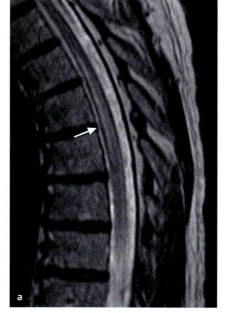
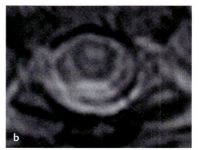
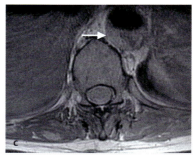

在急性期，脊髓梗死表现为弥散受限和 T2 高信号（图 11.1）。增强可以发生在亚急性期（图 11.4）。脊髓前动脉梗死区域包括脊髓前角，伴或不伴有相邻白质改变。孤立的灰质改变是由于灰质更易受缺血影响，从而呈现出特征性的"猫头鹰眼"外观。脊髓后部梗死累及脊髓后索和（或）周围白质，可为单侧或双侧。慢性期可在梗死范围内见到脊髓软化。在脊髓梗死情况下，椎体梗死也有报道，表现为椎体及邻近椎间盘 T2 高信号和增强（图 11.5）。出血性转化少见。

区分脊髓梗死与引起脊髓病的其他原因至关重要。最常见的类似病因是脱髓鞘病。脱髓鞘性疾病的病变通常比脊髓梗死小，一般累及脊髓的侧部和后部。充血性脊髓病（如硬膜瘘）引起的静脉缺血会导致脊髓扩张和脊髓弥漫性 T2 信号，通常累及脊髓圆锥并向上延伸。

11.1.5 临床医生须知

- 可以找出脊髓梗死病因的任何影像学表现（如夹层、主动脉瘤、粥样斑块等）。
- 区别脊髓梗死与潜在可逆性导致脊髓病变的病因的特征。
- 可能引起梗死的任何机械性损伤的存在（如颈椎管狭窄、椎间盘内容物压迫根动脉等）。

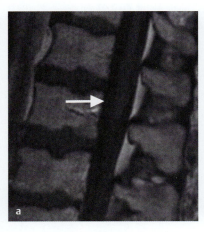 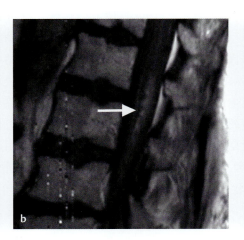 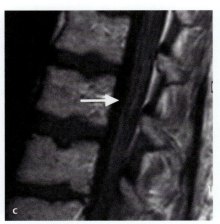

图 11.4 脊髓梗死增强随时间发展而进展。症状发作后第一天（a）、第九天（b）和第 19 天（c）矢状位增强后 T1 加权 MRI。注意第一天（箭头）（a）无增强，第九天显著增强（箭头）（b），第 19 天微弱增强（箭头）（c）。

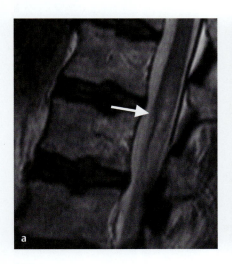 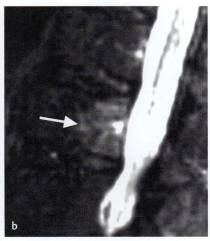

图 11.5 圆锥梗死伴椎体梗死。（a）矢状位 T2 加权 MRI 显示脊髓圆锥内高信号（箭头）。（b）矢状位 T2 STIR MRI 显示 L1 椎体后部的髓质高信号。圆锥高信号及椎体高信号，是节段性动脉梗死导致脊髓和椎体梗死的诊断依据（箭头）。

11.1.6　重点内容

- DWI 对诊断脊髓梗死非常重要。

- 脊髓梗死的分布严重依赖于受累动脉的类型。脊髓前动脉梗死可见猫头鹰眼征。
- 亚急性期脊髓梗死可见增强。

参考文献

[1] Nogueira RG, Ferreira R, Grant PE, et al. Restricted diffusion in spinal cord infarction demonstrated by magnetic resonance line scan diffusion imaging. Stroke. 2012; 43(2): 532–535.

[2] Vargas MI, Gariani J, Sztajzel R, et al. Spinal cord ischemia: practical imaging tips, pearls, and pitfalls. AJNR Am J Neuroradiol. 2015; 36(5): 825–830.

11.2   脊髓硬膜动静脉瘘（磁共振表现）

11.2.1   临床案例

一例 68 岁右利手白人女性患者，右下肢无力，难以从低矮椅子上站起来且上楼梯困难。提供的 MRI 未见脊髓或神经根压迫。

11.2.2   影像表现描述与诊断

诊断

脊髓圆锥 T2 高信号，伴脊髓背侧面的流空。该表现最符合脊髓硬膜瘘或其他脊髓血管畸形（图 11.6）。

11.2.3   背景资料

脊髓硬膜动静脉瘘（SDAVF）是一种脊髓血管病变，典型的症状为腿部感觉迟钝、劳累性腿无力等模糊症状，但慢慢发展为严重的脊髓病变，并伴有截瘫和括约肌功能障碍。一般认为，发病缓慢而隐匿是很多患者确诊较晚或误诊的原因。有报道称，SDAVF 被误诊甚至当作周围神经病、神经根病、多发性硬化症、髓内肿瘤、视神经脊髓炎、横贯性脊髓炎来治疗。此外，由于受这些病变影响的患者的人口统计学特征（典型的是老年男性），它们常被误诊为继发于退行性病变的椎管狭窄。误诊的后果很严重，因为每拖延 1 个月确诊就会导致额外的致残率，而且往往是不可逆的。无论是否有最初的误诊，诊断延误都是常见的，而且时间可能相当长。事实上，不同的研究系列中从出现临床症状到确诊的间隔时间估计为 11～27 个月。

有人提出 SDAVFs 是由于 Manelfe 血管小球失去正常生理控制能力而导致的。Manelfe 血管小球是一种位于两层硬膜之间的结构，由两条或更多微小动脉管合流成的血管球（小球），由单一硬膜内静脉引流。但 Manelfe 血管小球是通过什么途径失去生理控制能力的，目前仍不清楚。根脊膜动脉和根静脉之间的瘘形成后，引流脊髓的纵向静脉网络可发生静脉充血。由于其位置依赖性，一般以脊髓圆锥充血最为明显，导致典型的感觉运动障碍和肠道及膀胱症状。病变进展会导致静脉充血加重，继而出现慢性缺氧和进行性脊髓病变，症状加重。症状的发生往往是隐匿性的，可在瘘口形成后数年才出现。一般来说，如果不及时治疗，症状性 SDAVF 会发展为严重的不可逆性脊髓病变，并伴有截瘫和

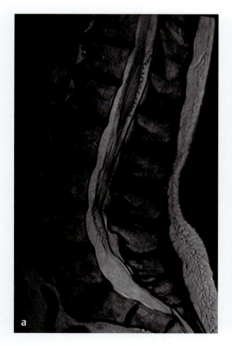
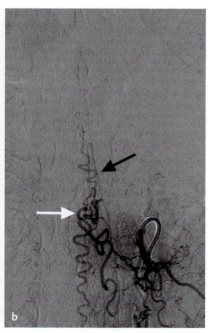

图 11.6   最初 MRI 上漏诊的 SDAVF。（a）为评估下肢无力而进行的腰椎的矢状位 T2-加权 MRI 显示没有椎间盘疾病或脊髓压迫。未注意到脊髓圆锥的高信号，也未注意到沿圆锥向上和马尾向下的突出的流空信号。在三级转诊中心复习 MRI 提示进行脊椎血管造影（b），显示瘘口和左 T12 肋间动脉供血的冠状静脉丛扩张（白色箭头）。脊髓后动脉和脊髓前动脉在这一水平可见，排除了栓塞（黑色箭头）。

括约肌功能障碍。虽然无症状、偶然发现的 SDAVF 的自然病史不详，但认为它们会随着根静脉出口的进行性消失而形成静脉充血从而进展为症状性 SDAVF。

11.2.4 影像表现

MRI 对诊断 SDAVF 至关重要。这些病变有一个特征性的外观，包括脊髓圆锥的 T2 信号强度向上延伸跨越多个节段（95% 的病例），在 T2 加权成像上蛇形扩大的硬膜内血管显示为流空信号，在脊椎背侧比腹侧更明显（96% 的病例），有时脊髓本身有钆增强（80% 的病例）。值得注意的是，脊髓增强常呈斑片状（图 11.7）。脊髓圆锥高信号与瘘的严重程度无关，因为病变的病理生理学原因是静脉充血所致，而静脉充血首先影响到下面节段的脊髓。

尽管有特征性的影像学表现，但在初始影像学评估中有高达 50% 的病变被漏诊（图 11.7）。由于

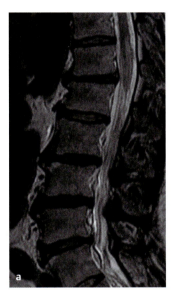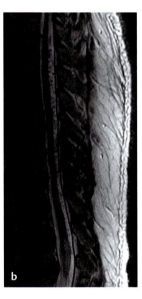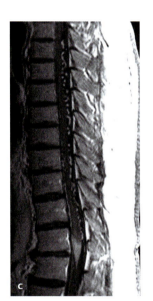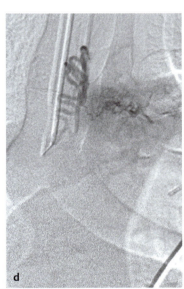

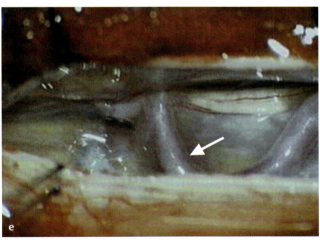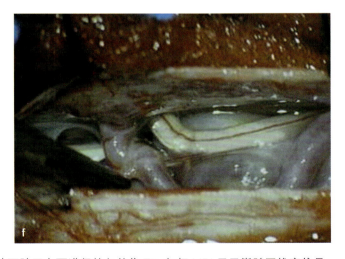

图 11.7　MRI 上未发现的硬脊膜瘘，经手术治疗。（a）为评估下肢无力而进行的矢状位 T2-加权 MRI 显示脊髓圆锥高信号，呈"胶片边缘"表现。除了少数椎间盘退行性表现外，这被解释为阴性。患者的脊髓病变进展，提请胸椎 MRI 检查。（b）胸椎矢状位 T2-加权 MRI 显示脊髓圆锥高信号（再次）以及突出的流空信号沿脊髓向上延伸 10 个节段。（c）矢状位 T1 增强后 MRI 显示出圆锥明显增强以及之前提到的流空增强。这些结果符合静脉充血性脊髓病引起的冠状静脉丛充血。（d）T8 水平的脊髓血管造影显示硬膜瘘伴硬膜内静脉明显扩张和迂曲。（e）患者被送入手术。在 T8 水平的椎板切除和硬膜切开后，发现了一条显著扩张的静脉引流瘘，并予以结扎（箭头）。

大多数患者在最初出现症状进行检查时只接受无增强的腰椎影像学检查，因此通常情况下 SDAVF 的唯一征兆是圆锥内有轻微的信号强度增加伴血管流空。这些"胶片边缘"的表现通常会被遗漏，这就突出了放射科医生在每次腰椎 MRI 阅片中对圆锥进行重点查看的重要性。对于不明原因的脊髓病患者，应考虑进行脊髓 MRA 检查，因为这类患者中高达 30% 的患者存在 SDAVF。脊髓对比增强时间分辨 MRA 对 SDAVF 的检测灵敏度较高。在临床高度怀疑的情况下，应进行常规的脊髓血管造影，因为它既安全，又是检测 SDAVF 的金标准。在首次尝试时无法进入或无法评估动脉的情况下，为了确保所有的血管都能得到充分的评估，应在几天后再重复进行血管造影。

值得注意的是，有一些影像学表现可以帮助确定瘘口位置。最近描述的一个表现是存在一条从骶骨延伸到圆锥的迂曲静脉。这被认为是终末尾静脉扩大，提示是低位瘘口（即 L3 及以下）。这有助于指导脊髓 MRA 的中心位置，也有助于指导神经介入医师从哪里开始进行脊髓血管造影（图 11.8）。

对于脊椎 MRA 定位瘘口的解读有很多技巧和窍门。要记住的一个关键点是，这需要练习。有一点建议如下：熟悉硬膜瘘及其在常规血管造影上的样子。在供血动脉从主动脉或节段动脉起源时追踪其走行，并识别引流的根静脉和扩张的冠状静脉丛。当阅读脊髓 MRA 影像时，看轴向、矢状和冠状平面的图像很有帮助。冠状平面最有可能显示出与血管造影上类似的表现（图 11.9）。一般情况下，要寻找的是在椎弓根以下突出并沿预期神经根路线走行的明显的动脉／静脉。区分供血动脉／动静脉瘘部位和可能引流瘘的突出静脉非常重要。为做到这一点，追踪突出的椎间孔血管走行，并确定它是与主动脉相连（在这种情况下，这很可能是瘘口的部位）还是与腔静脉相连（在这种情况下，它是一个突出的引流静脉）很有帮助。

11.2.5　临床医生须知

- T2 改变的程度以及是否存在不可逆表现，如脊髓软化和脊髓萎缩。
- 任何可以帮助确定瘘管水平的潜在影像学表现。
- 无创血管造影在评估不明原因的脊髓病变中的作用。

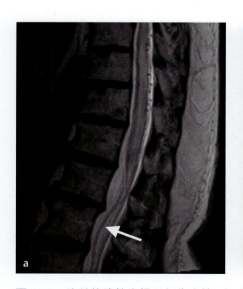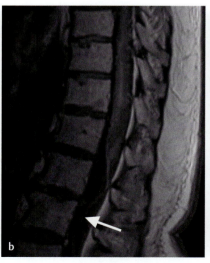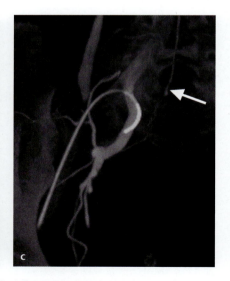

图 11.8　终丝静脉扩张提示低位瘘管。（a）矢状位 T2-加权 MRI 显示圆锥和下位脊髓信号明显升高伴多个流空。也有一个显著流空延伸到圆锥下方。与沿脊髓走行的流空而言，相对笔直（箭头）。（b）矢状位 T1 增强后 MRI 显示斑块状脊髓增强以及沿脊髓的流空增强。已经提到的圆锥下的直流空增强，表明这是一个血管结构（箭头）。事实上，这是一条扩张的终丝静脉。这促成了以骶部或下位腰椎水平为重点的脊椎血管造影。（c）导管插入的第一条血管是右髂内动脉。事实上，在此水平有一个瘘直接将骶外侧动脉瘘至终丝静脉（箭头）。该病例做了血管内治疗。

图 11.9 硬脊膜瘘的脊髓 MRA。(a)钆造影剂团注增强脊髓 MRA 冠状位重建，患者有右 T8 肋间动脉供血的瘘。椎弓根下走行的明显的动脉是供血动脉（箭头）。与冠状静脉丛连接的引流根静脉清晰可见。(b)传统脊髓血管造影显示与 MRA 的根动脉和引流静脉完全相同的表现（箭头）。

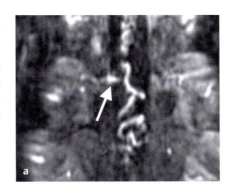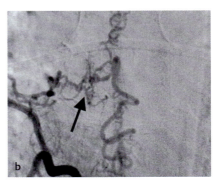

- 静脉注射类固醇药物是 SDAVF 患者的禁忌证，因为它们会加重充血性脊髓病。

11.2.6　重点内容

- SDAVF 几乎总会导致圆锥 T2 变化，无论累及哪一水平都是如此。

- 典型的影像学表现包括圆锥 T2 信号、血管流空和脊髓增强。

- 存在一条从骶骨延伸到圆锥的迂曲静脉，提示有低位瘘口。

参考文献

[1] Krings T, Geibprasert S. Spinal dural arteriovenous fistulas. AJNR Am J Neuroradiol. 2009; 30(4): 639–648.

[2] Morris JM. Imaging of dural arteriovenous fistula. Radiol Clin North Am. 2012; 50(4): 823–839.

[3] Brinjikji W, Nasr DM, Morris JM, et al. Clinical Outcomes of Patients with Delayed Diagnosis of Spinal Dural Arteriovenous Fistulas. AJNR Am J Neuroradiol. 2015; 36: 1905–1911.

11.3 其他脊髓血管畸形的影像学表现

11.3.1 临床案例

一例 19 岁女性患者急性发作下肢无力。

11.3.2 影像表现描述与诊断

诊断

胸椎下段脊髓髓内及髓周多发流空伴脊髓水肿及出血。脊髓血管造影证实存在髓内脊椎 AVM。

11.3.3 背景资料

脊髓动静脉畸形是脊髓病变的一种罕见但可治疗的病因。这些病变的临床表现和理想治疗方法差异很大，主要是由于解剖和血管结构特点的差异。虽然 I 型硬膜动静脉瘘是迄今为止最常见的脊髓血管畸形，但也有其他几种类型的脊髓血管畸形。每种类型的脊髓血管畸形都有其独特的临床表现、治疗策略和影像学特征。

11.3.4 影像表现

鉴于临床症状常无特异性，病变的初步检测责任往往落在神经放射科医生身上。应该注意的脊髓血管畸形特点包括血管结构（此处描述）、位置 / 水平、供血动脉以及病变对脊髓的影响。了解这些病变的血管结构特征至关重要，在大多数情况下只能通过常规血管造影检查来实现。然而，脊髓 MRA 可用于指导常规血管造影。这里简单介绍各种脊髓血管畸形情况。

髓内脊髓 AVMs

髓内 AVM 的血管结构与脑实质动脉畸形相似，由嵌在实质内的血管巢组成（图 11.10）。这些病变一般有多个供血动脉，并引流至冠状静脉丛。供血动脉可以是直接的或间接的。直接供血动脉是指进入 AVM 的在血管造影上显示的较大分支。这些动脉通常只供应 AVM，几乎不向脊髓本身提供任何血液。相反，间接供血动脉是指口径较小、也为正常区域供血的血管。这些通常是基于脊髓动脉之间丰富生理性吻合网络的集水效应和局部侧支循环募集的结果。这些病变中约有 1/3 伴发动脉瘤。在 MRI 上，这些病变对脊髓的影响通常是独立于病变水平，尽管可能出现静脉充血并导致远离对应血管巢的水肿。与高流量的髓周瘘不同，髓内 AVM 通常是散发的非遗传病变。

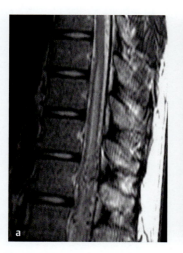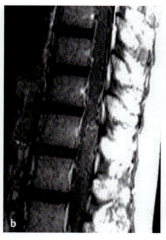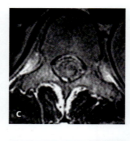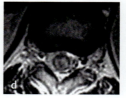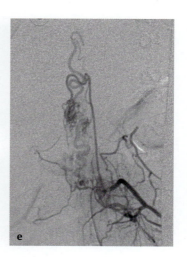

图 11.10 　18 岁女性患者急性发作下肢无力，继发于髓内 AVM 导致的髓内出血和水肿。（a）矢状位 T2-加权 MRI 显示多处血管流空和长节段脊髓水肿，从 T6 延伸到 T10。（b）矢状位 T1 增强后 MRI 显示髓内流空增强，提示存在脊髓动静脉畸形。（c）和（d）是受累脊髓节段的轴位 T2 加权 MRI，显示髓周流空以及脊髓内 T2 低信号区域，考虑髓内出血。（e）脊髓血管造影显示 AVM 由软脊膜动脉供血。

Cobb 综合征

Cobb 综合征，又称幼年性 AVMs，或称体节性 AVMs，是累及 31 个脊椎节段中的一个或多个节段，涉及脊髓、椎体、硬膜外腔、脊椎旁软组织以及皮肤和皮下组织的复杂血管畸形。这些病变通常同时具有硬膜内和硬膜外成分。硬膜内病变最常见的是髓内巢样脊髓 AVM。此外，此类患者可合并影像学上常被漏诊的神经根型 AVM 以及椎体和（或）肌肉之间 AVM。供血动脉应通常来自节段动脉而静脉引流包括硬膜内、硬膜外和脊柱外的引流。约 50% 的病例可伴动脉瘤。这类病变的影响常孤立于 AVM 所在体节。MRI 会显示血管流空信号累及整个体节（椎体、硬膜、脊髓、肌肉、脂肪）（图 11.11）。

髓周 AVFs

髓周 AVF 是由脊髓前或后动脉与软膜静脉之间的直接瘘形成。这些病变更多形成于脊髓腹侧表面，通常位于中线位置。这些病变有 3 种典型的血管结构特征：① 血流缓慢的单支供血动脉病变伴轻度静脉高压；② 多支供血动脉的高流量病变；③ 静脉网络明显扩张的巨大瘘。巨大瘘可有多条大静脉曲张，可导致压迫症状。与硬膜瘘相似，这类病变导致来自充血性脊髓病的症状以及常从圆锥向上延伸的 T2 改变。高流量病变伴有遗传性出血性毛细血管扩张症以及 RASA 突变（图 11.12）。

终丝 AVF

终丝 AVF 基本上是指沿终丝位置分布的髓周 AVF。这些病变通常沿终丝腹侧分布，并位于中线位置。终丝的动脉供应基本上是脊髓前动脉的延续。由于终丝是由中胚层衍生的非神经性结构，它也可以由骶外侧动脉和骶正中动脉的硬膜分支供血。终丝瘘的鉴别征象包括：① T2-加权 MRI 上沿终丝分布的明显流空信号；② 终丝的大而明显的静脉/圆锥下的笔直流空；③ 血管造影上增粗的脊髓前动脉，向圆锥下延续，并沿终丝延伸（图 11.13）。

硬脊膜外 AVF

硬脊膜外 AVFs（SEDAVFs）由连接节段动脉和硬膜外静脉之间的瘘组成。由于硬膜外空间腹侧的血管供应丰富，这些病变通常有多条供血动脉。在脊髓 MRA 上清晰可见，这些供血动脉通常引流到分流的腹侧硬膜外静脉袋中。这些病变根据静脉引流的模式可分为 3 种类型。1 型病变有引流到髓周静脉丛的引流（因此如果不做脊髓 MRA，在

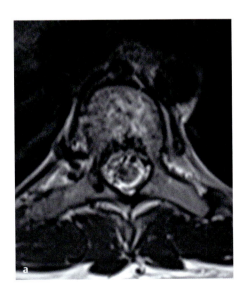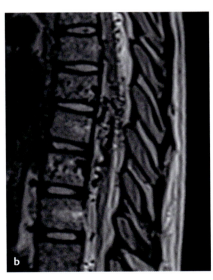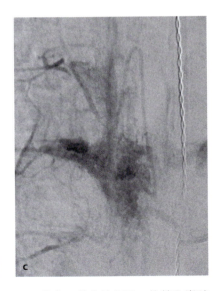

图 11.11　一例 17 岁女性患者，Cobb 综合征伴进行性脊髓病。（a）轴位 T2-加权 MRI 显示椎体、椎旁软组织、椎管和脊髓本身有明显的血管流空。此外，脊髓中度 T2 高信号。（b）该表现经矢状位 T2-加权 MRI 证实，显示流空累及骨质、硬膜内和髓内组织，呈节段性分布，符合 Cobb 综合征。（c）前后位投照脊髓血管造影显示 T12 处脊髓血管畸形由扩大的脊髓前动脉以及右侧 T12 肋间动脉的硬膜支和硬膜外分支供血。

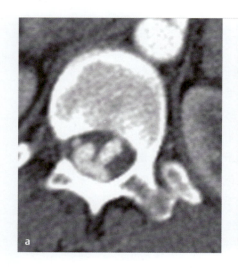
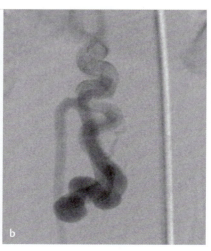

图 11.12 一例 HHT 患者偶然发现髓周动静脉瘘。(a)行静脉增强的胸部 CT 检查，以评估是否存在肺 AVM（未展示）。偶然发现硬膜囊内有大而迂曲的血管。(b)脊髓血管造影检查显示脊髓后动脉扩张，与脊髓静脉吻合形成单孔髓周动静脉瘘。病变有一个扩张的静脉囊，如果血栓形成，可能会产生占位效应。

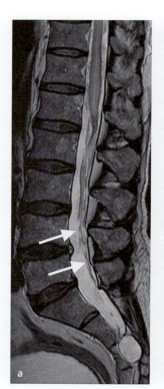
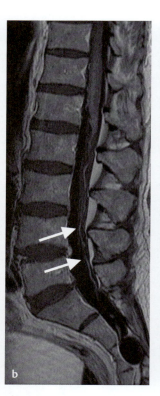
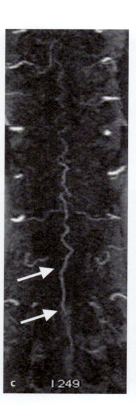
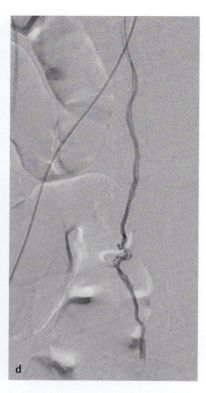

图 11.13 一例 60 岁男性脊髓病患者的终丝 AVF。(a)矢状位 T2-加权 MRI 显示脊髓圆锥及下位脊髓明显水肿伴沿圆锥的轻微的血管流空（箭头）。(b)矢状位 T1 增强后 MRI 显示斑片状的脊髓增强，以及冠状静脉丛流空的轻度增强。请注意沿圆锥走行迂曲的增强的血管结构，这是一条扩张的终丝静脉（箭头）。(c)冠状位钆造影剂团注增强 MRA 显示由向下延伸至终丝的脊髓前动脉供血的终丝瘘（箭头）。(d)此表现在常规脊髓血管造影上得到证实。

MRI 上与硬脊膜 AVF 无法区分），2 型病变仅有硬膜外静脉引流，由于硬膜外静脉丛肿胀而压迫硬膜囊（从而引起压迫性脊髓病），3 型病变有硬膜外静脉引流而无压迫。颈椎 SEDAVF 一般只表现为椎旁/硬膜外引流，而腰骶部 SEDAVF 一般表现为硬膜内静脉引流（60%）。有趣的是，约 20% 的腰骶部 SEDAVF 患者有相关的神经管缺损（即脊髓拴系、脊髓脊膜突出、终丝脂肪瘤等）。约 10% 的病例中，SEDAVF 位于先前椎间盘切除术部位（图 11.14）。

脊髓圆锥型 AVM

脊髓圆锥型 AVM 基本上是圆锥部髓内和髓外 AVM 的混合，其特点是多条供血动脉、多个血管巢和复杂静脉引流。这些病变通常有多条直接从椎前动脉和椎后动脉分流的直接 AV 分流，以及髓外性的巢状动静脉连接。这些病变总是位于脊髓圆锥和马尾，可沿整个终丝延伸（图 11.15）。

11.3.5 临床医生须知

- 脊髓血管畸形的血管结构和分类。
- 供血动脉、病变水平以及病变对周围脊髓实质的影响等细节。
- 任何指向 AVM 综合征的有关影像表现（如 HHT、RASA、神经管缺陷等）。

11.3.6 重点内容

- SEDAVF 的影像学外观经常与 SDAVF 相似。但脊髓 MRA 可以显示瘘节段的硬膜外静脉丛存在明显肿胀。
- 腹侧髓周 AVF 与 HHT 和 RASA 突变强相关。儿童出现此种病变应行遗传学检查。
- 导致静脉充血的脊髓血管畸形几乎总是导致脊髓圆锥的 T2 改变，与病变位置无关。

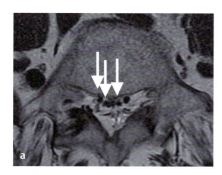
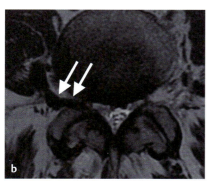
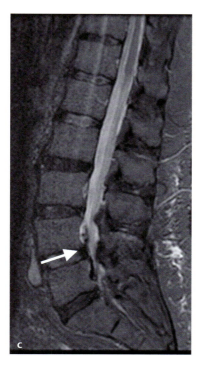
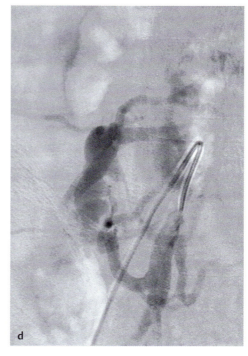

图 11.14 一例表现为右侧 L4 神经根病患者的硬膜外瘘。（a）轴位 T2-加权 MRI 显示 L5 腹侧硬膜外间隙多个血管流空（箭头）。（b）轴位 T2-加权 MRI 显示右侧 L4 神经孔内大的血管流空（箭头）。（c）矢状 T2-加权 MRI 显示 L4/L5 处腹侧硬膜外 T2 信号流空（箭头）。（d）右侧髂内动脉选择性血管造影显示脊髓旁和硬膜外瘘，无硬膜内静脉引流证据。

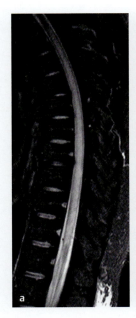 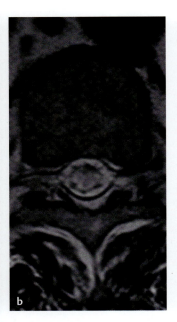 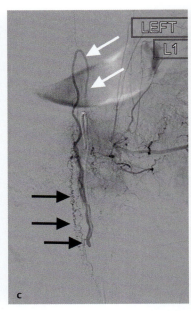 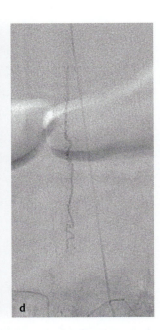

图 11.15　亚急性发病下肢无力患者的圆锥笼 AVM（Conus basket AVM）。（a）矢状位 T2-加权 MRI 显示胸部和腰部脊髓长段脊髓病。圆锥腹侧有一个单一的血管流空。（b）轴位 T2 加权 MRI 显示横断面 T2 高信号伴沿脊髓背侧少数流空。（c）左侧 L1 腰部动脉的前后位投影血管造影显示，增粗的脊髓前动脉（白色箭头）为圆锥笼 AVM 供血，有多条扩张的髓周引流静脉（黑色箭头）。（d）正常的圆锥笼，在另一患者被误认为是 AVM。注意脊髓前动脉的正常大小。由于成对脊髓后动脉和脊髓前动脉之间的吻合，圆锥血管丰富。不要将其误认为 AVM!

参考文献

[1] Krings T. Vascular malformations of the spine and spinal cord*: anatomy, classification, treatment. Clin Neuroradiol. 2010; 20(1): 5–24.

[2] Lee YJ, Terbrugge KG, Saliou G, Krings T. Clinical features and outcomes of spinal cord arteriovenous malformations: comparison between nidus and fistulous types. Stroke. 2014; 45(9): 2606–2612.

11.4 脊髓蛛网膜下隙出血

11.4.1 临床案例

一例 76 岁女性患者突发背痛（图 11.16）。

11.4.2 影像表现描述与诊断

诊断

CT 鞘内高密度，沿脊髓后外侧的局灶性增强。无扩大的髓周流空。表现符合脊髓动脉瘤（图 11.16）。

11.4.3 背景资料

沟槽型蛛网膜下隙出血（sSAH）非常罕见，占所有蛛网膜下隙出血（SAH）的 1% 以下。sSAH 的经典表现为突发后背痛或头痛，有时伴有神经功能障碍，如下肢瘫痪、感觉障碍、括约肌无力等。引起 sSAH 的潜在原因包括脊柱动脉瘤、脊髓血管畸形、肿瘤、凝血障碍、外伤（如腰穿）和特发性的。

sSAH 可归因于脊髓动脉或根静脉破裂。

11.4.4 影像表现

了解脊髓蛛网膜下隙的空间解剖结构，对于准确地描述 sSAH 的影像学表现非常重要。脊髓蛛网膜是与硬膜紧密相连的结缔组织膜。当血管穿过蛛网膜下隙时，脊髓蛛网膜会从脊髓表面反折出来包裹血管。蛛网膜和硬膜之间的密切关系是 sSAH 常伴有脊髓硬膜下腔血肿的主要原因。通常情况下，硬膜下腔血肿和蛛网膜下隙血肿很难区分。然而，单纯的 sSAH 由独立立于硬膜囊的血液组成，而 sSDH 在横断面成像上呈半圆形或月牙形。

在 CT 上，sSAH 表现为硬膜囊内有高密度血产物。在 MRI 上，其外观有些变化。在急性期，sSAH 在 T1 和 T2 加权图像上是明亮的。但在亚急性期，可呈 T2 暗、T1 亮。由于 sSAH 的诊断常有延迟，因此神经放射科医生应认识到这一点。sSAH 一般在 1 个月内自发缓解。但有时出血可形成局灶性血肿，导致脊髓压迫和相关脊髓病。

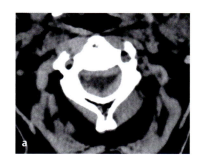
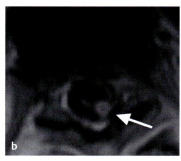
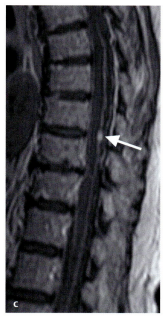
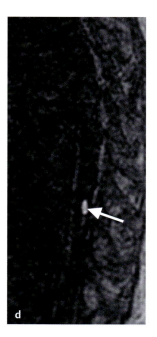
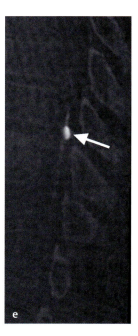

图 11.16 一例 76 岁 sSAH 患者伴脊髓后动脉瘤。（a）C2 水平头部 CT 轴位切面显示脊髓周围致密性蛛网膜下隙血液，符合 sSAH 和 sSDH 混杂。这促使静注造影剂脊髓 MRI，显示出沿胸椎中段脊髓背侧的病灶增强（箭头）（b 和 c）。鉴别诊断考虑是脊髓动脉瘤与血管母细胞瘤或转移瘤。（d）脊髓乳造影剂团注增强 MRA 显示动脉期动脉瘤充盈，确认该诊断（箭头）。（e）栓塞治疗前锥形束动脉内 CTA 成像显示，动脉瘤起自脊髓后动脉（箭头）。

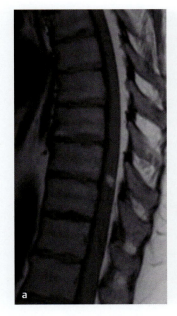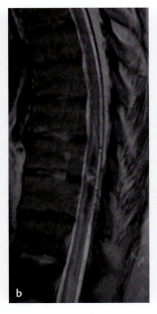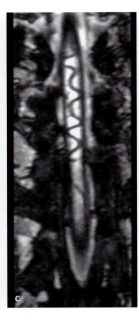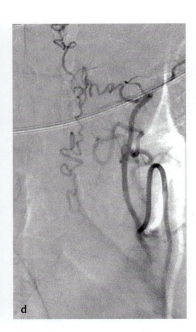

图 11.17　脊髓硬膜瘘导致的髓内出血。（a）矢状位 T1 加权 MRI 显示脊髓内有一局灶性 T1 高信号区域。（b）矢状位 T2 加权 MRI 显示 T2 高信号区域，周围有含铁血黄素染色 /T2 低信号包绕，伴脊髓水肿。（c）FIESTA 成像显示脊髓背侧冠状静脉丛的迂曲扩张。（d）脊髓血管造影显示左侧 T4 肋间动脉供血的脊髓硬膜瘘。脊髓硬膜瘘的出血非常罕见。

确定 sSAH 的病因对避免复发至关重要。强烈建议对所有 sSAH 病例进行 MR 血管造影检查，以评估是否存在结构性血管病因，如脊髓动脉瘤或脊髓血管畸形。脊髓动脉瘤是一种少见疾病，一般与脊髓血管畸形或主动脉缩窄等存在侧支循环发育异常情况下的血流改变有关。单纯孤立性脊髓动脉瘤（即不伴有血管畸形的动脉瘤）极为罕见。从形态学上看，孤立性脊髓动脉瘤表现为纺锤型扩张，通常在神经根－软膜动脉或脊髓脊神经根动脉的上升部。这些病变可以安全随访并可自愈。由于手术和血管内介入治疗发生下肢瘫痪的风险很高，保守治疗是脊髓前动脉瘤的首选治疗策略。

未伴有 AVM 的脊髓动脉瘤很可能起源于夹层，这在大多数患者的组织病理学检查中得以证实。夹层往往是固有的血管壁薄弱的结果。自身免疫性疾病、全身性感染、结缔组织病变或药物滥用等都可促进血管壁薄弱。由于这些病变具有夹层病因，脊髓动脉瘤破裂患者有时可伴有脊髓梗死（第 11.1 节中描述），但这种情况极为罕见。

sSAH 的另一个血管病因是脊髓血管畸形破裂。鉴于其位于外周，髓周 AVF 最容易导致 sSAH，而髓内 AVM 则会导致血肿。识别脊髓血管畸形中"薄弱点"对于指导靶向治疗以及改变这些病变的自然病变史至关重要（图 11.17）。

11.4.5　临床医生须知

- sSAH 结构性病因的存在。
- 脊髓蛛网膜下隙出现血凝块则可能需要清除，以防止压迫性骨髓病的发生。
- 伴随 sSAH 的任何脊髓信号异常。

11.4.6　重点内容

- 大多数 sSAH 是继发于外伤或医源性原因。
- MR 血管造影对排除脊髓动脉瘤或脊髓血管畸形至关重要。如果 MRA 阴性且未找到病因，应考虑常规血管造影检查。
- 急性期 sSAH 在 T1/T2 加权成像上呈高信号，而亚急性期呈 T2 低信号和 T1 高信号。

参考文献

[1] Onda K, Yoshida Y, Arai H, Terada T. Complex arteriovenous fistulas at C1 causing hematomyelia through aneurysmal rupture of a feeder from the anterior spinal artery. Acta Neurochir (Wien). 2012; 154(3): 471–475.

[2] Geibprasert S, Krings T, Apitzsch J, Reinges MH, Nolte KW, Hans FJ. Subarachnoid hemorrhage following posterior spinal artery aneurysm. A case report and review of the literature. Interv Neuroradiol. 2010; 16(2): 183–190.

11.5 脊髓海绵状血管瘤

11.5.1 临床案例

一例 52 岁男性患者脊髓病亚急性发作（图 11.18）。

11.5.2 影像表现描述与诊断

诊断

T2 低信号，T1 高信号的髓内病变伴脊髓水肿。符合脊髓海绵状血管病。

11.5.3 背景资料

脊髓海绵状血管瘤相对较少见，占中枢神经系统海绵状畸形的 1% 以下。这些病变可出现快速或缓慢进行性的神经功能衰退。急性发作的神经功能衰退通常是由于急性大出血引起的，而进行性脊髓病症状是由于微出血和随之而来的神经胶质病变引起的。这些病变通常出现在 30～40 岁。它们最常见于脊髓胸段。脊髓海绵状血管瘤在有海绵状血管瘤家族史（即家族性海绵状血管瘤）的患者中发病率稍高。因此，对这些患者进行整个神经轴的筛查

可能是有用的。

11.5.4 影像表现

脊髓海绵状血管瘤的 MRI 外观与脑海绵状血管瘤相似。由于存在不同期出血，这些病变的 T1 和 T2 信号强度不均匀，呈爆米花状外观。在 T2 和 T2* 加权成像上，这些病变有一个低信号的边缘。T2*-加权图像上也显示有晕状伪影。这类病变的内部增强模式多变。放射科医生应注意观察海绵状血管瘤对邻近脊髓实质的影响（即 T2 改变、脊髓萎缩、脊髓梗死、脊髓肿大等）。这些海绵状血管瘤瘤之所以会对周围脊髓产生影响，是由于出血后，病变周围的微循环可形成血栓，导致静脉充血。

病变位置与脊髓表面的关系对手术治疗和了解自然病史至关重要。T2-加权序列通常显示病变周围有 T2 低信号边缘，这高估了脊髓海绵状血管瘤的真实大小，而 T1 加权扫描能更好地描述病变是否到达脊髓表面（图 11.19）。延伸至脊髓表面或外观为外生性的病变，比那些被脊髓实质包绕的病变更容易切除。在后一种情况下，外科医生必须在中线或背根进入区上方做脊髓切开术，这会带来额外

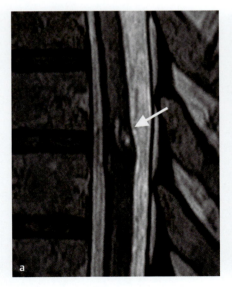
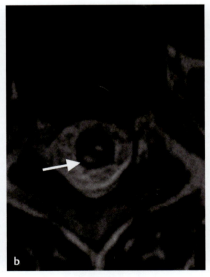
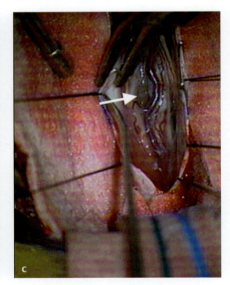

图 11.18　一例 52 岁男性患者，继发于脊髓海绵状血管瘤的亚急性脊髓病发作。（a）矢状位 T2-加权 MRI 显示 T2 高信号与低信号混合性的病变，似乎与脊髓表面相接（箭头）。（b）轴位 T2-加权 MRI 显示海绵状血管瘤周围含铁血黄素染色（箭头）。该海绵状血管瘤似乎是外生性的，似乎与脊髓表面相接。（c）术中照片显示脊髓表面有略微蓝染的海绵状血管瘤（箭头），如影像学预期的相同。

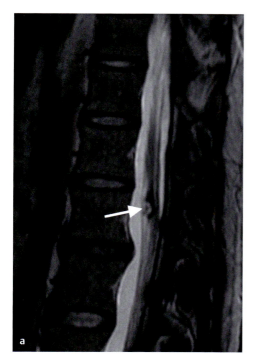
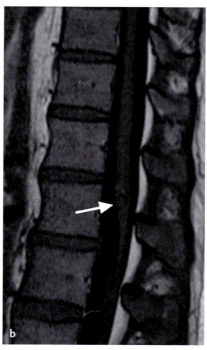
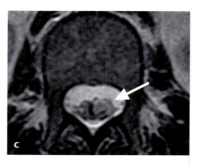
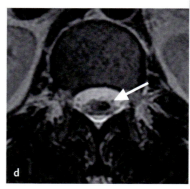

图 11.19　脊髓圆锥海绵状血管瘤。（a）矢状位 T2-加权 MRI 显示脊髓圆锥外生型海绵状畸形，在 T2 上高信号与低信号混合（箭头）。海绵状血管瘤两极有含铁血黄素染色。（b）矢状位 T1 加权 MRI 显示与脊髓表面毗邻的海绵状血管瘤。（c）和（d）轴位 T2-加权 MRI 显示脊髓海绵状血管瘤在 T2 上高信号和低信号混杂，沿其周边有含铁血黄素染色（箭头）。

风险。定位于表面的病变也可导致 sSAH，这也是为什么海绵状血管瘤是该鉴别诊断的一部分的原因。

11.5.5　临床医生须知

- 海绵状血管瘤位置与脊髓表面的关系。
- 伴随的脊髓信号异常，如髓内出血或脊髓水肿。

11.5.6　重点内容

　　与脊髓表面毗邻的脊髓海绵状血管瘤比那些与表面不毗邻的更容易切除。

　　由于晕状伪影的存在，T2 加权成像可能高估脊髓海绵状血管瘤的大小。

参考文献

[1] Ogilvy CS, Louis DN, Ojemann RG. Intramedullary cavernous angiomas of the spinal cord: clinical presentation, pathological features, and surgical management. Neurosurgery. 1992; 31(2): 219–229, discussion 229–230.

[2] Weinzierl MR, Krings T, Korinth MC, Reinges MH, Gilsbach JM. MRI and intraoperative findings in cavernous haemangiomas of the spinal cord. Neuroradiology. 2004; 46(1): 65–71.